JN275165

シリーズ編集

野村総一郎 防衛医科大学校病院・病院長
中村 純 産業医科大学医学部精神医学・教授
青木省三 川崎医科大学精神科学・教授
朝田 隆 筑波大学臨床医学系精神医学・教授
水野雅文 東邦大学医学部精神神経医学・教授

精神科臨床エキスパート

抗精神病薬
完全マスター

編集
中村 純
産業医科大学医学部精神医学・教授

医学書院

〈精神科臨床エキスパート〉
抗精神病薬完全マスター

| 発　行 | 2012年3月15日　第1版第1刷Ⓒ |
| | 2012年8月15日　第1版第2刷 |

シリーズ編集　野村総一郎・中村　純・青木省三・
　　　　　　　朝田　隆・水野雅文

編　集　中村　純

発行者　株式会社　医学書院
　　　　代表取締役　金原　優
　　　　〒113-8719　東京都文京区本郷 1-28-23
　　　　電話　03-3817-5600(社内案内)

印刷・製本　日経印刷

本書の複製権・翻訳権・上映権・譲渡権・公衆送信権(送信可能化権を含む)は(株)医学書院が保有します．

ISBN978-4-260-01487-8

本書を無断で複製する行為(複写，スキャン，デジタルデータ化など)は，「私的使用のための複製」など著作権法上の限られた例外を除き禁じられています．大学，病院，診療所，企業などにおいて，業務上使用する目的(診療，研究活動を含む)で上記の行為を行うことは，その使用範囲が内部的であっても，私的使用には該当せず，違法です．また私的使用に該当する場合であっても，代行業者等の第三者に依頼して上記の行為を行うことは違法となります．

JCOPY 〈(社)出版者著作権管理機構　委託出版物〉
本書の無断複写は著作権法上での例外を除き禁じられています．複写される場合は，そのつど事前に，㈳出版者著作権管理機構(電話 03-3513-6969, FAX 03-3513-6979, info@jcopy.or.jp)の許諾を得てください．

■ 執筆者一覧

中村　　純	産業医科大学精神医学教室・教授	
斎藤　顕宜	国立精神・神経医療研究センター精神保健研究所精神薬理研究部・精神薬理研究室長	
山田　光彦	国立精神・神経医療研究センター精神保健研究所精神薬理研究部・部長	
大森　哲郎	徳島大学大学院精神医学分野・教授	
稲垣　　中	慶應義塾大学大学院健康マネジメント研究科・特任准教授	
伊藤　寿彦	国立国際医療研究センター国府台病院精神科・医長	
榎本　哲郎	国立国際医療研究センター国府台病院精神科・医長	
吉村　玲児	産業医科大学精神医学教室・産業医科大学若松病院緩和ケア・精神腫瘍科・診療教授	
藤井　康男	山梨県立北病院・院長	
久住　一郎	北海道大学大学院精神医学分野・准教授	
堀　　　輝	産業医科大学病院神経・精神科・医局長	
住吉　太幹	富山大学附属病院神経精神科・診療教授	
樋口　悠子	富山大学附属病院神経精神科・外来医長	
天神　朋美	聖マリアンナ医科大学神経精神科学教室	
宮本　聖也	聖マリアンナ医科大学神経精神科学教室・准教授	
稲田　　健	東京女子医科大学精神科・講師	
押淵　英弘	東京女子医科大学精神科	
石郷岡　純	東京女子医科大学精神科・主任教授	
仁王進太郎	慶應義塾大学精神・神経科学教室精神薬理学	
渡邊衡一郎	杏林大学医学部精神神経科学・准教授	

（執筆順）

■精神科臨床エキスパートシリーズ
　刊行にあたって

　近年，精神科医療に寄せられる市民の期待や要望がかつてないほどの高まりを見せている．2011年7月，厚生労働省は，精神疾患をがん，脳卒中，心臓病，糖尿病と並ぶ「5大疾患」と位置づけ，重点対策を行うことを決めた．患者数や社会的な影響の大きさを考えると当然な措置ではあるが，「5大疾患」治療の一翼を担うことになった精神科医，精神科医療関係者の責務はこれまで以上に重いと言えよう．一方，2005年より日本精神神経学会においても専門医制度が導入されるなど，精神科医の臨床技能には近時ますます高い水準が求められている．臨床の現場では日々新たな課題や困難な状況が生じており，最善の診療を行うためには常に知識や技能を更新し続けることが必要である．しかし，教科書や診療ガイドラインから得られる知識だけではカバーできない，本当に知りたい臨床上のノウハウや情報を得るのはなかなか容易なことではない．

　このような現状を踏まえ，われわれは《精神科臨床エキスパート》という新シリーズを企画・刊行することになった．本シリーズの編集方針は，単純明快である．現在，精神科臨床の現場で最も知識・情報が必要とされているテーマについて，その道のエキスパートに診療の真髄を惜しみなく披露していただき，未来のエキスパートを目指す読者に供しようというものである．もちろん，エビデンスを踏まえたうえでということになるが，われわれが欲して止まないのは，エビデンスの枠を超えたエキスパートの臨床知である．真摯に臨床に取り組む精神科医療者の多くが感じる疑問へのヒントや，教科書やガイドラインには書ききれない現場でのノウハウがわかりやすく解説され，明日からすぐに臨床の役に立つ書籍シリーズをわれわれは目指したい．また，このような企画趣旨から，本シリーズには必ずしも「正解」が示されるわけではない．執筆者が日々悩み，工夫を重ねていることが，発展途上の「考える素材」として提供されることもあり得よう．読者の方々にも一緒に考えながら，読み進んでいただきたい．

　企画趣旨からすると当然のことではあるが，本シリーズの執筆を担うのは第一線で活躍する"エキスパート"の精神科医である．日々ご多忙ななか，快くご執筆を引き受けていただいた皆様に御礼申し上げたいと思う．

本シリーズがエキスパートを目指す精神科医，精神科医療者にとって何らかの指針となり，目の前の患者さんのために役立てていただければ，シリーズ編者一同，望外の喜びである．

　2011 年 9 月

シリーズ編集　野村総一郎
中村　　純
青木　省三
朝田　　隆
水野　雅文

■序

　この数十年で，統合失調症に対する治療は大きく変化した．臨床的に興奮を伴うような緊張型統合失調症の人を診る機会は非常に減ってきており，その病像も少し変化してきているのではないかと思われる．特に，外来診療だけでフォローアップできる患者さんが増えてきたこと，デイケアに通って治療を受けている人や中間施設に住んで治療を受けている人など，治療環境にも変化が起こっている．

　私が研修を始めたおよそ30年前は，統合失調症の患者さんの多くは精神科病院に入院した後は退院がほとんど難しいのではないかという印象であった．何がこのような変化をもたらしたのかと考えると，いくつかの要因が考えられる．まず，神経科学の進歩によって，統合失調症の病態が少しずつ解明されて薬物療法が進歩したことや，治療的な介入法も多様化して予後に影響を与えてきているのではないかと思われる．治療も医師だけでなく，看護師，作業療法士，精神保健福祉士，臨床心理士などとのチーム医療によって包括的になされるようになってきた．また，他の身体疾患と同様に早期介入の概念も生まれており，統合失調症が難攻不落な精神疾患ではなくなってきているのではないかとの期待もでてきている．

　統合失調症の治療は，現状では薬物療法と心理社会的なアプローチをうまく融合させて行う必要があると考えられているが，この15年間は特に新規抗精神病薬による治療の進歩が大きいと推察される．1996年以降にわが国に導入された新規抗精神病薬は，1952年に開発されたクロルプロマジンに代表される第一世代（従来型）抗精神病薬に対して第二世代抗精神病薬と呼ばれているが，第一世代抗精神病薬に比べて錐体外路症状などの副作用が少ないという長所がある．そして，第二世代抗精神病薬，すなわち新規抗精神病薬の時代に入って，患者さんの生活の質や認知機能を評価し，肥満や糖尿病などの生活習慣病に対しても関心が向くようになるなど，患者さんの症状だけでなく，再発，再燃を抑えて健康な人と同様な日常生活を送ることを目標に薬物療法も改善され始めた．そのため錠剤だけでなく液剤や持効性注射剤などの剤形にも工夫がなされてきた．

　しかし，わが国の精神医療に対しては，海外からは従来型抗精神病薬による多剤，大量療法がなされているという批判もある．したがって，それぞれの抗精神病薬の特徴を熟知することは臨床での重要な課題になっている．

　医療経済の観点からも精神科医療は変革が求められており，薬物療法についても十

分な知識と経験が必要である．さらに，新規抗精神病薬のなかには，双極性障害にも適応を有するものがでてきており，これらの抗精神病薬の薬理作用は疾患概念の変化にも影響を与える可能性がでてきている．そこで，現在使用可能な抗精神病薬の薬理作用や臨床効果をまとめて考察することは重要なことと考える．

　本書の執筆者は，統合失調症の薬物療法に関して豊富な経験を有し，いくつもの論文を書かれている人たちばかりである．本書は最新の文献を集めており，現在わが国で使用可能な抗精神病薬の知識を集積していると考えており，臨床の現場ですぐに役立つことを願っている．

2012年1月

編集　中村　純

目次

第1章 抗精神病薬の臨床的位置づけ　　　　　　　　　　　　　　　　　　　　　　（中村 純）　1

- 抗精神病薬の定義と現況 …………………………………………………………………………… 1
  1. 抗精神病薬の定義　1
  2. 統合失調症の病態と抗精神病薬　1
  3. 従来型抗精神病薬と新規抗精神病薬　2
- 統合失調症治療の現状 ……………………………………………………………………………… 4
  1. 早期介入　4
  2. 臨界期　5
  3. 維持期・慢性期　6
  4. 抗精神病薬の使用の現状　6
- 統合失調症に対する薬物療法の限界 …………………………………………………………… 9
  1. 治療抵抗性統合失調症　9
  2. 薬物療法と心理社会的治療との併用　10
- 新規抗精神病薬の新たな適応 …………………………………………………………………… 11

第2章 抗精神病薬開発の歴史と展望　　　　　　　　　　　　　　　　　（斎藤顕宜，山田光彦）　15

- 抗精神病薬は統合失調症治療の概念を大きく変えた ……………………………………… 15
  1. 抗精神病薬前史にみる統合失調症の治療　15
  2. 真に有効な統合失調症治療とは何か？　17
  3. クロルプロマジン開発による精神科薬物療法の幕開け　18
  4. 抗精神病薬は統合失調症の概念に新たな視点を加えた　20
- 統合失調症治療の神経化学的理解と精神神経薬理学の誕生 …………………………… 21
  1. レセルピンの合成とモノアミン神経化学　21
  2. ハロペリドールの開発とドパミン D_2 受容体仮説の誕生　22
- 新規抗精神病薬開発の時代 ……………………………………………………………………… 25
  1. 副作用の克服を目指して　25
  2. クロザピンの開発とセロトニン/ドパミン受容体仮説の台頭　25

   3. 新規抗精神病薬臨床開発の全盛期へ　26
 ● おわりに：抗精神病薬開発の展望 …………………………………………… 28

第3章　従来型抗精神病薬の過去，現在，未来　　　　　　　　　（大森哲郎）　30

 ● 従来型抗精神病薬の多様性 ……………………………………………………… 31
 ● 従来型抗精神病薬の多様性はなぜ論じられなかったのか ………………… 32
   1. 国内における多剤併用　32
   2. 国外における大量使用　33
 ● 従来型抗精神病薬と新規抗精神病薬の比較—再検討 ……………………… 34
   1. 比較対照薬は大半がハロペリドール　34
   2. 比較試験におけるハロペリドールの用量　35
   3. 予防的抗コリン薬併用の有無　37
   4. 試験デザイン　37
   5. 小括　38
 ● 認知機能への効果—新規抗精神病薬は有効か ……………………………… 39
 ● 従来型抗精神病薬各論 …………………………………………………………… 40
   1. 高力価抗精神病薬（ハロペリドール）　40
   2. 中低力価抗精神病薬　44
   3. スルピリド　46
   4. ゾテピン　48
 ● まとめ ……………………………………………………………………………… 48

第4章　新規抗精神病薬の薬理，臨床応用　　　　　　　　　　　　　　　　52

  A. クロザピン ……………………………………（稲垣 中，伊藤寿彦，榎本哲郎）　52
 ● 概説 ………………………………………………………………………………… 53
 ● 薬理学的作用機序 ………………………………………………………………… 54
 ● 薬物動態 …………………………………………………………………………… 54
   1. 吸収・血中濃度　54
   2. 代謝　54
   3. 排泄　54
 ● 適応症と治療方針 ………………………………………………………………… 55
   1. わが国における適応症　55
   2. 海外におけるその他の適応症　59
   3. 治療方針　60
 ● 副作用とその対策 ………………………………………………………………… 63
 ● 相互作用とその対策 ……………………………………………………………… 69

- ●臨床上のヒント・注意点 …………………………………………………………………… 69
    1. クロザピン抵抗性患者に対する治療戦略　69
- ●臨床ケース ………………………………………………………………………………… 71
    - クロザピンが有効であったものの副作用の問題により投与中止を余儀なくされた症例　71
    - クロザピンによって水中毒などが改善した症例　71

B. リスペリドン ……………………………………………………………（吉村玲児）74
- ●概説 ………………………………………………………………………………………… 74
- ●薬理学的作用機序 ………………………………………………………………………… 75
- ●薬物動態 …………………………………………………………………………………… 77
- ●適応症と治療方針 ………………………………………………………………………… 77
    1. 適応症　77
    2. 治療方針　77
- ●副作用とその対策 ………………………………………………………………………… 80
- ●相互作用とその対策 ……………………………………………………………………… 80
- ●臨床上のヒント・注意点 ………………………………………………………………… 81
- ●臨床ケース ………………………………………………………………………………… 82
    - ハロペリドールからリスペリドンへの変更により，錐体外路症状が改善し，積極的にデイケア参加ができるようになった症例　82
    - リスペリドンの剤型変更により，アドヒアランスが向上した症例　82
    - 錠剤からRLAIへの変更により，ベンゾジアゼピンが中止できた症例　82
    - リスペリドンとバルプロ酸の併用が気分安定化作用に有効であった症例　83
    - せん妄に対してリスペリドンが著効した症例　83
    - 抗うつ薬に少量のリスペリドンを追加投与することが有効であった精神病性（妄想性）うつ病の症例　83
    - アルツハイマー型老年期認知症の物盗られ妄想に対して少量のリスペリドン投与が有効であった症例　84

(附) パリペリドン ……………………………………………………………………………86
- ●概説 ………………………………………………………………………………………… 86
- ●臨床ケース ………………………………………………………………………………… 87
    - パリペリドンが著効した初回統合失調症の症例　87
    - ブロムペリドールからパリペリドンに変更することにより心気妄想と体感幻覚が改善した統合失調症の症例　87

C. オランザピン ……………………………………………………………（藤井康男）89
- ●概説 ………………………………………………………………………………………… 89
- ●薬理学的作用機序 ………………………………………………………………………… 91
- ●薬物動態 …………………………………………………………………………………… 92
    1. 血中濃度　92
    2. 主な代謝産物および代謝経路　93

3. オランザピンの薬物動態に影響を及ぼす因子　93
- ●適応症と治療方針 …………………………………………………………………… 93
  1. 統合失調症　93
  2. 気分障害　100
- ●副作用とその対策 …………………………………………………………………… 101
  1. 高血糖・糖尿病性ケトアシドーシス，糖尿病性昏睡　101
    - オランザピンへの切り替え後，大量のソフトドリンク飲用を併発して死亡した症例　102
    - リスペリドンからオランザピンへの切り替え19日後に死亡した症例　103
  2. 体重増加　106
  3. その他の副作用　108
- ●相互作用とその対策 ………………………………………………………………… 108
- ●臨床上のヒント・注意点 …………………………………………………………… 109
- ●臨床ケース …………………………………………………………………………… 111
  - 未治療期間が長い統合失調症急性増悪例に対してオランザピン単独治療による短期入院で改善し，維持治療に結びつけられた例　111
  - 誇大妄想活発で服薬コンプライアンスが不良な症例をオランザピンとデイケアで治療した例
  　　　　　　　　　　　　　　　　　　　　　　　　　　　　　　　　　　　　　　112

D. クエチアピン ……………………………………………………………（久住一郎）116
- ●概説 …………………………………………………………………………………… 116
- ●薬理学的作用機序 …………………………………………………………………… 117
- ●薬物動態 ……………………………………………………………………………… 118
- ●適応症と治療方針 …………………………………………………………………… 118
  1. 適応　118
  2. 用量　119
  3. 用法　120
- ●副作用とその対策 …………………………………………………………………… 121
- ●相互作用とその対策 ………………………………………………………………… 122
- ●臨床上のヒント・注意点 …………………………………………………………… 123
- ●臨床ケース …………………………………………………………………………… 124
  1. 統合失調症急性期症例　124
    - 情動不安定に対して効果のみられた例　124
    - 不安・焦燥感に対して効果のみられた薬剤不耐性例　125
    - クエチアピンが唯一有効であった遅発緊張病例　126
  2. 統合失調症維持期症例　127
    - 遅発性ジスキネジアに効果のみられた例　127
    - 陰性症状・感情障害に効果のみられた例　128

E. アリピプラゾール ………………………………………………（吉村玲児，堀 輝）132
- ●概説 …………………………………………………………………………………… 132

- ●薬理学的作用機序 …………………………………………………………………… 133
- ●薬物動態 ……………………………………………………………………………… 133
- ●適応症と治療方針 …………………………………………………………………… 133
   1. アリピプラゾールの神経保護作用　136
   2. アリピプラゾールの認知機能への影響　138
- ●副作用とその対策 …………………………………………………………………… 138
- ●相互作用とその対策 ………………………………………………………………… 138
- ●臨床上のヒント・注意点 …………………………………………………………… 139
- ●臨床ケース …………………………………………………………………………… 139
   - アリピプラゾールにより改善が認められた初期統合失調症の症例　139
   - アリピプラゾールの急速増量が統合失調症の精神運動興奮に有効であった症例　140
   - リスペリドンからアリピプラゾールへ変更することにより，デイケア参加が可能となった症例　140
   - 双極Ⅰ型障害躁状態に対して，リチウムとアリピプラゾールの併用が有効であった症例　140
   - 治療抵抗性うつ病に対してアリピプラゾールの追加投与が奏効したうつ病の症例　141
   - 手術後せん妄に対してアリピプラゾールが有効であった症例　141
   - アルツハイマー型老年期認知症に伴う易刺激性に対して有効であった症例　141

F. ペロスピロン ………………………………………………（住吉太幹，樋口悠子）143
- ●概説 …………………………………………………………………………………… 143
- ●薬理学的作用機序 …………………………………………………………………… 144
- ●薬物動態 ……………………………………………………………………………… 146
- ●適応症と治療方針 …………………………………………………………………… 147
- ●副作用とその対策 …………………………………………………………………… 148
- ●相互作用とその対策 ………………………………………………………………… 149
- ●臨床上のヒント・注意点 …………………………………………………………… 149
- ●臨床ケース …………………………………………………………………………… 151
   - ペロスピロンへの切り替えで月経異常が改善した例　151
   - 統合失調症前駆期にペロスピロン投与を開始し，直後の発症に際し投与量を調整して加療を続けた結果，認知機能の正常化を伴う良好な社会転帰を得た症例　152

G. ブロナンセリン ……………………………………………（天神朋美，宮本聖也）157
- ●概説 …………………………………………………………………………………… 157
- ●薬理学的作用機序 …………………………………………………………………… 157
- ●薬物動態 ……………………………………………………………………………… 158
- ●適応症と治療方針 …………………………………………………………………… 159
   1. 適応症　159
   2. ブロナンセリンの位置づけ　159
   3. 治療方針　159
- ●副作用とその対策 …………………………………………………………………… 161

1. 高頻度に出現する副作用　161
2. 副作用への対策　162
- 相互作用とその対策 …………………………………………………………… 162
- 臨床上のヒント・注意点 ……………………………………………………… 164
  1. ブロナンセリンの好適症例とは　164
  2. 使い方の注意点　165
  3. ブロナンセリンへの切り替えに際しての注意点　166
- 臨床ケース …………………………………………………………………… 167
  - 初回エピソード症例　167
  - アリピプラゾールからの切り替え症例　167
  - 複数の新規抗精神病薬からの切り替え症例　168

第5章　統合失調症の病態仮説と将来の抗精神病薬開発の動向　（稲田 健，押淵英弘，石郷岡 純）　171

- 統合失調症のドパミン仮説と新薬の開発 …………………………………… 171
  1. ドパミン仮説について　171
  2. 抗精神病薬の開発経緯　172
  3. 治療の限界と副作用　173
  4. ドパミン仮説に基づいた新たな創薬コンセプト　173
  5. 2011年までに承認・上市された新規抗精神病薬　174
  6. 申請・臨床試験（治験）中のドパミン関連の抗精神病薬　175
- 統合失調症のグルタミン酸仮説と新薬の開発 ……………………………… 177
  1. 神経伝達物質としてのグルタミン酸とグルタミン酸受容体　177
  2. 統合失調症のグルタミン酸仮説　177
  3. PCPに関する行動薬理学的な研究　178
  4. グルタミン酸仮説に基づいた治療薬の開発　179
  5. 統合失調症のグルタミン酸仮説の神経機構と想定される薬剤の作用機序　181
- 今後の新規抗精神病薬開発における課題 …………………………………… 183
  1. アドヒアランスに対しての問題　183
  2. 副作用に関する問題　183
  3. 認知機能障害を治療目標とした創薬　184

第6章　統合失調症以外への抗精神病薬の適応　（仁王進太郎，渡邊衡一郎）　191

- 双極性障害 …………………………………………………………………… 192
  1. 躁病　193
  2. 維持期　195

3. 双極性うつ病　196
● うつ病 …………………………………………………………………………… 197
　　1. 補助的療法　197
　　2. 単剤療法　200
● 認知症 …………………………………………………………………………… 200
　　1. 急性興奮　201
　　2. 短期間のプラセボ対照研究　201
　　3. 短期間の他の薬剤（新規抗精神病薬以外）を対照とした研究　202
　　4. 短・中期間の新規抗精神病薬どうしを比較した研究　202
● せん妄 …………………………………………………………………………… 203
● 強迫性障害，不安障害 ………………………………………………………… 204
　　1. 強迫性障害　204
　　2. 不安障害　204
● 境界性パーソナリティ障害 …………………………………………………… 206
● 発達障害 ………………………………………………………………………… 206

● 索引 ……………………………………………………………………………… 215

第1章 抗精神病薬の臨床的位置づけ

● 抗精神病薬の定義と現況

1 | 抗精神病薬の定義

　中枢神経系に影響を与える薬物を向精神薬と総称している．そのなかには，中枢神経系を刺激する覚醒剤から睡眠薬まで，その効果はさまざまである．そして，向精神薬は抗精神病薬，抗うつ薬，抗躁薬，気分安定薬，抗不安薬，睡眠薬（睡眠導入剤）などさまざまな精神疾患の治療を目的に，それぞれの疾患ごとに分類されている．そして，八木[1]は「統合失調症に対して，ある程度まで疾病特異的な効果をもつ治療薬」を一般に神経遮断薬（neuroleptics：NPL, Delay, 1955）あるいは抗精神病薬（antipsychotics）と呼ぶとしている．一般に神経遮断薬という用語には特殊な神経学的症候群を起こすという意味を含んでおり，従来型（第1世代）抗精神病薬の多くは，実際に薬剤性パーキンソン症候群などの錐体外路性副作用を発症させる神経遮断作用を有することから抗精神病薬とNPLは同義語となっていた．しかし，新規（第2世代）抗精神病薬の時代になって，錐体外路性副作用発症が軽減されて，文字通り「精神病に治療効果をもつ薬」＝抗精神病薬となってきた．
　ところが最近は，この抗精神病薬の一部は，その薬理学的特性から，統合失調症以外の精神疾患への適応も認可されるようになり，その特異性が崩れて抗精神病薬の定義そのものが曖昧になってきている．しかし，依然として抗精神病薬のほとんどは，統合失調症患者を対象に用いられ，その主な症状である幻覚・妄想，思考障害などの陽性症状を中心とした症状を治療標的として用いられている．

2 | 統合失調症の病態と抗精神病薬

　抗精神病薬による統合失調症の治療の歴史は，1952年6月にDelayおよびDenikerによるクロルプロマジン75〜150 mg/日を単剤で4日間注射することから始まったとされる[2]．その劇的な効果から抗精神病薬は瞬く間に全世界に広がり，その後，統合失調症治療の中心的な役割を担うことになった．多種類の抗精神病薬による統合失調症に対する効果や副作用が報告されて，新たな抗精神病薬が開発されていった．

その間に薬理学や生理学などの基礎医学，神経科学の進歩，さらに神経心理学，神経放射線学などの臨床応用などによる脳科学の進歩も相まって統合失調症の病態も少しずつ明らかになってきた．例えば，幻覚・妄想などの異常体験が辺縁系，特に扁桃体におけるドパミン(DA)神経系の過活動状態による病態であること，一方，前頭前野ではDA活動はむしろ低下していること，さらに，以前は統合失調症では脳組織に変化が見出されず，神経病理学者の墓場とまでいわれていたが，MRIやMRS (magnetic resonance spectroscopy)による微細な脳画像の撮像結果やγ-アミノ酪酸(GABA)やグルタミン酸の定量法の発見，PETによるDA受容体の占拠率測定およびSPECTによる血流測定技術の開発などから慢性統合失調症者では大脳皮質や灰白質の血流低下が認められ，前頭前野や海馬などの萎縮，脳室拡大[3〜5]，前頭前野や基底核におけるGABA低下，グルタミン酸の上昇などが報告[6,7]された．

また，フェンサイクリジン(phencyclidine：PCP)[8]やアンフェタミン(amphetamine)[9]などの薬物乱用者や依存症の人が示すPCP精神病や覚醒剤精神病の精神症状が統合失調症者と類似の症状を示すこと，これらの薬剤がDA過剰状態をもたらしたり，特に前頭皮質領域におけるN-methyl-D-aspartate(NMDA)型興奮性アミノ酸受容体遮断作用によるグルタミン酸の低下やアスパラギン酸低下による可能性が報告された[10]．さらに抗精神病薬の副作用である錐体外路症状の発症機序に関する研究[11]や，その他の多くの死後脳研究や動物モデル実験などによる薬理学的研究から統合失調症の病態に対するDA過剰仮説[12]，興奮性アミノ酸仮説[13]，神経発達仮説[14]などが提唱され，これらの仮説を支持するエビデンスも報告されてきた．しかも，最近では，これらの仮説は互いに密接な関連があると考えられてきている．

その結果，現段階では統合失調症に対して使用されている抗精神病薬のほとんどすべてが，DA過剰仮説に基づいて開発されたといっても過言ではない．

3 従来型抗精神病薬と新規抗精神病薬

従来型抗精神病薬〔第1世代あるいは定型抗精神病薬：定型薬(first generation antipsychotics：FGA)〕は主にシナプス後膜に存在するDA受容体に対する阻害作用を有し，薬剤によっては，その選択性が高まり，パーキンソン症候群，ジストニア，遅発性ジスキネジアなどの錐体外路性副作用が発症しやすい薬剤となっていった．したがって，抗精神病薬開発の歴史は，錐体外路性副作用をいかに少なくするのかが課題であった．

そして，わが国においても1996年以降，新規抗精神病薬〔第2世代抗精神病薬

MRS：スペクトロスコピーとは分光法という意味であり，MRスペクトロスコピー(MRS)とは，代謝物の構造や環境により原子核の共鳴周波数が異なることを利用して，代謝物の磁気共鳴信号を周波数に分類し，代謝物の種類の同定やその濃度，緩和時間などの情報を得る手法．MRIは水および脂肪を信号化しているがMRSは水，脂肪を含めて各代謝物の信号を画像化することができるのでMRIはMRSの一手法ともいえる．

(second generation antipsychotics：SGA)］とされるリスペリドン(リスパダール®)，オランザピン(ジプレキサ®)，クエチアピン(セロクエル®)，ペロスピロン(ルーラン®)，ブロナンセリン(ロナセン®)，アリピプラゾール(エビリファイ®)，クロザピン(クロザリル®)などが上市された．なかでもペロスピロン，ブロナンセリン，アリピプラゾールは，わが国で研究開発されたSGAである．さらに，アリピプラゾール以外は，これらSGAの原点となったクロザピン(クロザリル®)も含めて，抗DA作用に加え，抗セロトニン($5\text{-}HT_{2A}$)作用，抗アドレナリン(α_1, α_2)作用，抗ヒスタミン(H_1)作用などDA以外の神経伝達物質への作用が付加されており，陽性症状だけでなく，陰性症状や認知機能など従来からの抗精神病薬(FGA)では限界とされた薬効にもある程度期待がもたれている．アリピプラゾールの薬理作用は，他の抗精神病薬とは異なっており第3世代といってもよいかもしれない(アリピプラゾールの項，132頁参照)．またFGAは，DA神経系への親和性のほうが5-HT神経系への親和性がより大きいが，新規抗精神病薬(SGA)のなかでも非定型抗精神病薬(非定型薬)とされているリスペリドン，オランザピン，クエチアピン，ペロスピロン，クロザピンは，5-HT神経系への親和性のほうがDA神経系より大きいという特徴をもつことが，その定義とされている．なお，FDA(米国医薬品機構)は，このような狭い定義ではなく，リスペリドン以降の新規抗精神病薬全体を非定型抗精神病薬としている．

そして非定型抗精神病薬の5-HT神経系への親和性のほうがDA神経系より大きいことが錐体外路性副作用の軽減につながっていると解釈されている[11]．しかし，ブロナンセリンは新規抗精神病薬のなかでは例外的に抗D_2作用のほうが抗$5\text{-}HT_{2A}$作用より若干大きいが，臨床的には錐体外路性副作用の発症が少ないとされる．一方でSGAは，FGAに比較して肥満や糖尿病などの代謝性症候群の発症が課題になっている．そして，わが国ではオランザピン，クエチアピンについては糖尿病の患者，糖尿病の既往歴のある患者に対しては投与が禁忌となっており，リスペリドン，ペロスピロンに関しては糖尿病またはその既往歴のある患者，あるいは糖尿病の家族歴，高血糖，肥満などの糖尿病の危険因子を有する患者には慎重投与となっている．アリピプラゾールについては，糖尿病性ケトアシドーシス，糖尿病性昏睡などの死亡に至ることもある重大な副作用が発現するおそれがあるので，本剤投与中は高血糖の徴候・症状に注意するように警告喚起がなされている．このような副作用があったとしても，抗精神病薬の効果は，統合失調症の再発，再燃の抑制に大きな役割を有していることは明らかである．

本章では，現在の統合失調症治療全体における抗精神病薬の位置づけについて考えていきたい．そして，現在の抗精神病薬が，その薬理作用から，統合失調症だけでなく，双極性障害など他の精神疾患治療にまで拡大して用いられてきていることに言及したい．

統合失調症治療の現状

1 | 早期介入

　統合失調症の治療も他の身体疾患と同様に早期発見，早期治療が重要とされてきている．最近の研究によれば，治療をするまでには至っていないサブクリニカル水準の精神病様体験（psychotic-like experiences）を経験した人は，成人人口の15％，苦痛を伴う精神病症状を呈した人が7％，精神病性障害は3％[15]，New Zealandの11歳児では14％[16]，津市の公立中学校では15.2％[17]，長崎では16.4％[18]など，中学生や高校生のなかには高頻度に一過性の幻覚体験や被影響体験などの精神病様症状を体験する人がいることが明らかになった．そして，統合失調症が発症する以前アット・リスク精神状態（at risk mental state：ARMS）から精神病のUHR（超ハイリスク群：ultra high risk群）を早期発見して，介入すべきではないかといわれてきている．というのは一部の統合失調症者では発症後1年間でおよそ7％の前頭前野や辺縁系の萎縮が起こることなどが報告[5]され，早期からの微細な脳萎縮が明らかになったからである．しかも多くのSGAは，統合失調症の病態進行に伴って減少する脳由来神経栄養因子（brain-derived neurotrophic factor：BDNF）を増加させるか減少を抑制することが報告[19〜21]されて，早期介入の重要性が指摘されている．

　しかし，発病以前から薬物を投与することについては，ARMSとされた中学生や高校生のすべてが数年後に統合失調症を発症するわけではないので薬物による介入をすることについては，倫理的に否定的な見解も多い．実際には，認知行動療法や薬物を用いるとしても抗不安薬や一時的に選択的セロトニン再取り込み阻害薬（SSRI）などを用いる程度とされている．ARMSをみつけるための特殊外来からの報告では，診断やスクリーニング方法の精度が高まれば高まるほど，統合失調症と確定診断される頻度は低下してきている．しかし，海外では，少量のリスペリドン[22]，オランザピン[23]，アリピプラゾール[24]などのSGAを投与するという報告も散見される．それよりもDSM-ⅣやICD-10などの操作的診断基準で統合失調症の診断基準を満たす6か月経つか経たない早期段階からSGAを投与すべきとする報告が多い．何らかの精神変調が発症して診断が確定するまでの期間（精神病未治療期間，duration of untreated psychosis：DUP）をできるだけ短縮させ，最適な初回エピソード精神病の治療を

🔑 **アット・リスク精神状態**：こころの病気の1つである精神病（サイコーシス）になる危険性が高くなっている状態．10代〜30代前半の思春期や青年期にある若い人に起こりやすい．こころのリスク状態の基準を満たした人のうち，およそ10〜30％の人が，統合失調症などに発展していく可能性があると考えられている．

🔑 **脳由来神経栄養因子**：脳における最も豊富な栄養因子で標的細胞表面上にある特異的受容体TrkBに結合し，神経細胞の生存・成長・シナプスの可塑性など神経細胞の成長を調節する脳細胞の増加には不可欠な神経系の液性蛋白質である．学習・記憶，うつ病をはじめとする精神疾患の病態に関与する．

🔑 **精神病未治療期間**：未治療精神病期間で，発症してから治療開始までの期間のこと．一般には統合失調症治療への早期介入に関連していわれるようになった概念．

することが統合失調症に対する治療効果を高めることが報告[25]されている．

2 | 臨界期

　幻覚や妄想などの活発な異常体験のために興奮したり，思考障害が強く支離滅裂になるなどの精神病状態に対して，急速な鎮静や抗幻覚・妄想作用が必要な統合失調症の発症臨界期にもSGA単剤か，もしくはSGAに抗不安薬を併用すれば，治療効果が得られることが報告されている．従来のFGAによる抗精神病薬の大量療法，例えば，ハロペリドールの点滴静注や大量の筋肉注射は鎮静作用と抗精神病作用との混同の結果とも解釈されている．

　この時期も急性ジストニアなどの錐体外路症状や高プロラクチン血症など抗精神病薬による副作用発症はできるだけ抑える必要があり，米国で大規模に行われたCATIE（Clinical Antipsychotic Trials of Intervention Effectiveness）試験[26]，やIC-SOHO（Intercontinental Schizophrenia Outpatient Health Outcomes）試験[27]などの結果からは，効果と副作用を総合して考察すると，SGAのほうがFGAよりも薬剤の継続率が高いことが示された．

　また，剤型に液剤（リスペリドン内用液；リスパダール内用液®，アリピプラゾール内用液；エビリファイ内用液®）やリスペリドン口腔内崩壊錠（リスパダールOD錠®：oral disintegrant），オランザピン口腔内崩壊錠（ジプレキサザイディス錠®）などが開発されたことは急性期の興奮状態が強い時期にも投与できる長所を有している．ただし，現時点では急性期に急速に血中濃度の上昇が期待できるSGAの注射剤がないので，相変わらず，ハロペリドールやレボメプロマジンなどのFGAが用いられる要因になっていることが推察される．

CATIE試験：統合失調症の薬物療法に関連して製薬企業ではなく，米国国立精神衛生研究所（NIMH）を中心に57施設の統合失調症者1,480例を対象に18か月間にわたって行われた臨床試験．第1段階ではオランザピン，クエチアピン，リスペリドン，ziprasidoneなどのSGA 4剤とFGAであるペルフェナジンが無作為に対象患者に割り付けられた．第2段階ではクロザピンの非盲検による投与または第1段階で投与しなかった別のSGAが二重盲検で無作為に投与され，FGAは第2段階では除外された．さらに第3段階では，精神科医と相談して選択した薬剤が非盲検で投与された．そして，それぞれの薬剤の効果，副作用，継続率，経済性などをまとめて，さまざまな視点から多数の報告がなされている．

IC-SOHO試験：ラテンアメリカ11か国の7,658名の外来統合失調症者が参加し，新規抗精神病薬の効果や副作用などを検討する目的で行われた臨床試験．また，欧州で行われた同様の試験は2000～2005年に10,972名の外来統合失調症者を対象に新規に薬剤投与がされた人や薬剤変更がなされた人を対象とした．日常臨床に基づき自然経過から薬物反応性，副作用（錐体外路症状，内分泌異常，体重増加などの代謝性副作用など），薬物の継続性，抗パーキンソン薬の使用状況，経済性などを含めて，さまざまな観点から結果がまとめられている．

3 | 維持期・慢性期

　統合失調症は発症後，治療が奏効して精神症状が目立たなくなっても進行し再発，再燃のおそれがあるため，薬物療法の中断や中止は考えられない．統合失調症に対しては，相当長期間フォローアップすることが必要である．できるだけ抗精神病薬の服薬アドヒアランス(能動的服薬遵守)を維持するための指導が必要である．そのためには，統合失調症という疾患を理解するための心理教育が本人だけでなく，家族にも必要である．事実，統合失調症の治療は抗精神病薬と心理教育の併用が最も再発が少ないことが多数報告されている．統合失調症者の病識を育み，継続的な抗精神病薬の服用を促すことは，精神科医にとって最も重要な課題である．

　そして，抗精神病薬の長期投与による副作用発症をできるだけ最小限に抑えるためにも慎重な薬剤選択が必要であり，その意味からもSGAの投与が望ましいと考えられる．ただし，SGAの長期投与による影響については，なお慎重に検討する必要があると思われる．

　また，統合失調症の本質的な症状とされる自閉や陰性症状，認知機能障害に対する抗精神病薬の効果に関するエビデンスは不十分である．そして，現在の抗精神病薬による治療だけでは統合失調症の陰性症状や認知機能低下に対する効果は不十分とする人も多い．

　一般の外来場面だけでなく，薬物療法1つをとっても家族療法，デイケア，より積極的な包括型地域生活支援プログラム(ACT)，ケアマネジメントなど多様なメニューを総動員して服薬アドヒアランスを維持する必要がある．そして，薬剤選択は抗精神病薬の効果が副作用を上回るかどうかで治療継続性は決められることが示唆されている．さらに2週間ごと投与できる持効性抗精神病薬(以下デポ剤：リスパダールコンスタ®)の導入が必要な症例もある．SGAは，長期的に投与しても，錐体外路性副作用の発症が少ないとされており，デポ剤の場合は経口剤よりも薬物血中濃度の変動が少ないため，臨床症状も安定する可能性が示唆されている．今後は，2週間より長期間血中濃度が維持できるデポ剤の開発が望まれている．

4 | 抗精神病薬の使用の現状

(1) わが国の抗精神病薬の使用状況

　先に述べたように，わが国にSGAの最初の薬剤であるリスペリドンが導入されたのは1996年であり，すでに15年余りが過ぎた．しかし，わが国では，なおFGAの使用量が多く，アジアを含めた諸外国からわが国の抗精神病薬使用の多剤・大量療法が批判的になされている．

アドヒアランス：コンプライアンスに対して用いられる用語．患者が服薬の意味を理解し，積極的に服薬を遵守する姿勢があり，服薬を継続することを服薬アドヒアランスがよいという．一方，コンプライアンスは受動的服薬遵守と訳することができる．

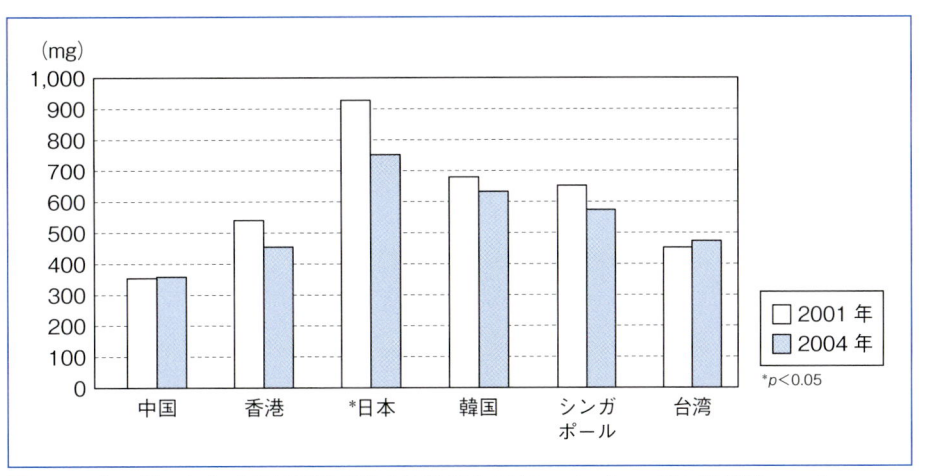

図1-1 東アジアにおける抗精神病薬の平均投与量（クロルプロマジン換算値：mg）
〔中野和歌子，Shu-yu Y，藤井千太，ほか：日本における統合失調症入院患者への薬物療法の特徴―東アジアにおける向精神薬の国際共同処方調査 REAP-AP2(Research on East Asia Psychotropic Prescription Pattern-Antipsychotics 2)の結果から．臨床精神薬理 13：103-113, 2010 より〕

　新福尚隆らを中心とした研究グループは東アジアの6つの国・地域（中国，香港，日本，韓国，シンガポール，台湾）との共同研究 REAP-AP(Research on East Asia Psychotropic Prescription Pattern-Antipsychotics)において抗精神病薬の処方調査を2001年と2004年に施行し，抗精神病薬の処方動向について，共通のプロトコールに従って各国の比較検討を行った．このグループの研究をまとめた中野ら[28]の報告によれば，2001年に施行された調査結果からは，日本の多剤併用，大量処方が，近隣のアジア諸国・地域と比較して顕著であることが指摘されたが，2004年の調査では2001年と比較して参加国・地域のなかで唯一，日本において平均抗精神病薬投与量の有意な減少が認められた．すなわち日本の平均投与量は2001年の933.21 mg/日から2004年の758.42 mg/日に有意に減少し，共同研究地域全体の抗精神病薬の平均投与量は2001年 641.7 mg/日，2004年 567.9 mg/日であった．図1-1に示したように抗精神病薬の平均投与量を，各国・地域別に2001年と2004年で比較したところ，他の国・地域では2001年と2004年の間に有意な変化を認めなかった．

(2)東アジアにおける抗精神病薬の使用状況

　次に，2004年の抗精神病薬の処方状況について検討した．その結果，参加国・地域全体の2,136症例中，経口FGAは依然として1,103症例(51.6%)で使用されており，FGAの処方率はシンガポールで最も高く(81.3%)，次に日本(66.6%)，韓国(66.3%)，台湾(38.3%)，中国(33.9%)，香港(26.0%)の順であった．SGAはFGAよりも多い1,372症例(64.2%)に使用されており，処方率は日本で最も高く(75.6%)，中国(73.6%)，香港(68.0%)，台湾(64.6%)，韓国(45.9%)，およびシンガポール(16.5%)の順であった．デポ剤はシンガポールでよく処方されており，処方率79.1%であったが，ほかの国・地域では香港(25.0%)，台湾(9.2%)，日本(6.5%)，中国(5.8%)であった．

2001年と2004年の比較では，FGAの処方率はデータ全体の67.8%(2001年)から51.9%(2004年)に有意な減少，SGAは45.5%(2001年)から64.7%(2004年)に有意に増加，デポ剤は16.0%(2001年)から9.6%(2004年)に有意に減少していた．

すなわち，全体の処方率においてFGAは2001年から2004年にかけて有意に減少し，SGAは有意に増加していた．

各薬剤の処方頻度について，2,136症例中，100症例以上の患者に処方されている薬剤はリスペリドン(631症例)，ハロペリドール(387症例)，クロルプロマジン(349症例)，クロザピン(340症例)，オランザピン(226症例)，スルピリド(178症例)，クエチアピン(167症例)，レボメプロマジン(165症例)，ゾテピン(107症例)の順に多かった．なおアリピプラゾールは，2006年，ブロナンセリンは2008年にわが国で使用されるようになった新規抗精神病薬である．

次に，抗精神病薬の多剤併用率の変化を，全体および各国・地域のNを分母に比較したところ，2001年との比較では，多剤併用処方は日本と台湾において，それぞれ78.6%から67.1%，22.2%から13.2%と有意に減少していた．処方の内訳では，FGA+FGAの組み合わせは中国，香港，日本，台湾で有意に減少しており，特に日本では34.3%から12.3%に著明に減少していた．SGA+SGAの組み合わせは総数では少なかったが，特に日本では1.9%から7.6%に増加の傾向を示した．また，日本の処方の特徴として，FGA+SGAの組み合わせた症例が40.7%と高い割合であった．その他の向精神薬の併用は，気分安定薬(2001年30.5%，2004年29.7%)，睡眠薬，抗不安薬，抗うつ薬では差は認めなかったが，抗パーキンソン薬の併用は2001年の1,592症例(66.4%)から2004年の1,130症例(52.9%)と有意に減少していた．これもFGAからSGAへの導入の変化によると考えられる．

その結果，全体の抗精神病薬の平均投与量(クロルプロマジン換算)は2001年に比べ2004年に有意に減少していた．そして，リスペリドンは処方数全体，単剤処方別にも最も多く処方されていた．多剤併用率も2001年の47.4%から2004年の39.0%に有意に減少していた．しかし，最近はSGAどうしの併用が増加している．

日本の抗精神病薬の平均投与量および多剤併用率は双方とも減少しており，統合失調症治療のなかでの抗精神病薬の役割は，多職種による包括的な介入がなされるなかで比較的に総投与量は軽減したが，なお抗精神病薬それぞれの薬理作用を理解し，その特徴を生かした適切な使用を今後も検討することが必要であると考えられた．なお，わが国で多く使用されているレボメプロマジンは，少量(5〜10 mg)が睡眠薬として投与されている症例が多いと考えられた．

ところで，現在の抗精神病薬の処方動向は，その効果や副作用の少なさよりも医療制度上の影響を受けており，それがわが国のSGA導入遅延の理由として大きいと考えられる．というのは，図1-2に示すように，中野らの報告でも，わが国の精神科病院に入院中の患者の罹病期間や在院日数はアジア諸国のなかでも最も長くなっている．SGAはFGAよりも薬価が高く，療養型病棟では，医療費を包括で請求されるため，投与すれば投与するほど，薬剤費用がかかることになり，医療機関に負担をかけ

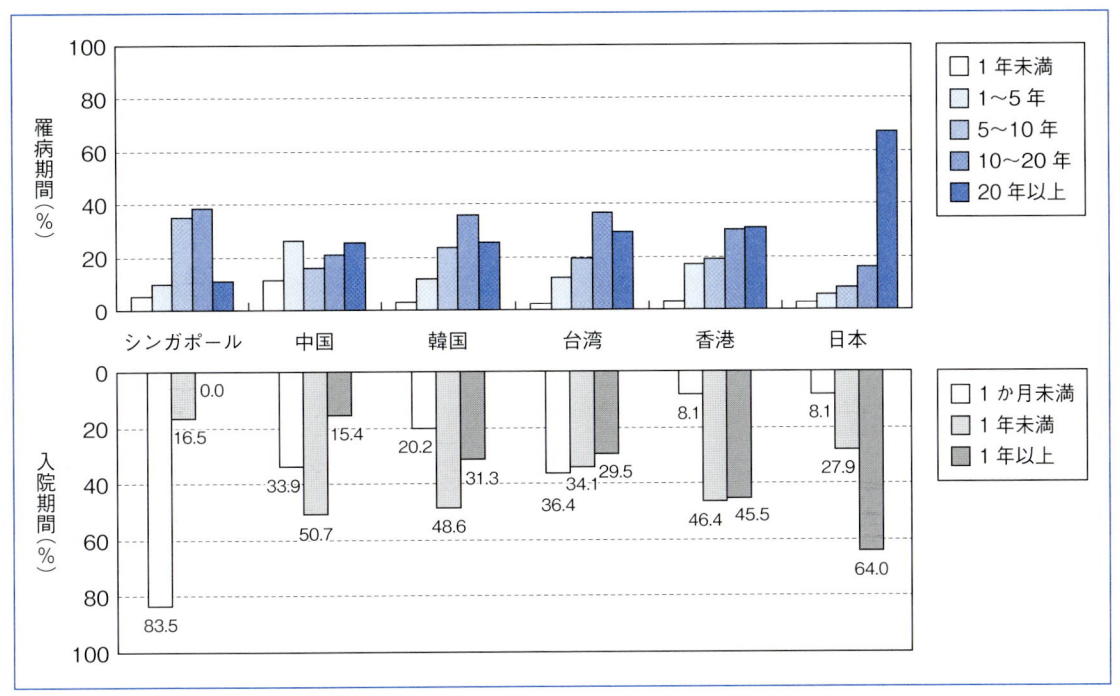

図 1-2 東アジア各国の罹病期間と入院期間(%)
〔中野和歌子,Shu-yu Y,藤井千太,ほか:日本における統合失調症入院患者への薬物療法の特徴―東アジアにおける向精神薬の国際共同処方調査 REAP-AP2(Research on East Asia Psychotropic Prescription Pattern-Antipsychotics 2)の結果から.臨床精神薬理 13:103-113, 2010 より〕

る.一方,医療費が出来高制となっている大学病院や総合病院,精神科診療所のような医療機関では,薬剤費用分だけ患者負担が大きくなるので医療経済上からも使用しない医師も多いと考えられる.わが国の精神科病院の多くは私立病院であり,医療費負担よりも治療効果が大であることがより明確にならなければ,SGA 導入は難しい.病院においても入退院が多く,在院日数が短く,看護基準も高ければ,医療収入は増える.そして,社会復帰する人が多くなれば,医療者だけでなく患者にとっても医療経済上はよくなるはずである.早期介入がなされて,外来治療が主体となれば,結果的には抗精神病薬の総投与量はさらに減少する可能性がある.その意味では,完全寛解が維持できる完璧な抗精神病薬はまだ現状では存在しないといえるかもしれない.

● 統合失調症に対する薬物療法の限界

1 治療抵抗性統合失調症

薬物療法が進歩したとはいえ統合失調症の治療が困難であることに変わりはない.いかなる薬物療法を行っても改善しない統合失調症を(薬物)治療抵抗性統合失調症と呼んでいる.治療抵抗性統合失調症の定義としては,Kane[29]がクロザピンを再評価した際に提唱した定義がある.具体的には,①少なくとも 2 種類以上の違った化学構

造式の定型抗精神病薬をクロルプロマジン換算で1,000 mg/日以上を5年以内に6週間，3回以上投与しても十分な改善が認められなかった症例，②BPRS（簡易精神症状評価尺度）の陽性症状が中等度以上を示し，その4項目のうち2項目が悪化している症例，③臨床概括度が，少なくとも中等度でBPRS総点が少なくとも45点以上の症例，④過去5年間，良好な社会的，職業的機能が保たれていない症例とされているが，一般的には，「統合失調症の診断が確定していて，かつ数種類の抗精神病薬を十分な期間，十分量を投与していたにもかかわらず，十分な反応を示さない症例」をいい，クロザピン（クロザリル®）をわが国に導入するにあたっては，より厳密な治療抵抗性統合失調症が定義された（クロザピンの項目，52頁を参照）．

　統合失調症における薬物療法の効果については，多くの論文があるが，SGA導入によって，服薬アドヒアランスの向上や錐体外路性副作用は軽減されたが，現状ではクロザピンを含めてもFGAよりSGAのほうが長期的にみて，総合的に優れているというエビデンスはまだ十分にあるとはいえない．というのも臨床試験が厳密に施行されたとしても投与期間はせいぜい1年間であり，統合失調症のどのような時期，精神状態，どの年齢を中心とした患者が対象となった試験なのかによっても治療効果に違いがでてくる可能性があるからである．現時点では，それぞれの患者に合った薬物を相当長期間投与することを前提に，あらゆる副作用が少なく，効果的な薬剤を用いるべきと考えられるが，その人にとって最も治療効果が高い薬剤が選択されたかどうかを決定する生物学的マーカーは見出されていない．そこで，少なくとも再燃・再発時には前回のエピソードで効果があった薬剤を選択することが原則と考えられるが，すでに抗精神病薬の投与歴があればDA受容体などに過感受性が起こっているため再燃・再発時には，初回時よりも精神症状が安定するためにはより大量の薬剤が必要とされており，むしろ化学構造が違った薬剤を選択すべきではないかという人もおり，結論はでていない．

2 薬物療法と心理社会的治療との併用

　現在，統合失調症の治療は抗精神病薬を中心とした薬物療法，なかでも新規抗精神病薬（SGA）が中心となっているが，抗精神病薬による治療だけでなく，社会技能訓練（SST：social skills training）や認知行動療法，家族に対する心理教育（家族療法）などの心理社会的治療を併用することで再発・再燃を抑えることが報告されている．統合失調症の病態については，すでに述べたが，前頭葉のDA機能低下や辺縁系DA機能亢進，大脳皮質や海馬の萎縮などが明らかになりつつあり，抗精神病薬が，脳由来神経栄養因子（BDNF）の低下を抑制し，脳に対して保護的に作用することが示唆されており，統合失調症の薬物療法が第1選択になることに異論はないが，薬物療法だけでは治療は不十分である．Kernら[30]の総説でも薬物療法と社会技能訓練や認知行動療法などの心理社会的介入を併用することによって，精神症状の安定や単身生活，労働機能の維持，社会機能などの機能的回復を促すことが指摘されている．また，

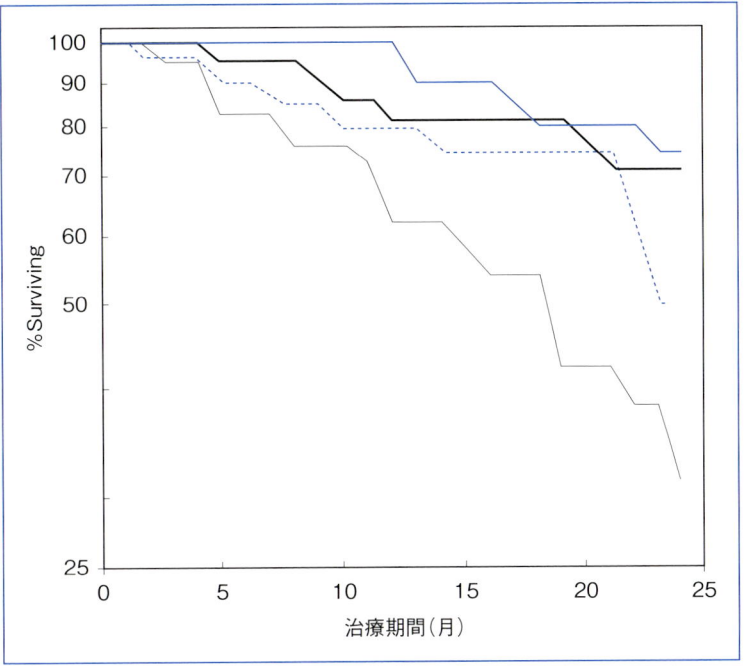

図 1-3　2年間のフォローアップ研究における再発率(N=90)
──は家族療法(FT)＋社会技能訓練(SST)群(N=20)，──はFTのみの群(N=21)，
‒‒‒‒‒はSSTのみの群(N=20)，──は薬物療法のみの対照群(N=29)
(Hogarty GH, Anderson CM, Reiss DJ, et al：Family psychoeducation, social skills training, and maintenance chemotherapy in aftercare treatment of schizophrenia. II. Two-year effects of a controlled study on relapse and adjustment. Arch Gen Psychiatry 48：340-347, 1991 より)

Hogartyら[31]は図 1-3 に示したように薬物療法に家族療法，社会技能訓練を併用し，2年間の経過を追ったところ，心理社会的介入を併用した群は薬物療法だけの群よりも有意に再発率が低く，就労率が高いことを報告した．

新規抗精神病薬の新たな適応

　先に述べたようにSGAは，抗D_2作用だけでなく，抗$5-HT_{2A}$作用，抗ヒスタミン(H_1)作用などがさまざまな割合で付加されて，幻覚・妄想などの異常体験に対する効果だけでなく，抗躁作用，抗うつ作用なども期待されていたが，オランザピン[32,33]，クエチアピン[34]，アリピプラゾール[35]などは欧米でうつ病，双極性障害に対する適応を取得した．実際に双極性障害患者の臨床像を長期間観察すると，特に躁病相を繰り返す双極性障害患者は精神病像を呈し，統合失調症と区別がつかない臨床像を示す症例が多く，躁状態，うつ状態が遷延する症例にSGAを投与すると寛解することが報告されている．わが国では2010年にオランザピンの躁病に対する適応がとれた．また，オランザピンは，SSRIの1つであるfluoxetine投与のみでは効果を示さなかった遷延したうつ病に効果を示したことから米国では，オランザピンとfluoxetineとの合剤が作成され，上市されている．

　このように抗精神病薬を気分障害に適応しようとする試みの背景には，双極スペクトラム🔑概念の発展とその病態研究や遷延性うつ病に対する増強療法としてのSGAや気分安定薬（バルプロ酸，炭酸リチウム，ラモトリギン）による治療経験などがあると考えられる．これには，SGAが有する抗5-HT_{2A}作用と抗うつ効果，抗ヒスタミン作用による鎮静効果など，DA以外への作用が微妙に作用していることが推定されている．わが国ではハロペリドールやクロルプロマジンなどのFGAも躁病に対する適応を有しているが，気分障害，特に双極性障害は長期的な治療が必要であり，再発予防効果や副作用発症などを考慮すると気分障害に対してもFGAよりもSGAを使用すべきと思われる．FGAには抑うつ状態を改善させる効果がないため，特に気分障害の抑うつ状態に対してはSGAを使用すべきと思われる．

　抗精神病薬はSGAの時代を迎えた．統合失調症の薬物療法は効果と副作用を考慮しながら症状に応じた適当量を十分期間投与する必要がある．それぞれの抗精神病薬には，特徴があるため，それぞれの薬剤の薬理学的プロフィールを十分マスターしたうえで使用すべきである．

●文献
1) 八木剛平：精神分裂病の薬物治療学―ネオヒポクラティズムの提唱．p3，金原出版，1994
2) 融 道男：精神分裂病の薬理．抗精神病薬開発の歴史．pp22-29，中外医学社，1983
3) Liberman JA：Is schizophrenia a neuro-degenerative disorder? A clinical and neurobiological perspective. Biol Psychiatry 46：729-739, 1999
4) Hirayasu Y, Shenton M, Slisbeury DF, et al：Lower left temporal lobe MRI volumes in patients with first-episode schizophrenia compared with psychotic patients with first-episode affective disorder and normal subjects. Am J Psychiatry 155：1384-1391, 1998
5) Kasai K, Shenton M, Salisbury DF, et al：Progressive decrease of left superior temporal gyrus gray matter volume in patients with first-episode schizophrenia. Am J Psychiatry 160：156-164, 2003
6) Goto N, Yoshimura R, Ueda N, et al：Reduction of brain gamma-aminobutyric acid(GABA) concentrations in early-stage schizophrenia patients：3 T proton MRS study. Schizophr Res 112：192-193, 2009
7) 中村 純，後藤直樹，吉村玲児，ほか：早期統合失調症の臨床と病態．脳と精神の医学 19：211-217, 2008
8) Javitt DC, Frusciante M：Glycyldodecylamide, a phencyclidine behavioral antagonist, blocks cortical glycine uptake：implications for schizophrenia and substance abuse. Psychopharmacology 129：96-98, 1997
9) Sato M：Long-lasting hypersensitivity to methamphetamine following amygdaloid kindling in cats：The relationship between limbic epilepsy and the psychotic state. Biol Psychiatry 18：525-536, 1983
10) Goto N, Yoshimura R, Kakeda S, et al：Comparison of brain N-acetylaspartate levels and serum brain-derived neurotrophic factor(BDNF)levels between patients with first-episode schizophrenia psychosis and healthy controls. European Psychiatry 26：57-63, 2011

🔑 双極スペクトラム：Akiskalらは，気分障害を躁病エピソードから躁うつ病（双極性障害），単極性うつ病（大うつ病性障害），気分変調症まで一連の流れ（スペクトラム）という考え方を提唱している．

11) Kapur S, Remington G : Serotonin-Dopamine interaction and its relevance to schizophrenia. Am J Psychiatry 153 : 466-476, 1996
12) 融 道男, 渡辺修三, 渋谷治男, ほか : 精神分裂病の成因に関する神経伝達異常仮説をめぐって. 精神医学 18 : 340-369, 1976
13) Ishimaru MJ, Toru M : The glutamate hypothesis of schizophrenia : therapeutic implications. CNS Drugs 7 : 47-67, 1997
14) Weiberger DR : Implications of normal brain development for the pathogenesis of schizophrenia. Arch Gen Psychiatry 44 : 660-669, 1987
15) Kendler KS, Gallgher TJ, Abelson JM : Lifetime prevalence, demographic risk factors, and diagnostic validity of nonaffective psychosis as assessed in a US community sample. The National Comorbidity Survey. Arch Gen Psychiatry 53 : 1022-1031, 1996
16) Poulton R, Caspi A, Moffitt TE, et al : Children's self-reported psychotic symptoms and adult schizophreniform disorder. A 15-year longitudinal study. Arch Gen Psychiatry 57 : 1053-1058, 2000
17) Nishida A, Tanii H, Nishimura Y, et al : Associations between psychotic-like experiences and mental health status and other psychopathologies among Japanese early teens. Schizophr Res 99 : 125-133, 2008
18) 小澤寛樹, 中沢紀子 : 長崎県における思春期児童疫学調査. 厚生労働科学研究こころの健康科学研究事業「思春期精神病理の疫学と精神疾患の早期介入方策に関する研究」(主任研究者 : 岡崎祐士) 平成19年度分担研究報告書. pp20-21, 2008
19) Gonzalez-Pinto A, Mosquera F, Palomino A, et al : Increase in brain-derived neurotrophic factor in first episode psychotic patients after treatment with atypical antipsychotics. Int Clin Psychopharmacology 25 : 241-245, 2010
20) Pedrini M, Chendo I, Grande I, et al : Serum brain-derived neurotrophic factor and clozapine daily dose in patients with schizophrenia : A positive correlation. Neuroscience Letters Epub Mar 24 : 491(3) : 207-210, 2011
21) Rizos EN, Papadopoulou A, Laskos E, et al : Reduced serum BDNF levels in patients with chronic schizophrenic disorder in relapse, who were treated with typical or atypical antipsychotics. World J Biol Psychiatry 11 : 251-255, 2010
22) McGorry PD, Yung AR, Phillips LJ, et al : Randomized controlled trial of interventions designed to reduce the risk of progression to first-episode psychosis in a clinical sample with subthreshold symptoms. Arch Gen Psychiatry 59 : 921-928, 2002
23) McGlashan TH, Zipursky RB, Perkins D, et al : Randomized, double-blind trial of olanzapine versus placebo in patients prodromally symptomatic for psychosis. Am J Psychiatry 163 : 790-799, 2006
24) Woods SW, Tully EM, Waish BC, et al : Aripiprazole in the treatment of the psychosis : An open label pilot study. Br J Psychiatry Suppl 191 : s96-101, 2007
25) Kane JM : The expert consensus guideline series. Optimizing pharmacologic treatment of psychotic disorders. J Clin Psychiatry 64(Suppl 12) : 5-19, 2003
26) Liberman JA, Stroup TS, McEvoy JP, et al : Effectiveness of antipsychotic drugs in patients with chronic schizophrenia. New England J Med 353 : 1209-1223, 2005
27) Dossenbach M, Arango-Davila C, Silva Ibarra H, et al : Response and relapse in patients with schizophrenia treated with olanzapine, risperidone, quetiapine, or haloperidol : 12-month follow-up of the Intercontinental Schizophrenia Outpatient Health Outcome(IC-SOHO) study. J Clin Psychiatry 66 : 1021-1030, 2005
28) 中野和歌子, Shu-yu Y, 藤井千太, ほか : 日本における統合失調症入院患者への薬物療法の特徴―東アジアにおける向精神薬の国際共同処方調査REAP-AP2(Research on East Asia Psychotropic Prescription Pattern-Antipsychotics 2)の結果から. 臨床精神薬理 13 : 103-113, 2010
29) Kane J, Honigfeld G, Singer J, et al : Clozapine for the treatment-resistant schizophrenic : a double-blind comparison with chlorpromazine. Arch Gen Psychiatry 45 : 789-796, 1988
30) Kern RS, Glynn SM, Horan WP, et al : Psychosocial treatments to promote functional recovery in schizophrenia. Schizophrenia Bulletin 35 : 347-361, 2009
31) Hogarty GH, Anderson CM, Reiss DJ, et al : Family psychoeducation, social skills training, and maintenance chemotherapy in aftercare treatment of schizophrenia. Ⅱ. Two-year effects of a

controlled study on relapse and adjustment. Arch Gen Psychiatry 48：340-347, 1991
32) Tohen M, Kryzhanovskaya L, Carison G, et al：Olanzapine versus placebo in the treatment of adolescents with bipolar mania. Am J Psychiatry 164：1547-1556, 2007
33) Niufan G, Tohen M, Qiuqing A, et al：Olanzapine versus lithium in the acute treatment of bipolar mania：a double-blind, randomized, controlled trial. J Affect Disord 105：101-108, 2008
34) Dando TM, Keating GM：Quetiapne：a review of its use in acute mania and depression associated with bipolar disorder. Drugs 66：2533-2551, 2005
35) Yatham LN：A clinical review of aripiprazole in bipolar depression and maintenance therapy of bipolar disorder. J Affect Disord 128：s21-28, 2011

（中村 純）

第 2 章

抗精神病薬開発の歴史と展望

　かつて，統合失調症は末期には精神荒廃に陥る重篤な精神障害であると考えられていた．しかし，抗精神病薬の登場により，統合失調症は医学的に治療可能であることが明らかとなり，治療の目標も症状の緩和から生活の質の向上へと変遷しつつある．今や，抗精神病薬を用いた薬物療法は，統合失調症の日常臨床のなかで必要不可欠なものとなっている．表2-1に抗精神病薬が精神医学に与えたインパクトを列挙した．具体的には，抗精神病薬の登場により，それまでの統合失調症治療やケアは大きく変化し，統合失調症の概念に新たな視点が加わった．また，精神神経薬理学という大きな学際的研究分野が誕生し，臨床評価の科学が精神医学に導き入れられることとなった．本章では，これまでの抗精神病治療薬の歴史について，抗精神病薬前史にみる統合失調症治療，薬剤開発の経緯とともに，各抗精神病薬の薬理学的プロフィールについて概説した．近年，抗精神病薬は気分障害や認知症患者の行動障害の治療薬としての適応拡大を目的とした臨床開発が進められているが，本章では，特に統合失調症治療の視点からみた抗精神病薬開発に焦点を当ててその歴史と展望について記した．

● 抗精神病薬は統合失調症治療の概念を大きく変えた

1 | 抗精神病薬前史にみる統合失調症の治療

　統合失調症に代表される精神病性障害患者は，時として精神運動興奮や錯乱，妄想や幻覚などの多彩な症状を示す．18世紀以前のヨーロッパでは，精神病性障害患者を施設内に長期隔離して保護することを目的とした施設が作られるようになった．カトリック修道院などでは，併設された施設内で慈善的な処遇を施しながら，患者を長期間受け入れるといったことも行われていた．古くは1247年にロンドンに修道院としてベドラム（ベツレヘム病院）が建設された．この施設は精神障害者の保護を目的とした施設ではあったものの，ロンドン市に移譲された1557年以降は刑務所を管理する役所によって運営されていたとされる．一方，1784年にウィーンに建設された施設内では，総合病院に併設されてはいたものの，患者を鎖でつなぐなどの処遇が行われていたようである．この施設には，市内のすべての精神病者（聖職者などを除く）が収容され，市民から「狂人の塔」と呼ばれた．

表 2-1 抗精神病薬開発のインパクト
① それまでの統合失調症治療やケアを変えた
② 統合失調症の概念に新たな視点を加えた
③ 精神神経薬理学を誕生させた
④ 臨床評価の科学を精神医学に導き入れた

表 2-2 抗精神病薬前史にみる統合失調症の治療法
・施設内長期隔離
・作業療法/生活療法
・吐下剤の投与
・静脈切開による瀉血
・水治療
・旋回椅子による治療
・マラリア感染による高熱療法
・前頭葉白質切截術(ロボトミー)
・インスリンショック療法
・カルジアゾールけいれん療法
・電気けいれん療法，など

18世紀以前のヨーロッパでは，吐下剤や静脈切開による瀉血に加えて，水責めや旋回椅子による治療などといった現在では非科学的と判断される治療が数多く行われていた．そして，これらの治療法は19世紀まで続いた．このように，抗精神病薬前史にみる統合失調症治療は，当時は善意のもとに行われていたと解釈したとしても，決して科学的に有効なものであったとは考えにくい．表2-2に抗精神病薬前史にみる統合失調症の治療法を記した[1]．

18世紀末になると，当時パリ周辺の精神病患者を収監していたビセートル救済院で医長の職にあったPhilippe Pinelにより，これまで長年にわたり閉鎖病棟で鎖につながれていた精神病者を解放するという，革新的な病院改革が進められた．Pinelは，上述の瀉血や水責めといった治療法にも反対する立場をとり，精神病者の人道的な処遇が自然治癒を促進するとの考えから，精神病患者を鎖から解放した．彼は，患者に対するあらゆる懲罰と拷問的処置を禁止し，作業療法をはじめとする治療を導入した．統合失調症に対する精神療法，生活療法といった心理社会的介入の始まりである．

一方，慢性脳炎である進行麻痺患者が，過去には高率に精神病性障害患者として処遇されていたであろうことは容易に想像できる．しかし，1913年に野口英世により進行麻痺の患者の髄液から梅毒スピロヘータが発見されて以後は，進行麻痺を客観的な生物学的診断法によってほかの精神病性障害から鑑別することが可能となった．中世から近代に至るまでは，薬物治療法の未熟な時代であり，最初の抗生物質であるペニシリンが梅毒に有効であることが明らかとなった1944年まで，進行麻痺患者に対しても統合失調症と同様にさまざまな非科学的な治療が試行された．人工打膿法，有機砒素化合物や水銀などの重金属による治療，種々の高熱療法などである．ちなみに，精神病者が熱性疾患に罹患した後に回復することがあるという臨床経験に着目してマラリア感染による高熱療法を発案したJulius Wagner-Jaureggは1927年にノーベル賞を受賞している．この治療法は，梅毒スピロヘータがきわめて温度に敏感である性質を利用したものである．当然，梅毒の治療にペニシリンが用いられるようになって以降，進行麻痺は激減した．この治療方法は梅毒による精神障害として認められる進行麻痺に対する治療法であり，いうまでもなく統合失調症患者には無効であった．

チンパンジーを用いた行動科学研究や統合失調症の脳病態仮説に基づき，20世紀

前半に精神外科手術としてロボトミー（前頭葉白質切截術）がポルトガルのEgas Monizにより考案された．その後，わが国を含め諸外国においても数多くの手術が施された．しかし，手術を受けた患者に，高度の性格変化や感情鈍麻，社会機能の低下などの有害事象が出現すること，精神症状そのものに対する効果が期待通りでないことなどが次第に明らかとなった．また，患者本人の同意なしに多数の手術がなされた経緯もあり，脳の外科的侵襲の倫理性も強く批判された．そのため，この手術法は間もなく衰退した．日本精神神経学会は，1975年に精神外科手術を否定する決議を可決している．

さらに，20世紀中期になると偶発的な発熱・昏睡・てんかんの後に統合失調症が回復するという観察/経験に基づいて，これを人工的に再現しようとするさまざまな身体的治療法，いわゆるショック療法といわれる治療法が考案された．1933年には，オーストラリアのManfred Sakelがインスリン投与による低血糖性昏睡を繰り返し起こさせる「インスリンショック療法」を開発した．1934年にはハンガリーのLadislas-Joseph von Medunaが10%カルジアゾールの急速静注により人工的にけいれんを誘発させる「カルジアゾールけいれん療法」を考案した．これは，その後の電気けいれん療法へとつながり，1937年にはイタリアのUgo Cerlettiらにより，電流を用いた電気けいれん療法が開発された．電気けいれん療法は，けいれん発作に対する心理的抵抗や，静脈麻酔の危険性，てんかん発作の発現をはじめとする脳機能への影響などから敬遠されていた時期もあったが，麻酔下に呼吸管理のもとに筋弛緩薬を使用するけいれん発作を伴わない修正型電気けいれん療法（modified ECT）が開発され，今日なお，治療法の1つとして残っている．電気けいれん療法は，陽性症状が顕著で薬物療法の効果がみられない場合や，希死念慮が強く他の治療法による改善が認められない場合に適応となっている．

2 真に有効な統合失調症治療とは何か？

精神疾患に限らずすべての医学領域において，患者に"何らかの処置"を行った場合，それがどのような曝露あるいは介入であったとしても，施療者には症状の"改善"として観察されることが少なくない．魔術的なものや祈祷であっても，身体に何らかの危害を加えるものであったとしても，苦い植物抽出液であったとしても，毒性の強い鉱物や，砂糖粒であったとしてもである．"何らかの処置"に真の治療効果があったとしても（なかったとしても），それにさまざまな効果が付加される．特に，その治療効果が患者の主観や治療者の主観によって評価される場合はなおさらである．種々の「精神症状」や「痛み」は，その代表例であろう．

ここで考えておかなければならない要因としては，自然変動（疾病そのものの自然経過，平均への回帰），患者本人・施療者の期待，他の施療の併用，診断・評価の主観的要素などが知られている[2]．何らかの施療場所（祈祷師のテント，協会，施療院，病院など）に来た，自信に満ちた施療者や介助者に囲まれている，自分は治ったと喧

伝する元患者がいる，もっともらしい科学的説明や理屈がある，といった何らかの環境への曝露でさえ，"何らかの処置"に付加的に影響を与えうる．これらは，時には支持的精神療法として機能したり，社会的なつながりを強化する仕組みに働く可能性もあるのである．

先に述べた過去の非科学的な（時には残酷にも思える）統合失調症の治療法が，なぜかくも長期にわたって正当な行為として実施されてきたのかを考える際には，"他にやりようがなかった"と弁解するだけではなく，こうした治療科学としての構造的背景があることに注意を払う必要がある．とりわけ，統合失調症は，現代の臨床試験においてさえ，試験薬の薬剤効果を明確にかつ安定して示すことが難しい疾患である．そのため，標準薬と比較してさらに効果のある医薬品を開発するために優越性試験を行う場合においてもプラセボ群を設定することで内部妥当性を確保し，三群比較試験（標準薬，プラセボ，試験薬）が計画されるなど，さまざまな工夫の元に実施されているのである．

余談ではあるが，ロボトミー手術を開発したMonizは，1949年にノーベル賞を受賞している．当時は，この手技が，人類にとって重要な医療ニーズにこたえる革新的治療手技の発明（イノベーション）であったことは想像に難くない．しかし，同時に，21世紀に生きるわれわれが当たり前と思っている現在の薬物療法も50年後には大きく変化している可能性も否定できない．

3 | クロルプロマジン開発による精神科薬物療法の幕開け

表2-3に向精神薬開発の歴史を示した．古くは，阿片，ベラドンナ，大麻などの植物成分などが精神変容作用を有することが経験的に知られており，18世紀以前には迷信や信仰・宗教と融合して用いられることがあった．しかし，一定レベルの科学的根拠をもってその有効性が確かめられた統合失調症に対する医学的治療の提供が実現されるまでには，クロルプロマジン開発により精神科薬物療法が幕開けを迎えるま

表2-3 向精神薬開発の歴史

18世紀以前：迷信や信仰・宗教との融合	・精神作用物質の経験に基づく使用 ・阿片，ベラドンナ，大麻などの生薬の使用
19世紀から20世紀前半：化学の進歩による有効成分の発見	・鎮静剤としてベラドンナからアトロピンを抽出 ・睡眠作用を有する抱水クロラールの発見 ・睡眠作用を有するバルビツール酸誘導体の合成 ・精神賦活剤であるカフェインの発見 ・麻黄からエフェドリンを抽出 ・阿片からモルヒネやパパベリンなどを抽出
20世紀後半以降：近代精神薬理学の時代	・クロルプロマジンの抗精神病作用の偶然による発見 ・イミプラミンの抗うつ作用の偶然による発見

三群比較試験：ある疾患に対するスタンダードな治療薬，プラセボ薬，それと新規治療薬の三群を比較検討して，新規治療薬の薬効を明らかにする試験．

で，さらに長い時間を要したのである．

　今日の抗精神病薬の原型となったクロルプロマジン(図2-1)は，その抗精神病作用

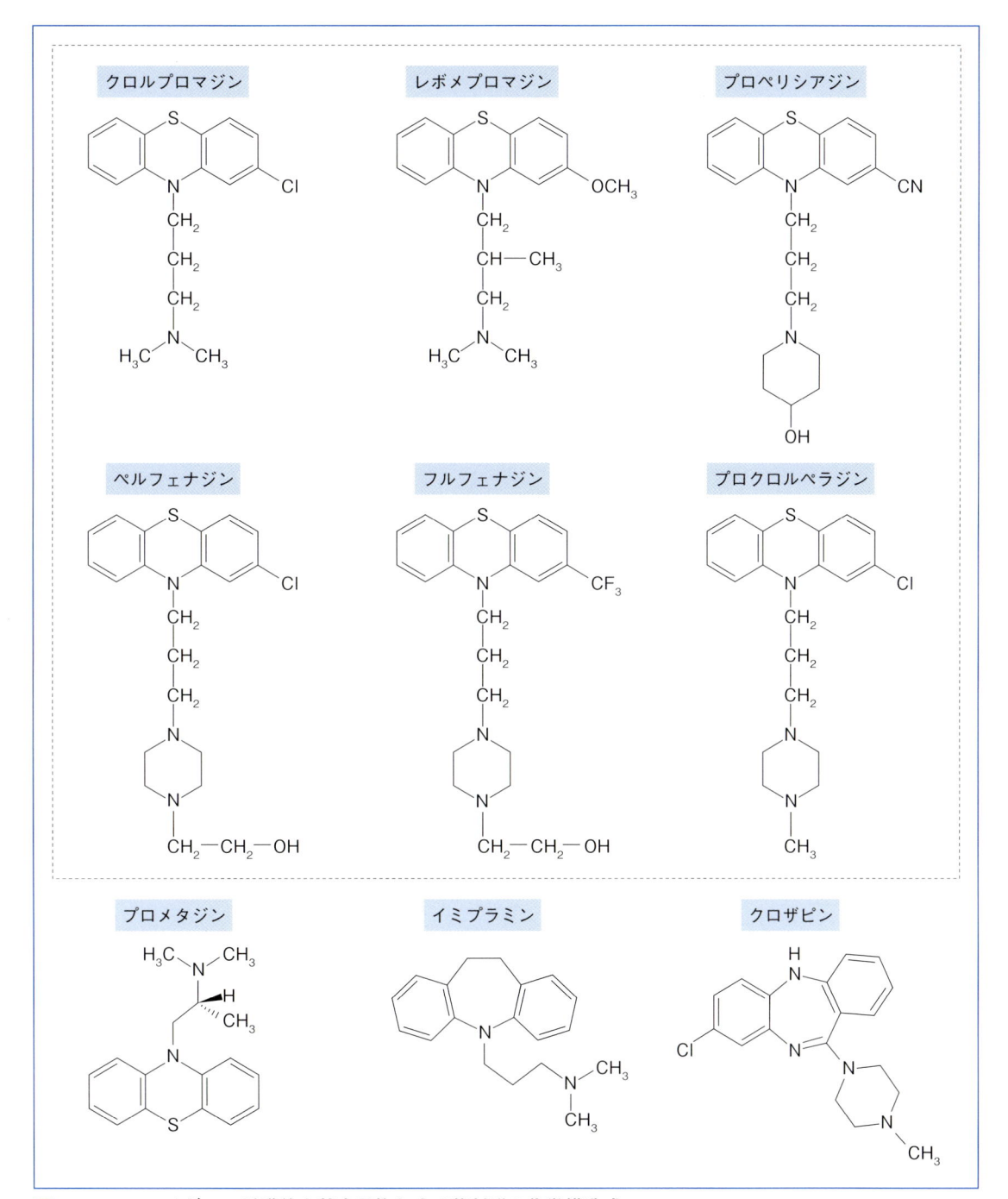

図2-1　フェノチジアン誘導体を基本骨格とする薬剤群の化学構造式
主なフェノチアジン系抗精神病薬群を破線内に示した．当初，プロメタジンをリード化合物として開発した結果，クロルプロマジンが発見された．その後，フェノチアジン誘導体化合物のスクリーニング中に，偶然イミプラミンが見出され，さらにイミプラミンを誘導体とした化合物群のなかからクロザピンが見出された．

が偶然に発見された薬物である．フランス海軍の外科医であった Henri Laborit は，外科手術後のショックの予防と治療には自律神経系を効果的に遮断する必要があると考えていた．そのために，バルビツール酸やモルヒネ，クラーレ，抗ヒスタミン薬といった薬物をカクテルにして外科手術後に使用していた．なかでも抗ヒスタミン薬は，肥満細胞から放出される過剰のヒスタミンを末梢性に遮断させる目的で用いられた．Laborit は，抗ヒスタミン薬のなかでも特にフェノチアジン誘導体であるプロメタジン(図 2-1)が，催眠作用とそれに基づく鎮痛・鎮静作用をもつこと，またモルヒネによる不快な作用を軽減させること，加えて体温低下作用が認められることに気がついた．プロメタジンの中枢性作用の発見である．1950 年に Laborit は，抗ヒスタミン薬の創薬を目指してフェノチジアン誘導体の研究を盛んに行っていたローヌ・プーラン研究所に対し，中枢活性作用を強力に示す化合物の探索を要請した．こうして開発されたのがクロルプロマジンである．その後 1952 年には，クロルプロマジンが，中枢性の特徴的な鎮痛作用，体温低下作用および催眠作用をもつこと，それにより麻酔増強作用と人工冬眠作用を引き起こし，一方，周囲に対して無関心となるといった効果を有することが報告されている．

　人工冬眠療法としての開発には，抗ヒスタミン薬の中枢性副作用(睡眠・鎮静作用)を除去する必要があった．しかし，これを強化する方向へ転換したことが，クロルプロマジンの精神科治療薬としての開発の発端となった．クロルプロマジンの精神科領域への最初の使用は 1952 年になる．フランスの精神科医 Jean Delay と Pierre Deniker により，クロルプロマジンが，躁病に対してショック療法よりも短時間で効果があること，統合失調症の精神運動興奮に対しても改善効果があることが報告されている．わが国では 1955 年に発売が開始された[3]．クロルプロマジンが開発される以前は，統合失調症の薬物治療は実施不可能であり，この発見は，多くの統合失調症患者を長期的な入院から解放させることを可能とした．クロルプロマジンは，まさに統合失調症の薬物療法の幕を開けたのである．以後，さまざまなフェノチアジン誘導体が抗精神病薬として開発された(図 2-1)．

　余談ではあるが，クロルプロマジンの化学構造を変化させたところ，三環構造を有するイミプラミン(図 2-1)が合成された．イミプラミンは，その開発の経緯から，当然，統合失調症患者に対して試みられたが，その効果はクロルプロマジンほど明確ではなかった．ところが，うつ病患者に投与したところ，めざましい抗うつ効果をもつことが 1957 年に報告された．その後，抗うつ薬として開発が進められ，イミプラミンは最初の三環系抗うつ薬として成功を収めた．

4｜抗精神病薬は統合失調症の概念に新たな視点を加えた

　精神医療の施設化が進んだ 19 世紀末のドイツにおいて，Emil Kraepelin により統合失調症の原型となった「早発性痴呆」の疾患単位が提唱され，フランスの Bénédict-Augustin Morel はさらにその病像を明らかにした．ここでいう痴呆とは，精神荒廃

のことを意味し，早発性痴呆は，若い頃に発病しいずれ特有の精神荒廃へ陥る過程を示す疾患と考えられた．一方で，20世紀に入ってから「早発性痴呆」は，その症状の特徴からスイスのEugen Bleulerによって「統合失調症」と命名された．Bleulerは，疾患の経過を重んじたKraepelinとは異なり，その概念のなかに必ずしも荒廃過程を必要とせず，早発性痴呆患者にみられるさまざまな臨床症状を基礎症状，副次症状などに区別するとともに，精神機能の統合失調を最も重要な特性として取り上げ，その概念を確立させた．統合失調症は，いわゆる幻覚や妄想などの陽性症状以外に，自閉や意欲減退などの陰性症状や注意保持の困難，精神運動機能の遅延などの認知障害があり，特に認知の障害が社会的機能予後を左右することがいわれている．しかし，当時は有効な治療法(治療薬)が存在しなかったことからも，統合失調症とは，その症状の進行はさまざまな段階で停止しうるものの，おそらく完全には回復することのない非可逆的な慢性疾患であり，末期には精神荒廃に陥る重篤な精神障害であると考えられていた．

　クロルプロマジンに代表される抗精神病薬の登場は，精神症状の軽症化をもたらし，重い残遺症状や精神崩壊に至ることを減少させた．そのため，統合失調症は医学的に治療可能な精神疾患であることが明らかとなり，現在では，治療の目標も，症状の緩和から寛解，生活の質の向上へと変遷しつつある．統合失調症は，治療可能な「疾患」としてその概念を大きく変遷させることとなったのである．1980年に，Tim Crowは，統合失調症を2つの型に分け，陽性症状が主体で従来型抗精神病薬による治療によく反応するⅠ型と，陰性症状が主で治療抵抗性のⅡ型とを区別した．Crowの分類の特徴は，単なる薬物反応性によるものではなく，仮説的にではあっても病理過程の相違を基盤としている点にある．CrowのⅠ型統合失調症は可逆性のドパミン代謝異常を，Ⅱ型統合失調症は神経細胞脱落をはじめとする非可逆性の器質的変化の存在を示唆している[4]．Crowの分類の歴史的な評価は成書に譲るとして，ドパミン神経系とは独立した薬物治療の可能性と，統合失調症の病態理解に中間表現型の概念が必要であることを当時から指摘するものとして意義深いものであったと考える．

統合失調症治療の神経化学的理解と精神神経薬理学の誕生

1 | レセルピンの合成とモノアミン神経化学

　クロルプロマジンの抗精神病作用が明らかになった同じ時期に，レセルピンの合成も成功している．レセルピンは，古代インド医学にて不眠や錯乱などの治療に用いられていた生薬の1つであるインドジャボク(印度蛇木)から抽出された化合物である．レセルピンの化学構造は，クロルプロマジンと全く異なるにもかかわらず，クロルプロマジンと類似の鎮静作用をもつことが明らかになった．加えて，レセルピンによって，錐体外路症状も起こることが判明し，クロルプロマジンとの共通性が一段と明白になった．これを機に，新しい抗精神病薬の開発は，しばらくの間，クロルプロマジ

ンとレセルピンの化学構造をプロトタイプとするものとなった.

レセルピンのもつ薬理作用の研究は，ノルアドレナリン(1946年)，セロトニン(1952年)，ドパミン(1957年)がそれぞれ中枢神経系で伝達物質として存在していることを明らかにし，中枢性モノアミン神経系を中心とする精神神経薬理学の進歩を導いたばかりでなく，その後の抗精神病薬作用機序の解明研究に道を開くこととなった.

2 | ハロペリドールの開発とドパミン D_2 受容体仮説の誕生

一方，鎮痛薬として用いられていたペチジン(図2-2)に対して，より有効な鎮痛作用を示す化合物の研究開発が行われていた．そのスクリーニングされていた化合物のなかから，フェノチジアン誘導体のクロルプロマジンと化学構造が全く異なるにもかかわらず，強い精神運動抑制作用をもつブチロフェノン誘導体から合成された化合物

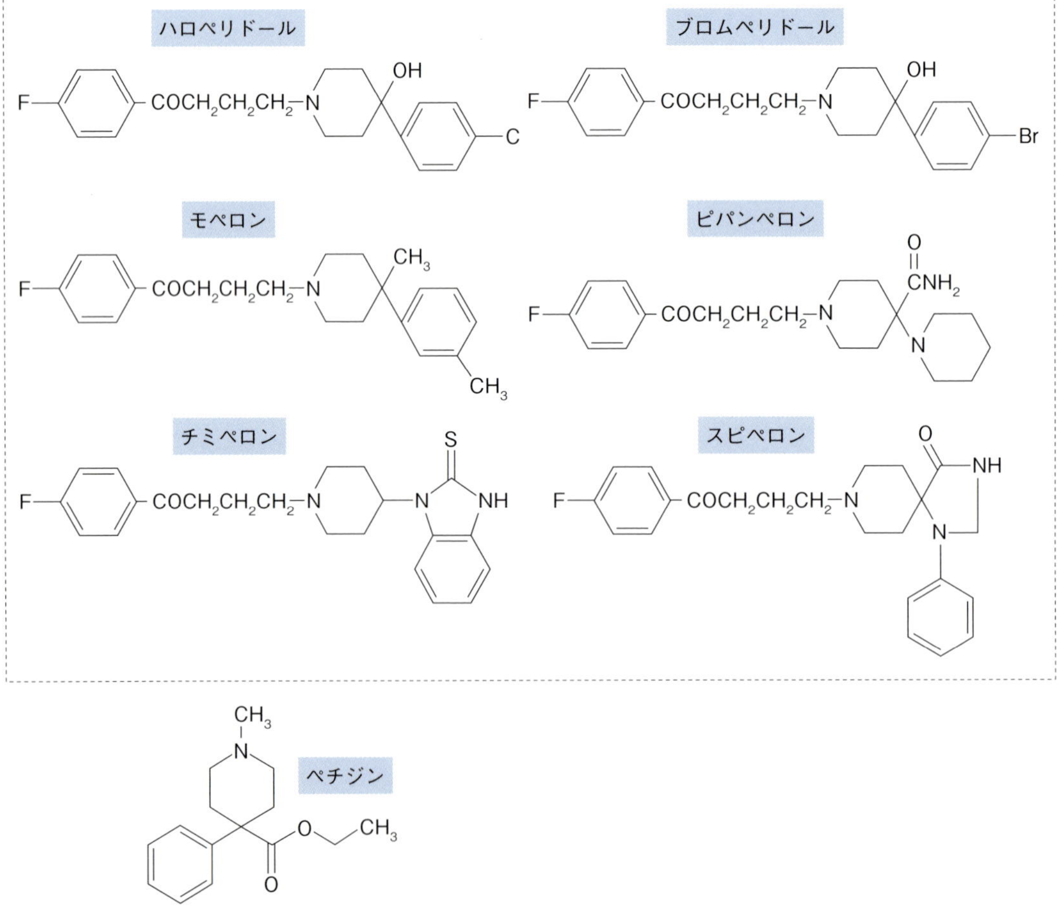

図2-2 ブチロフェノン誘導体を基本骨格とする抗精神病薬群の化学構造式
主なブチロフェノン系抗精神病薬群を破線内に示した．ハロペリドールは，麻薬性鎮痛薬であるペチジンをスクリーニングしている最中に発見された．

が見出された．それらは，クロルプロマジンと同様にラットの条件回避反応を抑制し，カタレプシーを引き起こすことが確認された．この発見をきっかけに，ベルギーのPaul Janssenらは，クロルプロマジンおよびレセルピンに代わる新たな治療薬の開発に着手し，1958年にブチロフェノン誘導体のハロペリドールを見出した（図2-2）．今日の精神科薬物治療の基本的薬剤の発見である．その後ベルギーを中心に臨床試験が行われ，統合失調症にみられる精神運動興奮状態，幻覚・妄想などの症状に優れた改善効果を発揮することが明らかにされた．ハロペリドールは，1959年にヨーロッパで発売され，わが国では，1964年に導入された（表2-4）．以後，さまざまなブチロフェノン誘導体が抗精神病薬として開発された（図2-2）．

クロルプロマジンおよびハロペリドールの発見以来，統合失調症の陽性症状を軽減させる多くの薬物が開発されたが，それらの薬物には共通して，ドパミンD_2受容体に対する拮抗作用が認められた．また，ドパミン神経終末のドパミンを枯渇させることが明らかとなったレセルピンの併用により，クロルプロマジンの抗精神病効果が増強することが報告された．つまり，ドパミン神経伝達を阻害する薬物は共通して統合失調症の陽性症状を軽減させることが明らかとなった．一方で，ドパミン神経系の賦活作用をもつアンフェタミン，コカイン，メチルフェニデートなどが，共通して陽性症状を引き起こすこと，また悪化させることが示された．これらのことから，統合失調症の陽性症状の病態を説明する仮説の根拠として，ドパミン神経伝達の過剰によるものであるというドパミン仮説が提唱されるようになった[5]．また，Philip Seeman

表2-4 抗精神病薬の開発史年表

年	海外における抗精神病薬の開発	国内開発
1950年代	クロルプロマジンの臨床試用（1951） クロルプロマジンの治験（1952） クロルプロマジン承認（1954） ハロペリドール合成（1958） クロザピン合成（1958） ハロペリドール承認（1959）	クロルプロマジン承認（1955）
1960年代	クロザピン承認（1969）	ハロペリドール承認（1964）
1970年代	クロザピン開発中止（1975）	
1980年代	クエチアピン合成（1980） オランザピン合成（1982） リスペリドン合成（1984） クロザピン再評価（1988） クロザピン承認（1989）	スルピリド承認（1981） アリピプラゾール合成（1987）
1990年代	リスペリドン承認（1994） オランザピン承認（1996） クエチアピン承認（1997）	ブロナンセリン合成（1993） リスペリドン承認（1996）
2000年代	ziprasidone承認（2001） アリピプラゾール承認（2002） パリペリドン徐放錠承認（2006）	オランザピン/クエチアピン/ペロスピロン承認（2000） アリピプラゾール承認（2006） ブロナンセリン承認（2008） クロザピン承認（2009） パリペリドン徐放錠承認（2010）

らは，初期の抗精神病薬（フェノチジアン誘導体，ブチロフェノン誘導体）を用いた受容体結合実験により，臨床における用量力価が高い薬物ほど，ドパミン D_2 受容体への結合能（親和性）が高いことを明らかにした[6]．以後，抗精神病薬の開発は，ドパミン仮説を大きな拠りどころとして，ドパミン D_2 受容体に対する高い選択性と強い阻害作用を示す化合物の開発が中心となった．実際，ベンザマイド誘導体のスルピリド（図2-3）やイミノベンジル誘導体のカルピプラミン（図2-3）やジベンゾチエピン誘導体のゾテピン（図2-3）などの多数の化合物が見出された．

1993年 Anna-Lena Nordström らの positron emission tomography (PET) を用いた研究により，線条体ドパミン D_2 受容体の占拠率と抗精神病薬の治療効果との相関研究が報告された[7]．急性期における抗精神病薬の至適効果は，ドパミン D_2 受容体の占拠率が30〜70%で現れ，それ以上では錐体外路系症状が出現することが報告された．さらに，Svante Nyberg らは，寛解期の維持療法に必要な占拠率は，平均で約52%であると報告した[8]．また，最近の Shitij Kapur らの研究では，70〜80%のドパミン D_2 受容体を占拠するのに必要なハロペリドールの用量がわずか 2 mg/kg/日で十分であることが示された[9]．特に，D_2 受容体の占有率が，65%，72%，78%と示す境界において，それぞれ，治療効果，高プロラクチン血症，錐体外路症状をきたす症例が多いことが示された．これらの，PET によるドパミン D_2 受容体の占有率の結果は，治療効果と副作用を分離することが可能であることを示唆している．

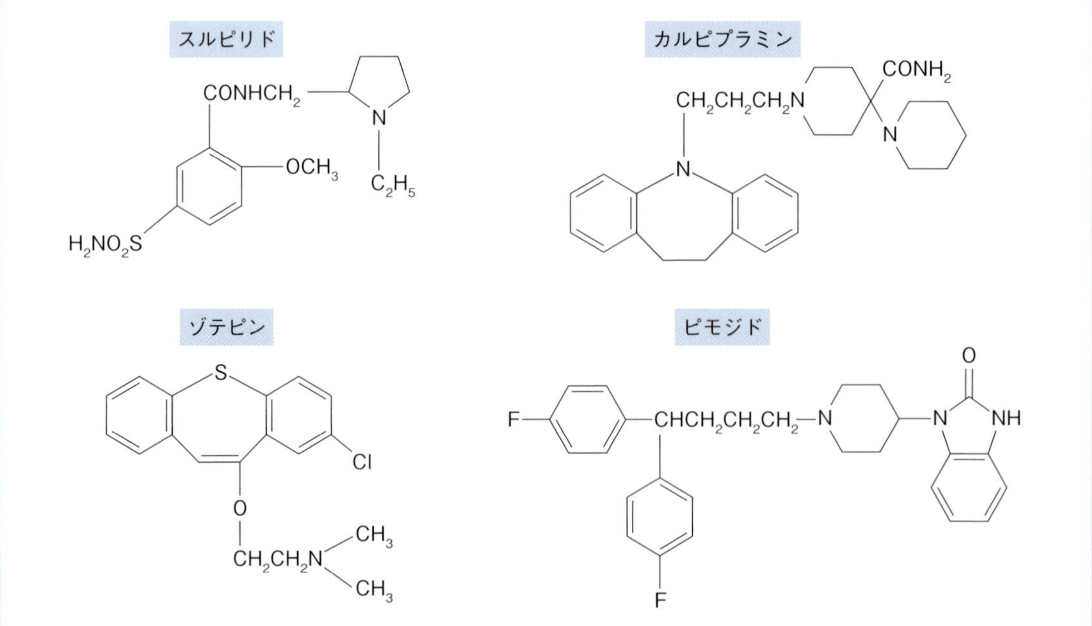

図 2-3　その他の主な従来型抗精神病薬の化学構造式

新規抗精神病薬開発の時代

1 | 副作用の克服を目指して

クロルプロマジンやハロペリドールが登場して以来，統合失調症の治療は薬物療法中心へと大きく変化した．しかし，これらの薬物には注意が必要な副作用が共通してみられることが次第に明らかとなった．

興味深いことに，陽性症状への効果が明確な薬物ほど，パーキンソニズムといった錐体外路系運動機能障害や高プロラクチン血症などの内分泌系に与える副作用が重篤である傾向が認められた．これらはいずれもドパミン D_2 受容体遮断に起因する副作用であるので当然ではあるが，患者にとっては非常に苦痛な副作用である．ドパミン D_2 受容体遮断に起因する副作用としては，ほかに，アカシジア，急性ジストニア，遅発性ジスキネジアなどが知られている．また，詳細な病態はいまだ不明であるが，死に至る場合もある悪性症候群の発症も有害副作用として重要である．

一方，フェノチアジン骨格を有する抗精神病薬には，抗コリン作用に起因する副作用として，便秘，麻痺性イレウス，口渇，排尿困難，眼圧亢進，目の調節障害などがある．また，$α_1$ ブロック作用に起因する副作用として，起立性低血圧，心悸亢進，動悸，不整脈などが知られている．特に，大量服薬時に突然の重篤な不整脈により死に至ることがあり，希死念慮を有する患者への処方には注意を要する．さらに，抗ヒスタミン H_1 作用に起因する副作用として，過鎮静，眠気，だるさ，肥満，体重増加などが知られるようになった．ほかにも，けいれん閾値の低下，性機能障害，多飲による低ナトリウム血症などの有害作用が報告されている．

2 | クロザピンの開発とセロトニン/ドパミン受容体仮説の台頭

わが国では，2009 年になって，クロザピンがようやく製造承認された．しかし，クロザピンは決して真新しい医薬品ではなく，その臨床開発の経緯は 1950 年代までさかのぼることができる(表 2-4)．

クロザピンは，1958 年にスイスのワンダー社で合成されたジベンゾジアゼピン誘導体の化合物である(図 2-1)．当時，イミプラミンをリード化合物とした三環系の誘導体のなかから抗うつ薬候補化合物の探索が進められていた．しかし，それらの化合物の一部には，抗うつ作用ではなく，抗精神病作用を示す化合物も多数見出され，その後の数千にのぼる化合物のスクリーニングの結果，クロザピンが発見された．クロザピンは，うつ病に無効であったものの，統合失調症に対して優れた臨床効果を示した．

クロザピンは，ドパミン D_2 受容体遮断作用よりも，ドパミン D_4 受容体およびセロトニン 5-HT_{2A} 受容体に対する遮断作用が強く，陽性症状に対する強い抗精神病作用を示しながら陰性症状にもある程度の効果を示し，一方で，錐体外路症状を起こしにくいという特徴を示した．クロザピンの臨床的有効性と副作用の特徴は，これまで

のクロルプロマジンやハロペリドールと明らかに異なり，新規抗精神病薬として分類されるようになった．

しかし，1974年にフィンランドで顆粒球減少症による死亡例が報告され，同国でその臨床開発の中止が決まり，その後，わが国を含めた各国においても臨床試験は中止となった．ところが，John Kane らにより治療抵抗性統合失調症に対するクロザピンの有効性があらためて報告されたことから[10]，臨床開発が再開され，1989年に米国 FDA においてようやく認可されている．わが国においても，2009年に治療抵抗性の統合失調症に対して，CPMS（Clozaril Patient Monitoring Service）基準が満たされた医療機関での使用が承認された．

3 | 新規抗精神病薬臨床開発の全盛期へ

クロザピンは，統合失調症の薬物治療の歴史のなかで，クロルプロマジンに次いで画期的なインパクトを与えた抗精神病薬である．先述の通り，クロザピンの薬理学的研究により，弱いドパミン D_2 受容体拮抗作用と強力なセロトニン $5-HT_{2A}$ 受容体拮抗作用を有することが，高い有効性と錐体外路症状発現およびプロラクチン上昇作用の減少に寄与していることが示唆されている．そのため，以降，セロトニン/ドパミン拮抗薬（serotonin dopamine antagonist：SDA）として数多くの後継薬が開発された（図2-4）．1996年のリスペリドンを皮切りに，クエチアピン，ペロスピロン，オランザピン，アリピプラゾール，ブロナンセリン，リスペリドンの活性代謝物でもあるパリペリドンといった新規抗精神病薬がわが国でも次々と製造承認され（表2-4），最近でも，ziprasidone の臨床開発などが進められている．これらの新しい薬物は，従来型抗精神病薬（定型抗精神病薬）に対し，新規抗精神病薬（非定型抗精神病薬）と呼ばれるようになった．現在では，統合失調症の初発患者に対して第1選択薬とされている．それぞれの新規抗精神病薬の特徴や詳細は，他章を参照いただきたい（52頁）．

一方，クロザピンやオランザピンは幅広い受容体親和性プロファイルを示し，ドパミン D_2/D_4 受容体，セロトニン $5-HT_{2A}$ に加えて，ドパミン D_1 受容体，ヒスタミン H_1 受容体，アドレナリン α_1 受容体，ムスカリン受容体などにも一定の親和性を示す（表2-5に各新規抗精神病薬とハロペリドールの受容体結合親和性の一覧を示す）．そのため，multi-acting receptor targeted antipsychotic（MARTA）とも呼ばれている．しかし，複数の薬理作用を同時に有する化合物の処方は，「固定比率での多剤併用」と同等であるともいえる．そのため，より安全で効果的な処方設計を実現させるためには，受容体選択性に優れた複数の薬剤の合理的な多剤併用が，将来再び注目されることとなるかもしれない．

顆粒球減少症：末梢血中の好中球数が減少し，細菌や真菌による感染症の発症頻度が高まる．好中球減少症と同義語として用いられる．合併症がなければ症状はないが，合併する感染症の症状として，急な発熱と重症の咽頭炎などを訴える例が多い．敗血症を合併すれば末梢循環不全症（ショック）を呈することもある．

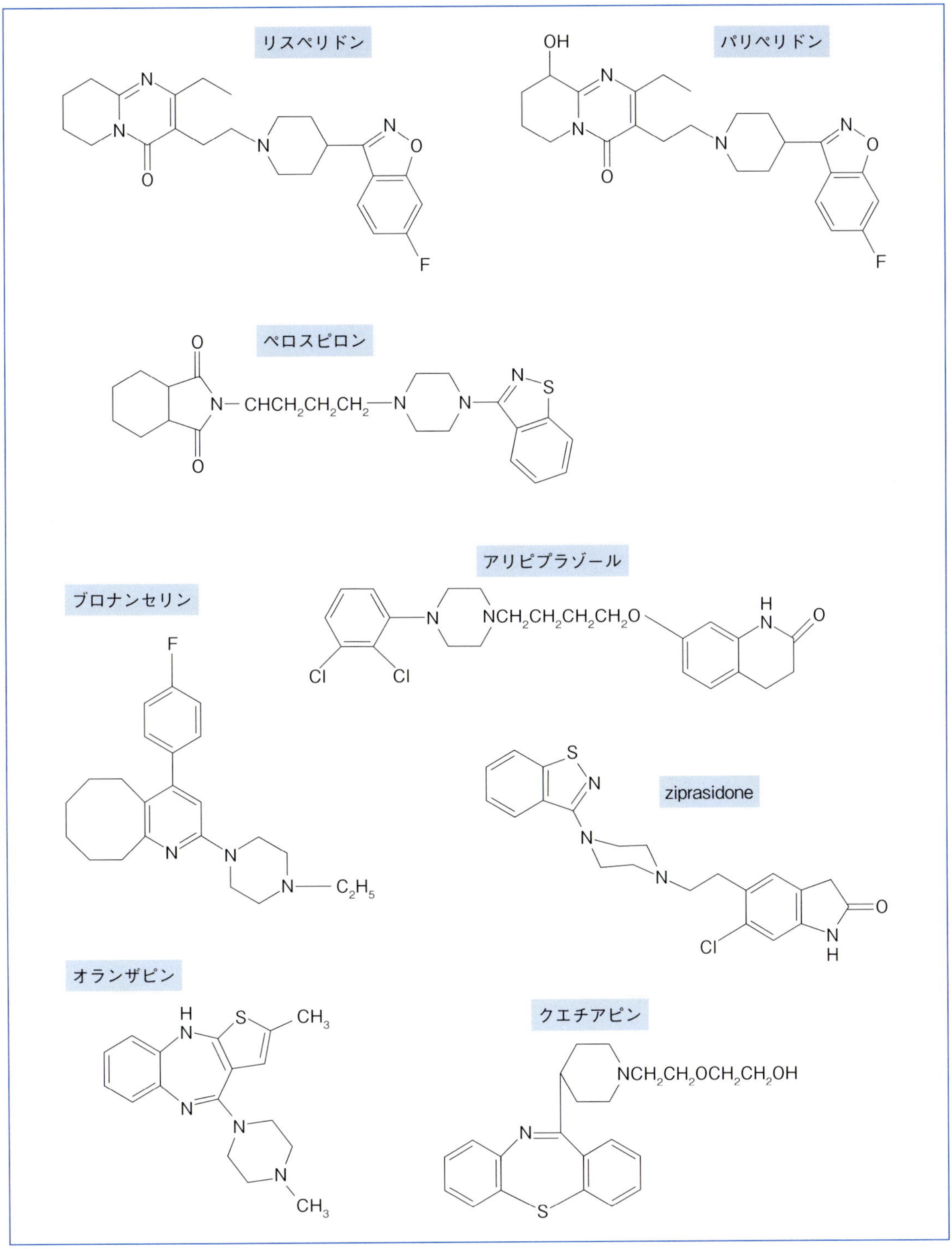

図2-4 新規抗精神病薬の化学構造式

表 2-5 各種抗精神病薬の受容体結合親和性

	リスペリドン	オランザピン	ペロスピロン	クエチアピン	アリピプラゾール	ブロナンセリン	ハロペリドール
D_{2L} 抗精神病作用, EPS 惹起	4.19±0.25	35.4±4.3	0.874±0.121	370±84	0.988±0.103	0.284±0.068	3.19±0.21
$5-HT_{2A}$ 抗精神病作用, EPS 軽減	0.227±0.026	0.787±0.023	0.252±0.040	42.8±4.0	6.30±0.64	0.640±0.018	32.7±5.0
$5-HT_{1A}$ 抗不安作用, EPS 軽減, 認知機能障害改善	114±2	1,260±90	0.132±0.005	76.2±3.5	0.238±0.011	1,610±90	1,260±70
$5-HT_6$ 認知機能障害改善	3,930±200	7.51±0.97	1,130±170	3,430±90	122±17	11.7±0.3	>10,000[#]
$5-HT_7$ 認知機能障害改善	0.937±0.007	98.9±2.2	2.25±0.17	128±9	11.0±0.7	168±13	233±27
α_{2C} 認知機能障害改善	5.34±1.02	111±6	17.5±1.8	47.3±6.3	11.9±4.6	32.9±9.4	360±91
α_{1A} 鎮静, 起立性低血圧	1.76±0.18	44.8±2.3	2.21±0.08	14.9±1.1	43.6±1.4	9.44±0.91	14.3±0.9
H_1 鎮静, 肥満, 認知機能障害	148±25	4.96±0.72	64.0±11.0	15.7±1.3	11.7±0.7	3,660±240	4,060±190
M_1 便秘, 認知機能障害, EPS 軽減	>10,000[#]	5.70±0.85	>10,000[#]	149±7	>10,000[#]	47.5±7.4	>10,000[#]

数値は, Ki 値(nM)の平均±標準誤差を表す(n=3).
[#] IC_{50} 値(nM)を表す.
(村崎光邦, ほか:ドパミン-セロトニン拮抗薬—新規統合失調症治療薬 blonanserin の受容体結合特性. 臨床精神薬理 11:845-854, 2008 より一部改変)
注:クロザピン受容体結合の特徴[11]
クロザピンは, D_2 受容体に対する親和性とともに, $5-HT_{2A}$ に対しても高い親和性を示す. また, それ以外にも α_1 受容体, ヒスタミン H_1 受容体, ムスカリン M_1/M_3 受容体, $D_1/D_3/D_4$ 受容体, $5-HT_{2C}/5-HT_3/5-HT_6$ 受容体といった多数の神経伝達物質関連受容体に親和性を示すとされている.

おわりに:抗精神病薬開発の展望

　統合失調症の日常臨床のなかで抗精神病薬を用いた薬物療法は必要不可欠なものとなっている. しかし, 現在用いられている標準的な抗精神病薬をもってしても, 難治例が存在する. また, いわゆる陽性症状に比較して陰性症状への治療効果が弱いなどの制限があり, まだまだ理想的な治療薬であるとは言い難い. 一方, 近年, 脳の発達研究や機能的神経回路研究から統合失調症の病態理解が進んでおり, グルタミン神経系仮説をはじめ, 新しい統合失調症の病態仮説も提案されている. そのため, 製薬企業各社は抗精神病作用が期待される多くの新規医薬品候補物質を開発している. 今後, これらのなかから1日も早く優れた治療薬が開発されることを期待したい. これからの抗精神病薬開発は, これまでとは比較にならない速さで進捗するものと予想される. 抗精神病薬の適切な臨床開発を実施するためには, 実臨床において普段からベストプラクティスが提供されていなければならない. 今後も, 患者や家族, 精神科医師, 臨床開発スタッフ, IRB 委員などの臨床試験に対する理解の増進と啓発が引き続き重要となろう. 抗精神病薬の臨床開発が科学的かつ倫理的に実施されることにより, 統合失調症の薬物療法が進歩することを祈念してやまない.

● 文献

1) 八木剛平,田辺 英:精神病治療の開発思想史―ネオヒポクラティズムの系譜. pp141-180, 星和書店, 1999
2) Everitt BS, Wessely S: Clinical trials in psychiatry. 2nd edition, Wiley, 2008
3) 中嶋輝夫:我が国における薬物療法の幕開け―Chlorpromazine の導入を中心に. 臨床精神薬理 11: 511-517, 2008
4) Crow TJ: Molecular pathology of schizophrenia: more than one disease process? Br Med J 280: 66-68, 1980
5) Tamminga CA, Burrows GH, Chase TN, et al: Dopamine neuronal tracts in schizophrenia: their pharmacology and in vivo glucose metabolism. Ann N Y Acad Sci 537: 443-450, 1988
6) Seeman P: Brain dopamine receptors. Pharmacol Rev 32: 229-313, 1980
7) Nordström AL, Farde L, Wiesel FA, et al: Central D2-dopamine receptor occupancy in relation to antipsychotic drug effects: a double-blind PET study of schizophrenic patients. Biol Psychiatry 33: 227-235, 1993
8) Nyberg S, Farde L, Halldin C, et al: D2 dopamine receptor occupancy during low-dose treatment with haloperidol decanoate. Am J Psychiatry 152: 173-178, 1995
9) Kapur S, Zipursky R, Jones C, et al: Relationship between dopamine D(2) occupancy, clinical response, and side effects: a double-blind PET study of first-episode schizophrenia. Am J Psychiatry 157: 514-520, 2000
10) Kane J, Honigfeld G, Singer J, et al: Clozapine for the treatment-resistant schizophrenic. A double-blind comparison with chlorpromazine. Arch Gen Psychiatry 45: 789-796, 1988
11) Bymaster FP, Moore NA, 中澤隆弘:MARTA 系抗精神病薬 olanzapine の薬理学的基礎. 臨床精神薬理 2: 885-911, 1999

● Further Reading

・特集:抗精神病薬の歴史的動向. 臨床精神薬理 Vol. 11, No.6. 星和書店, 2008
新規抗精神病薬開発の歴史についての記載もされている.

(斎藤顕宜,山田光彦)

第3章 従来型抗精神病薬の過去，現在，未来

　クロザピンという錐体外路症状(EPS)を出さないユニークな薬剤が1960年代に発見されて非定型抗精神病薬（非定型薬）と呼ばれたのを契機に，それまでに開発されたクロルプロマジンやハロペリドールなどの抗精神病薬はそれと区別して定型抗精神病薬（定型薬）と呼ばれるようになった．クロザピンは無顆粒球症という重篤な副作用のために普及しなかったが，1980年代後半になって定型薬に反応しない治療抵抗性症例にも有効であることが証明されて再度脚光を浴びた．1990年代以降に新規に導入された非定型薬は無顆粒球症のないクロザピンを目指したが，治療抵抗性症例への有効性は必ずしも実現せず，基本的な定義は錐体外路症状が少ない抗精神病薬ということにとどまる．新規に多くの非定型薬が導入されるに及んで，従来からの薬物を定型薬と呼ぶ習慣が広まった．

　定型薬には第1世代ないし従来型抗精神病薬という別称があり，非定型薬には第2世代ないし新規抗精神病薬という別称がある．定型薬は1990年代以前に導入され，非定型薬はクロザピンを除いて1990年代以降に新たに導入されたという導入時期に着目した名称である．本章では以下従来型抗精神病薬および新規抗精神病薬という用語を使用する．

　しかし，ハロペリドールからクロルプロマジンさらにはスルピリドまでの多様な薬物を含む従来型抗精神病薬と，同じくリスペリドンからオランザピンさらにはアリピプラゾールまでの多様な薬物を含む新規抗精神病薬とを，単純に2分割するのはおそらくいき過ぎた図式化である．それぞれに含まれる薬物は臨床的特徴や薬理学的性質において多様で幅広い．錐体外路症状の出現しやすい従来型抗精神病薬と出現しにくい新規抗精神病薬という単純な2分割で，薬物の特徴と性質を適切に理解するのは難しい．事実は，錐体外路症状の少なさでさえハロペリドールと比較すればという限定がつくのであって，低力価従来型抗精神病薬と比較すると優越性を証明できない薬物のほうが多い．陽性症状，陰性症状，気分症状，認知機能における効果について，両薬群をクラスとして比較するという図式は，それぞれに含まれる薬物群の効果と副作用における多様性を考慮すると現実には意味をなさない．個々の薬物の個別のデータを丁寧に見直す必要が生じている．

　従来型抗精神病薬と新規抗精神病薬という分類は，抗精神病薬の特性を整理するために有効な分類とはもはやいえないという見解[1]は正しいと思われるが，歴史的経緯

から当面はここから出発せざるをえない．温故知新，新しい薬物を知るためには，古い薬物をも知らねばならない．

従来型抗精神病薬の多様性

　精神科医が続々と治療薬を手に入れた1960年代に行われた1つの研究がある[2]．数十人の統合失調症病患者に対し，クロルプロマジン，ペルフェナジン，チオリダジンなど数種の薬物を盲検クロスオーバー法によって切り替えて使用し，それぞれの薬物の効果を比較した，現在にも通用するきわめて先駆的な臨床薬理学的研究である．諏訪 望と山下 格らによるこの論文の冒頭には，研究の背景として次のように述べられている．「投薬中止とか偽薬を用いた実験では，薬剤の効果が意外に大きいことが明らかになっている．それならば次にはたして現に使用している薬剤が患者に対して最も有効なものであるだろうかという点の検討が必要になってくる．非常に数多くの向精神薬が使用されている現状においては，実際にどの薬剤を使用したらよいのか選択に苦しむことが多い」．この状況は，数種の新規抗精神病薬を従来型抗精神病薬に加えて手中にし，各薬剤の使い分けを模索している40年後のわれわれの状況と驚くほど似通っている．

　この論文のタイトルは，「陳旧精神分裂病に対する薬剤療法の意義に関する検討」であるが，罹病期間は平均8.6年であり，現在では必ずしも陳旧性と呼ばれる患者層ではない．この研究では，クロルプロマジンを単剤で使用されている59例を一斉にペルフェナジンに切り替えて，15例の有効例，21例の不変例および23例の悪化例を見出している．悪化例は順次クロルプロマジンに戻し，12週後にはいったん全例をクロルプロマジンに戻した後，若干の症例を加えてしばらく経過を観察している．次いでその64例を一斉にチオリダジンに切り替えて，11例の有効例，42例の不変例および11例の悪化例を見出している．ペルフェナジン有効例とチオリダジン有効例は全く重なりのない症例である．悪化例はクロルプロマジン有効例とも解釈できる．研究では，さらにperazineとchlorprothixeneに全例が切り替えられている．改善の程度はさまざまだが，「驚くような病像の変化がみられて退院する症例があることは見逃がすことができない」と述べられている．このように，従来型抗精神病薬の間にも，しかもフェノチアジン系化学構造の薬物の間に限ってさえ，切り替えによって改善することがあるのは忘れるべきではない（図3-1）．

　その後，われわれはハロペリドールをはじめとするブチロフェノン系化学構造をもつ薬物やスルピリドをはじめとするベンザマイド系化学構造をもつ薬物などを得て，従来型抗精神病薬の時代でさえ選択肢は相当に豊富となっていた．これらの薬物の間には，臨床特徴にも副作用特性にも顕著な違いがある．すべてを同類とみなすにはあまりに多様な薬物を含んでいる．

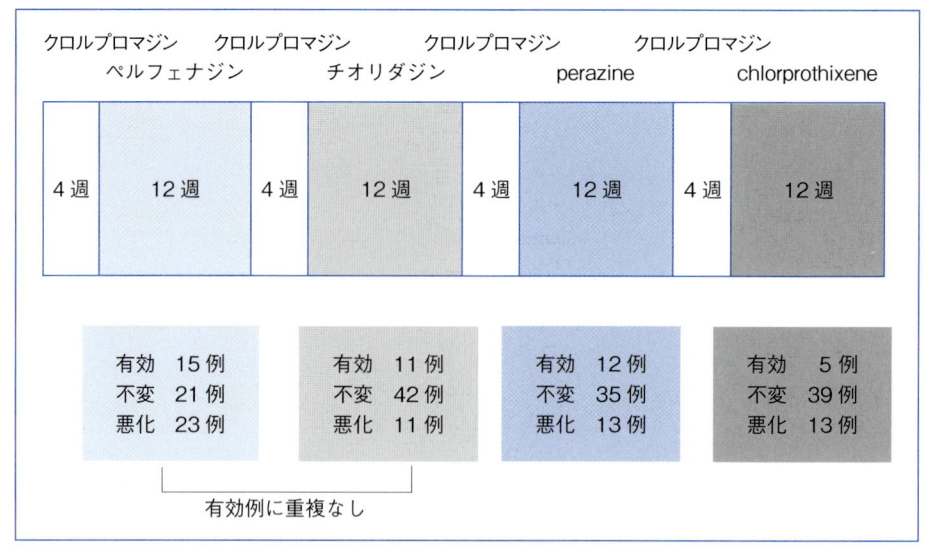

図 3-1 フェノチアジン系薬剤の切り替えによる改善反応
説明は本文参照.
〔諏訪 望,伊藤耕三,山下 格,ほか:陳旧精神分裂病に対する薬物療法の意義に関する検討(第 2 報)—chlorpromazine との比較における各種薬剤の効果およびその特性について.精神医学 11:457-464,1969 を基に作成〕

従来型抗精神病薬の多様性はなぜ論じられなかったのか

1 国内における多剤併用

　従来型抗精神病薬の間にも臨床特徴や副作用特性に顕著な違いがあるにもかかわらず,その多様性や使い分けは,語られることはあっても,広く論じられることは少なかった.その理由の1つは抗精神病薬同士の多剤併用の習慣がいつの間にか形成されたことにある.幻覚妄想を抑えるために高力価薬を用い,鎮静作用を求めて低力価薬を重ねるという多剤併用処方がかつては標準的に用いられていた.

　多剤併用は,多くの臨床医が初期研修を受ける大学病院でも 1990 年代には標準的な治療法であった.新規抗精神病薬導入直前の時期(1996〜1997 年)に,大学病院を主とする 7 施設(5 大学精神科,2 国立療養所)で行われた調査[3]によれば,退院時平均 4.0 剤の向精神薬が処方され,うち 2.0 剤が抗精神病薬であった.ハロペリドールとレボメプロマジンの併用処方が最も多くて 20.5%,次いでハロペリドールとクロルプロマジンの併用処方が 10.2% であった.

　当時から海外では抗精神病薬は単剤治療が標準とされていたにもかかわらず,海外動向に最も通じている教育研修機関でさえ,この時期までは併用療法が主力であったとすれば,そこで学んだ若手や中堅が併用療法に慣れ親しむのは当然であった.

　併用処方では個々の薬物の臨床効果や副作用の特性を正当に評価することは難しい.また併用は多くの場合,総投薬量の増加につながり,錐体外路症状,高プロラクチン血症および過鎮静の出現を増加させる.

表3-1 米国における抗精神病薬処方量の増加

年次と施設	N	用量（クロルプロマジン換算）					
		日平均		最大		退院時	
		Mean	SD	Mean	SD	Mean	SD
1973							
総合病院	25	897	455	1,392	825	942	484
地域精神保健センター	16	546	524	827	658	523	423
州立病院	15	1,027	661	1,752	1,316	1,155	1,356
総計	56	832	559	1,327	990	880	832
1977							
総合病院	25	1,107	814	1,789	1,384	1,303	1,269
地域精神保健センター	25	1,288	815	2,157	1,281	1,360	882
州立病院	25	1,831	1,244	2,694	1,834	1,699	1,471
総計	75	1,408	1,014	2,213	1,544	1,454	1,228
1982							
総合病院	25	1,849	1,455	3,000	2,228	2,000	1,947
地域精神保健センター	25	1,064	788	1,813	1,629	1,369	1,282
州立病院	25	2,159	2,479	3,147	3,331	2,286	3,054
総計	75	1,691	1,760	2,653	2,536	1,885	2,222

(Reardon GT, Rifkin A, Schwartz A, et al：Changing patterns of neuroleptic dosage over a decade. Am J Psychiatry 146：726-729, 1989 を基に作成)

2 | 国外における大量使用

　海外では多剤併用こそ流行しなかったものの処方量は増加の一途をたどった．1970年代から1980年代にかけての米国の処方量調査では，総合病院でも地域精神保健センターでも州立病院でも，処方量は2〜3倍に増加している[4]（表3-1）．

　この背景には高用量ほど効果が高いという期待感があったと思われる．そのことは，たとえばKaneらのクロザピンによる治療抵抗性例の研究では[5]，従来型抗精神病薬に反応する症例を除外する目的で，まず60 mgのハロペリドールが6週間使用され，そこでふるいにかけられた症例がクロザピン最大900 mg群とクロルプロマジン最大1,800 mg群へとエントリーされていることからも見て取れる．また，未治療期間が治療期間を延長させることを明らかにしたLiebermanらの研究[6]では，治療に反応しない際にはフルフェナジンは40 mg，ハロペリドールは40 mgまで増量するスケジュールとなっている．有力研究者の手になるこれらの研究デザインには，従来型抗精神病薬の効果の最大化のためには高用量を要するという考え方が表れている．しかし高用量にすればするほど，個々の薬物の特徴は消失し，どの薬物でも錐体外路症状や過鎮静が出現しやすくなる．

　🔍 治療抵抗性：複数の抗精神病薬を十分量・十分期間投与しても，十分な改善が認められない統合失調症．

従来型抗精神病薬と新規抗精神病薬の比較—再検討

　従来型抗精神病薬の多様性が忘れられ，わが国においては多剤併用療法に，国外においては大量処方に陥っていたところへ登場したのが新規抗精神病薬であった．

　同時期に，わが国において精神分裂病が統合失調症と名称変更されたことに象徴されるように，統合失調症の疾患概念と治療コンセプトに変化が生じた．治療に関しては，鎮静と錐体外路症状をやむなしとする考え方から，それらを最小化してQOLの向上を考慮するという新たな考え方に移行した．錐体外路症状は2次的に陰性症状や抑うつ症状を悪化させ，患者の社会復帰を妨げる．新規抗精神病薬にそれがないとすれば，新しい時代の統合失調症治療によくマッチする．新たな治療コンセプトと治療実践の普及に，新規抗精神病薬の果たした貢献は大きかった．

　その過程で，新規抗精神病薬は従来型抗精神病薬と比較して，陽性症状において同等で，陰性症状と気分症状においては優越する改善効果をもち，認知機能の改善においても優れるという見解が数多く発表された．だが，それは額面通りに受け取ってよいのだろうか．

1 比較対照薬は大半がハロペリドール

　新規抗精神病薬を従来型抗精神病薬と比較した臨床試験は数多い．しかし，これらの臨床試験を解釈するときに，対照薬となった従来型抗精神病薬は圧倒的にハロペリドールであるという事実を忘れてはならない．

　Leuchtらは，これまでに実施された150本のランダム化二重盲検試験からデータを収集し，9種類(amisulpride, アリピプラゾール, クロザピン, オランザピン, クエチアピン, リスペリドン, sertindole, ziprasidone, ゾテピン)の新規抗精神病薬について従来型抗精神病薬と比較し，2009年のLancet誌に発表している[1]．ここで解析対象とした150本の試験のうち実に95本までが対照薬としてハロペリドールが選択されている．ハロペリドールと比較すれば，いずれの新規抗精神病薬も錐体外路症状が少ない．しかし，ハロペリドールは歴史的にも臨床的にも代表的な従来型抗精神病薬であるが，錐体外路症状が出やすいという点ではその弱点をも端的に代表している．ハロペリドールを対照薬とした得られた効果や副作用の特徴は，あくまでそれと比較して論じるのが正当であり，安易に従来型抗精神病薬全般にすりかえられるべきではない．

　実際，Leuchtらの解析対象論文のうち28本ではクロルプロマジンが対照薬となっている．ところが，低力価従来型抗精神病薬と比較すると，錐体外路症状の少なさという新規抗精神病薬概念の根幹を満たす薬物は実はわずかしかないのである．

2 | 比較試験におけるハロペリドールの用量

臨床試験の対照薬が圧倒的にハロペリドールに偏るという問題は，その用量の過剰によって輪をかけられている．

ハロペリドールの推奨用量はわが国の添付文書では「通常成人1日 0.75～2.25 mg から始め，徐々に増量，維持量1日 3～6 mg，年齢，症状により適宜増減」とされている．米国においては中等症までなら 1～6 mg（中間値 3.5 mg），重症例では 6～15 mg（中間値 10.5 mg）であり，英国においては初期治療として 3～9 mg（中間値 6 mg），重症例では 6～15 mg（中間値 10.5 mg）であり，難治例では 30 mg まで使用可能となっている．

しかし臨床試験が設定したハロペリドール用量範囲の中間値は，英米の推奨用量の中間値を超えている．Hugenholtz らはこれまでの 49 本の試験を調査し，設定用量中間値も実際の使用量平均値も，ほとんどが 6 mg 以上，50％以上では 10 mg 以上，35％では 15 mg 以上となっていることを示した[7]（図 3-2）．臨床試験の対象患者は，試験の安全性と円滑な遂行を考慮し，また同意取得患者を対象とするという原則も加わって，普通は最重症例を除いている．この用量設定は異様に高値といわざるをえない．

このような用量設定に対する警鐘はすでにあり，Geddes らは比較対照のハロペリドールの投与量が 12 mg 以上の試験においては新規抗精神病薬に効果と副作用面での優越性が検出されるが，それ以下の試験では差異はほとんどないと述べている[8]．

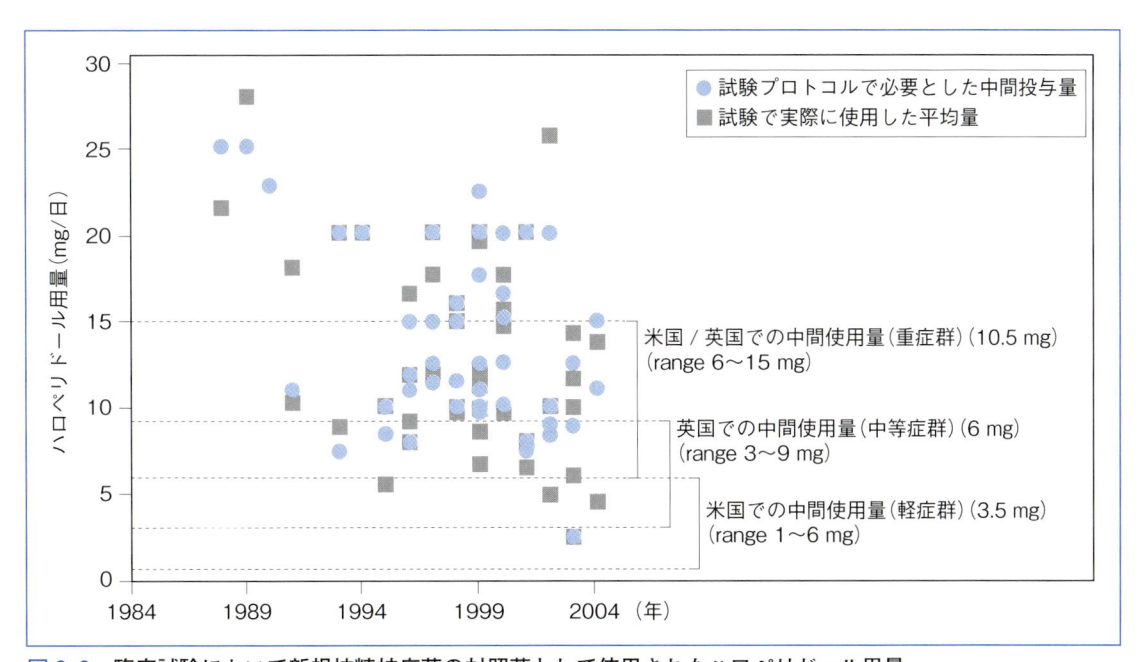

図 3-2　臨床試験において新規抗精神病薬の対照薬として使用されたハロペリドール用量
(Hugenholtz GW, Heerdink ER, Stolker JJ, et al：Haloperidole Dose When Used as Active Comparator in Randomized Controlled Trials With Atypical Antipsychotics in Schizophrenia：Comparison With Officially Recommended Doses. J Clin Psychiatry 67：897-903, 2006 より)

表 3-2 米国精神医学会の推奨用量

薬剤	推奨投与量(mg)
従来型	
クロルプロマジン	300〜1,000
フルフェナジン	5〜20
ペルフェナジン	16〜64
チオリダジン	300〜800
ハロペリドール	5〜20
新規	
アリピプラゾール	10〜30
オランザピン	10〜30
クエチアピン	300〜800
リスペリドン	2〜8

〔American Psychiatric Association(APA)Work Group on Schizophrenia(2004). Practice Guideline for the Treatment of Schizophrenia, Second Edition. 佐藤光源, ほか(監訳):米国精神医学会治療ガイドラインコンペンディアム—統合失調症, 第2版. 医学書院, 2006 から作成〕

表 3-3 主な抗精神病薬の50%有効用量と最大効果近接用量(抜粋)

薬剤	ED50(mg)	最大効果近接用量(mg)
従来型		
クロルプロマジン	150	400〜450
フルフェナジン	—	<6.9
ペルフェナジン		
チオリダジン		
ハロペリドール	0.5〜2	3.5〜10
新規		
アリピプラゾール	<1.5	10
オランザピン	9	>16
クエチアピン	80〜215	150〜600
リスペリドン	2	4

(Davis JM, Chen N: Dose response and dose equivalence of antipsychotics. J Clin Psychopharmacol 24:192-208, 2004 を基に作成)

　新規抗精神病薬のメリットは，対照薬となる従来型抗精神病薬が高用量に設定されたときのみ成立することを示唆する．Leucht らの分析では，対照薬ハロペリドール投与量を12 mg 前後に分けて解析しても，結果に違いは生じなかったが，投与量をさらに下げて 7.5 mg 以下とするとわずかに 12 本の試験しか残らないため，明らかな結果を示していない．

　なぜ，臨床試験においてハロペリドールの用量が過剰に設定されたのか，試験立案者の責任だけではなさそうだ．米国精神医学会(APA)ガイドライン 2004 年版のハロペリドールの推奨用量が 5〜20 mg であることにみてとれるように，APA の大勢は最近までハロペリドール高用量の有効性を信じていたのである(表 3-2)．APA の推奨用量は新規抗精神病薬に関しては妥当であるが，従来型抗精神病薬に関しては過剰高用量である．

　一方，Davis らは多くの臨床試験から反応用量曲線を導き出し，その結果から従来型抗精神病薬は全体としてハロペリドール換算で 3〜4 mg 程度で反応用量曲線がプラトーに達し，それ以上の増量は意味が薄いとしている[9]．彼らの示す最大効果近接用量(near-maximal effective dose)は，新規抗精神病薬に関しては APA ガイドラインの推奨用量と近似するが，従来型抗精神病薬でははるかに低い数値を示している(表 3-3)．

　ハロペリドールの適正用量に関しては，後段で詳述するように最近の PET 研究からみると初発統合失調症に対しては 3 mg 以下であり，これまでの臨床用量は大きく誤っていた可能性がある．

3 | 予防的抗コリン薬併用の有無

　ハロペリドールを新規抗精神病薬の対照薬として用いる際の問題のいま1つは，抗コリン薬の予防的併用が通常は禁止されていることである．2つの薬物を同一条件下で科学的に比較するためには，併用を避けるのは理にかなうが，実際の臨床現場では高力価従来型抗精神病薬と抗コリン薬の併用は常套手段である．

　これについてはRosenheckの論考が参考になる[10]．彼はオランザピンとハロペリドールを比較した2つの大規模試験を取り上げ，1つはオランザピンが優越性を示したが，もう1つは示さなかったことを俎上にあげて，両試験の結果の違いが抗コリン薬の予防的併用の有無に起因する可能性を考察している．併用しなかった試験[11]ではハロペリドール群は47%しか6週目を完了できなかったのに対し，併用した彼ら自身の研究[12]では71%にのぼったことに着目し，この完了率の差分には，錐体外路症状による脱落と効果不十分による脱落が含まれているが，抗コリン薬併用の有無は前者だけでなく後者による脱落にも関与したと推定する．なぜなら明白なパーキンソン症状を伴わないアキネジアが陰性症状や抑うつ症状と混同されやすいからである．脱落した症例の最終症状評価点は，脱落時点の評価点を代用するLast Observation Carried Forward(LOCF)法が適用されているので，脱落率が高い群ほど実際の治療期間が短くなって不利になる可能性が考察されている．

　Rosenheckは，次いでメタ解析論文を再検討し，ハロペリドール群の再発率，治療失敗率，副作用による脱落率が新規抗精神病薬に比べて劣るのは，予防的抗コリン薬併用がないときだけであり，それがあるときはむしろハロペリドール群が勝ることを示している．抗コリン薬併用の有無による違いはこのデータに関する限り著しい．ハロペリドール群ないしは高力価従来型抗精神病薬群に予防的抗コリン薬併用を禁止することが，新規抗精神病薬を有利にする可能性は重要な検討事項であると思われる．

　Leuchtらの2009年のメタ解析論文では[1]，従来型抗精神病薬群に予防的に抗パーキンソン薬を併用していた試験は150本中わずかに11本のみである．併用されていると錐体外路症状出現率は少なくなり，有意差が残るのはクロザピンとオランザピンのみとなる．

4 | 試験デザイン

　通常，抗精神病薬の比較試験は，対象から合併症症例や重症例をのぞき，他の抗精

　抗コリン薬の併用：錐体外路症状に対処するために抗パーキンソン病薬である抗コリン薬を併用すること．その出現頻度の高いハロペリドールなどの高力価従来型抗精神病薬の使用時の常套手段．

　Last Observation Carried Forward(LOCF)法：臨床試験において，途中脱落した症例ではその時点のデータ(last observation)をもって最終データとする方法．試験参加者全例を解析対象とすることができ，脱落という事象が結果に反映されるというメリットがある半面，本文中で論じたような問題を包含する可能性がある．

神病薬は無論のこと，抗コリン薬，抗不安薬，睡眠薬などの併用を禁止ないし制限し，PANSS や BPRS などの特定の評価尺度点数の減少を指標としている．観察期間は数週間程度の比較的短期間の試験である．このような試験で明らかとなるのは薬物の効果（efficacy）である．

解析対象は試験期間完了例だけでなく副作用出現，効果不十分，患者希望などのために途中で脱落した症例を含むことが一般的で，そのさい脱落例では脱落時点の症状を最終改善とみなす LOCF 法が適用される．

前節でも述べたように，もし従来型抗精神病薬群に錐体外路症状が多いと脱落が増える．ここに LOCF 法が適用されると，実際の治療期間が従来型抗精神病薬群で短く，新規抗精神病薬群で長くなる．例えば従来型抗精神病薬群の被験者が 2 週目に脱落すると，その時点の症状評価点が試験終了時点の評価点として代用される．したがって脱落率の違いが効果の違いにつながってしまうのである．

Rosenheck[10]の取り上げた Tollefson らの論文[11]に関しては，試験期間完了例を対象とした解析（completer analysis）を行っても，LOCF 法でみられるハロペリドールに対するオランザピンの優越性は保持されることが Leucht[13]によって報告されている．したがって，LOCF 法によるアーチファクトではない．しかし，この研究のハロペリドールとオランザピンの用量はともに 5〜20 mg の範囲であり，予防的抗コリン薬無使用とあいまって前者に不利なデザインとなっている．

効果（efficacy）をみる試験方法は，薬物の疾患に対する効果を正確に比較するために必要な工夫であるが，実際の臨床現場を反映しているとはいいがたい．臨床現場では，合併症症例や重症例を含むすべての症例のすべての病期を対象とし，効果と副作用をみながら用量を調節し，必要に応じて抗コリン薬や抗不安薬や睡眠薬を併用して，心理社会的背景にも配慮しながら治療を進める．抗精神病薬はそれ単独で疾患を治しきる薬物というよりは，患者の症状を改善し QOL を向上させるための治療パッケージのなかの 1 つの構成要素なのである．

最近になって，短期間の比較的特殊な条件下における薬物作用の評価，すなわち効果（efficacy）ではなくて，臨床現場になるべく近い状況における治療効果の評価，すなわち有効性（effectiveness）を指標とする研究が現れた．後述するように有効性を指標とした研究は，従来型抗精神病薬を再評価する結果をもたらすことが少なくない．

5 小括

新規抗精神病薬と従来型抗精神病薬の無作為化二重盲検試験において，従来型抗精神病薬としてハロペリドールが選択されることが圧倒的に多く，しかもその用量がしばしば高く設定されている．これまでの臨床試験では，ほとんどが 6 mg 以上，50% 以上では 10 mg 以上，35% では 15 mg 以上であり，この薬の弱点が出やすい用量となっていた．さらに実臨床では常套手段である抗コリン薬の予防的な併用が臨床試験では認められないことが多い．高用量のハロペリドールを抗コリン薬なしで単独で使用す

れば早期に錐体外路症状のために脱落しやすく，ここにLOCF法を適用すると最終改善点が低く見積もられて効果の優劣に結びつくこともありうる．これまでに報告された新規抗精神病薬の優越性は，対照薬のとりかたと試験デザインに助けられていた可能性を否定できない．これまでの結果をすべて額面通りに受け取るわけにはいかない．適正な用量設定と必要に応じて抗コリン薬併用を認めるデザインでの比較が望まれる．

あるいは錐体外路症状が比較的少ない低力価従来型抗精神病薬と比較するという方法もある．すると新規抗精神病薬の錐体外路症状における優越性は縮小し，薬物によっては消失することが報告されている．

● 認知機能への効果—新規抗精神病薬は有効か

最近，統合失調症の認知機能障害が注目されている．認知機能障害は，少なからぬ割合の患者において顕在発症のはるか前から存在していると報告されている．発症後は知覚・思考・意欲・感情面の諸症状の影響を受けて，さらに修飾されるものと思われる．認知機能は精神症状の基盤ともなるが，精神症状の影響下にもある．

新規抗精神病薬の導入初期には，認知機能を改善することを示唆する報告が続いた．われわれ自身の予備的な検討では，錐体外路症状は認知機能障害の程度と関連するので，それを回避することは認知機能障害を最小化するために大切である．その発現が少ない新規抗精神病薬には少なくとも認知機能を2次的に増悪させることがないという利点がある．

しかし，初期の研究をまとめた総説によれば，切り替え評価における切り替え前の従来型抗精神病薬の平均用量はクロルプロマジン換算で900 mg以上であり，比較評価では対照となる従来型抗精神病薬の用量は同換算700 mg以上である[14]（表3-4）．すなわち，初期の検討は従来型抗精神病薬の過剰高用量と新規抗精神病薬の適量との比較であって，明らかに後者に有利なデザインであり，これらの結果をもって安易に後者が認知機能改善効果に優れるという結論は導けない．実際，少量の従来型抗精神

表3-4 新規抗精神病薬によって認知機能の変化を認めた研究で比較された定型薬の用量

用量記載時点	用量記載あり	用量記載なし	用量(mg/日，クロルプロマジン換算)	
			平均	標準偏差
切り替え評価 切り替え前	12	8	924.43	258.13
比較評価試験中[a]	3	3	736.43	156.28

[a] 比較治療が従来型抗精神病薬によらない研究は除いた．
(Harvey PD, Keefe RS：Studies of cognitive change in patients with schizophrenia following novel antipsychotic treatment. Am J Psychiatry 158：176-184, 2001 より)

> 統合失調症の認知機能障害：統合失調症では健常対照者と比べて，注意，言語記憶，作業記憶，語流暢性，遂行機能などの認知機能の検査成績が平均として低いことがしられている．疾病論的意味づけには慎重を要するが，社会適応の妨げとなるので臨床的に注意すべき障害である．

病薬を用いた場合には，新規抗精神病薬の認知機能改善における優越性は不明瞭となることが報告されている[15]．

米国の大規模無作為化臨床試験CATIE研究では，比較的少量で使用された従来型抗精神病薬ペルフェナジンが，ほとんどの新規抗精神病薬とほぼ互角の臨床効果をあげることが判明したが，なかでも認知機能改善においては，新規抗精神病薬より優越する傾向を示すという予想外の結果となった[16]．新規抗精神病薬の認知機能への作用はまだ明確な結論を導く段階ではない．適切な研究デザインのもとに検討され，それぞれの薬物の特性がいっそう明確になることを待たねばならない．

なおクロザピンが認知機能の改善に優れるという報告がある[17]．これについてもまだ継続検討が必要かもしれないが，多剤併用や大量療法に陥って過剰鎮静や錐体外路症状を伴うことになりやすい治療抵抗性症例においてクロザピン単剤治療が奏効すれば，臨床症状が改善し，しかも過剰鎮静と錐体外路症状から解放される．結果として，認知機能を含む日常生活能力においても大きな改善がもたらされる，ということを筆者の施設でも経験している．

従来型抗精神病薬各論

従来型抗精神病薬の分類は，力価に基づく分類と化学構造に基づく分類とがある．高力価のものはドパミン遮断作用が強力で，治療用量が少なくてすみ，副作用では錐体外路症状が多いが自律神経症状は少ないという傾向がある．逆に低力価薬はドパミン遮断作用が弱く，治療に高用量が必要となるが，副作用として錐体外路症状は比較的少ない．しかしドパミン以外の神経伝達物質受容体にも作用をもっているため自律神経系症状や鎮静作用が生じやすい．

化学構造からは，フェノチアジン系，ブチロフェノン系，ベンザマイド系などに分けられる．フェノチアジン系には低力価のクロルプロマジンやレボメプロマジン，中力価のペルフェナジン，高力価のフルフェナジンなどがある．ブチロフェノン系は高力価のハロペリドールが代表的である．ベンザマイド系はスルピリドやスルトプリドなどがある．

1 | 高力価抗精神病薬（ハロペリドール）

(1)適正用量に関する臨床検討

高力価抗精神病薬の代表格はハロペリドールである．強力なD_2受容体遮断作用を有し，確実な抗精神病薬作用が経験的に支持されてきたが，錐体外路症状の発現が多いという弱点があり，抗コリン薬を併用することが一般的である．高プロラクチン血症の発現も多い．

しかし，すでに半世紀を超えて使用されているにもかかわらず，その適正な臨床用量に関しては変遷があって，まだ定説に至っていないともいえる．比較的少量にとど

まる日米の添付文書上の指示からは半世紀前の導入時には慎重に用量を絞っていたことが推測される．しかし次第に高用量使用が広まり，APAの推奨用量（5～20 mg）に示されるように高用量が標準となった．高い推奨用量はハロペリドールに限らず従来型抗精神病薬全体の傾向である．多剤併用が常套化していたわが国では，単独では高用量に達しなくても抗精神病薬総量として高用量となりがちであった．

　一方で高用量処方に対する反省を促す見解も1980年代以来散見され，効果は用量とともに頭打ちとなり，それ以上の増量は副作用の増加をまねくことを指摘している．それらをもとに文献的に考察すると，適正用量はハロペリドールでいえば数mg程度となる[18]．

(2) PET研究からみた従来型抗精神病薬の適正用量

　positron emission tomography（PET）の研究から抗精神病薬の使用量と脳内ドパミン受容体占拠率の間には相関関係があり，脳内D_2受容体占拠率と臨床効果や副作用の間にも相関関係があることがわかっている．Fardeらの研究から，抗精神病作用が発現するためには60％程度の占拠率が必要であり，80％以上となると錐体外路症状が出現するとみられる[19]．新規抗精神病薬に関しては，リスペリドンでは2 mg/日程度で適切な占拠率に達し，6 mgでは錐体外路症状発現域に達し[20]，オランザピンでは10～20 mg/日の通常臨床用量では71～80％の占拠率を示し，30 mg/日になると錐体外路症状が出やすい占拠率となる[21]．このように新規抗精神病薬では臨床用量とD_2占拠率の適正範囲が完全に一致している．

　ハロペリドールに関する検討は後手に回っていたが，Kapurらが初発統合失調症患者を無作為に2群に分け，一群にはハロペリドール1 mg，他群には2.5 mgを盲検法で投与し，2週間後に臨床効果と錐体外路症状を判定するとともにPETによるD_2受容体占拠測定を行った[22]．その結果，1 mg群ではD_2占拠率は平均値で59％，2.5 mgでは75％であった．前者13名のうち3名および後者9人のうち7名がレスポンダーであり，平均占拠率はレスポンダーで73％，ノンレスポンダーでは60％であった．錐体外路症状を認めた3名の平均占拠率は80％であり，その3名を含む4名にアカシジアを認め平均占拠率は81％であった（図3-3）．また，Haanらは，発症間もない若年患者を対象として無作為にハロペリドール2.5 mg群とオランザピン7.5 mg群に分け，D_2受容体占拠率をSPECTで測定したところハロペリドール群では65.5％でオランザピン群では51.0％であった[23]（図3-4）．2つの結果は，占拠率が60～75％程度となるハロペリドールの用量はわずかに1～3 mgであることを示唆している．

　2つの画像研究は初発患者ないし発症間もない患者に対象を限定しているので再発患者や慢性患者にまで一般化できるかは留保しなくてはならないが，ハロペリドールに関しては，これまでの臨床試験は適正用量を大きく見誤り，EPSが必発する用量を使用していたことが示唆される．D_2受容体占拠率の研究から推定すれば，ハロペリドールの上限は3 mg程度という意外な少量に留まるのである．

　Takanoらのスルトプリドに関する研究も示唆に富む[24]．スルトプリドは添付文書

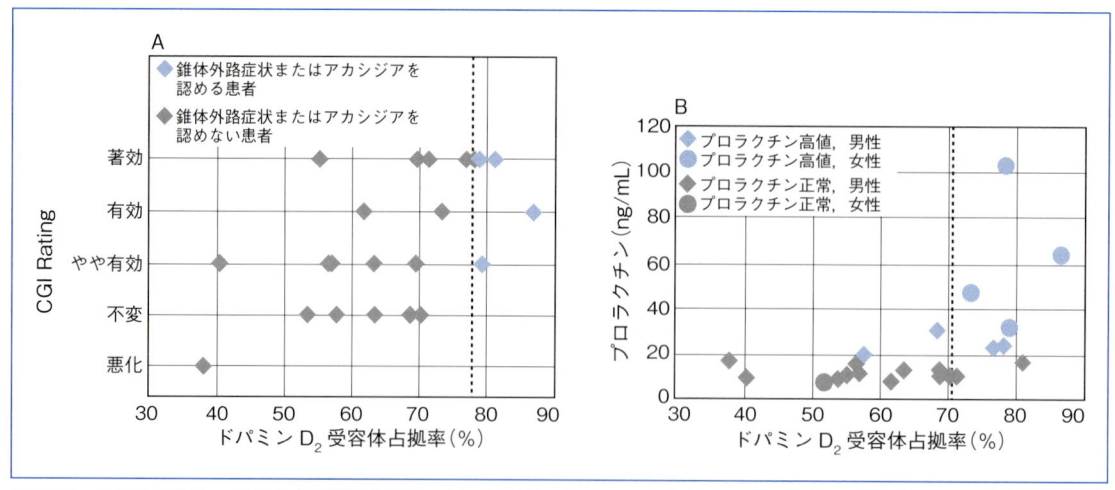

図 3-3 初回エピソード統合失調症患者にハロペリドール 1 mg または 2.5 mg を投与した際の D_2 受容体占拠率と臨床効果，錐体外路症状，プロラクチン値との関係

〔Kapur S, Zipursky R, Jones C, et al：Relationship between dopamine D(2) occupancy, clinical response, and side effects：a double-blind PET study of first-episode schizophrenia. Am J Psychiatry 157：514-520, 2000 より〕

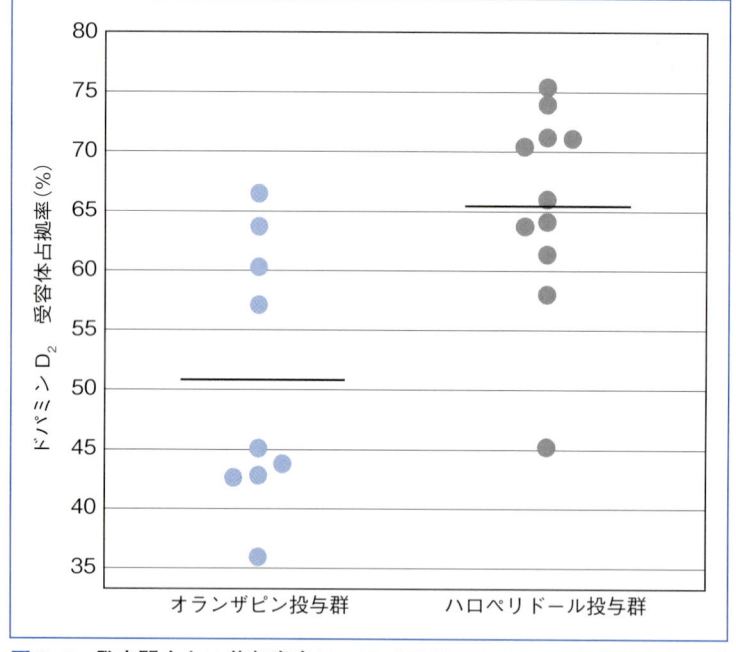

図 3-4 発症間もない若年患者にハロペリドール 2.5 mg またはオランザピン 7.5 mg を投与した際の D_2 受容体占拠率

〔Lieuwe de Haan, Marion van Bruggen, Jules Lavalaye, et al：Subjective Experience and D2 Receptor Occupancy in Patients With Recent-Onset Schizophrenia Treated With Low-Dose Olanzapine or haloperidole：A Randomized, Double-Blind Study. Am J Psychiatry 160：303-309, 2003 より〕

では 300～600 mg の用量で使用し，1,800 mg まで増量可能とされている従来型抗精神病薬である．ところが 70～80％の D_2 受容体占拠のために必要な用量は桁違いに少なく，わずか 20～35 mg であることが PET 研究において判明した．従来型抗精神病

薬の推奨用量は全面的に見直さなければならないのかもしれない.

(3) 低用量ハロペリドールを対照とした試験

比較的治療反応がよいことが知られている初発統合失調症を対象とした試験でも，新規抗精神病薬導入期に行われたものでは用量設定が高い．Emsley らの試験では，リスペリドンとハロペリドールはともに 2 mg から開始し 2 mg ずつ 10 mg（試験途中からは 8 mg）まで増量可能とし，抗コリン薬の予防的併用は禁止されている[25]．リスペリドンは錐体外路症状と副作用による治療中断が有意に少なく，反応者が多い傾向を示した．Sanger らの試験では，オランザピンとハロペリドールをともに 5 mg から開始し 20 mg まで増量可能とし，やはり抗コリン薬の予防的併用は禁止されている[26]．オランザピンは症状改善率と治療反応率に有意にすぐれ，錐体外路症状が有意に少なかった．これら 2000 年以前の試験では新規抗精神病薬の優越性が際立っている．

その後に行われた試験ではハロペリドールの用量が抑えられ，異なった結果となっている．Schooler らの 2005 年の初発患者を対象とした二重盲検長期試験では，リスペリドンとハロペリドールはともに 1 mg から開始し 1 mg ずつ増量し原則的に 4 mg（一部 8 mg）まで増量可能とし，抗コリン薬の予防的併用は禁止されている[27]．3 か月時点の症状改善にはまったく差がないが，その後の症状再増悪率と錐体外路症状ではリスペリドンが優越していた．Gaebel らの初発患者二重盲検長期試験では，リスペリドンとハロペリドールを 2 mg から 1 mg きざみで 4 mg まで，症状に応じて 1〜8 mg の間で調節とし，ほかの抗精神病薬と気分安定薬以外の併用薬を認めた[28]．再燃と中断には差なく，ハロペリドールが PANSS のいくつかの項目ではむしろ優れ，錐体外路症状では劣っていた．オランザピンに関しては Lieberman らが二重盲検試験を行っている[29]．オランザピンとハロペリドールの用量は前半 6 週間では，それぞれ 5〜10 mg と 2〜6 mg，後半 6 週間は 5〜20 mg と 2〜20 mg として最小有効量を心掛けて治療した．平均モード値は前者が 9.1 mg，後者が 4.4 mg であり，予防的抗コリン薬の併用はない．結果はハロペリドールに試験中断と錐体外路症状が多いが，症状改善には差はなく，オランザピンに体重増加が多かった．

盲検ではなく臨床現場に近い条件で行われた研究もある．Crespo-Facorro らは，初発患者をハロペリドール，リスペリドン，オランザピンにランダムに振り分け，用量は 3〜9 mg，3〜6 mg，5〜20 mg とやや高く設定しているが，抗不安薬の併用を認め，錐体外路症状が発現すればビペリデン 8 mg まで使用できるというデザインで 6 週間オープン比較した[30]．脱落率と症状改善に 3 群間に差はなく，ハロペリドールでは錐体外路症状が多く，オランザピンでは体重増加が多かった．ヨーロッパ多施設で行われたランダム化オープン長期試験（EUFEST）は，初発患者をハロペリドール 1〜4 mg，amisulpride 200〜800 mg，オランザピン 5〜20 mg，クエチアピン 200〜750 mg，ziprasidone 40〜160 mg に振り分け 1 年間観察した[31]．併用薬は広く許容され，ハロペリドール群の 45％ には抗コリン薬が併用された．結果は，症状改善には

差はないが，治療脱落がハロペリドールで多かった．

ハロペリドールの用量を下げると，新規抗精神病薬との効果における違いは縮小ないし消失することがわかる．しかし副作用特性として錐体外路症状が多い点は残存するとみられる．画像研究が示唆する用量にまで下げた検討や，抗コリン薬の予防的併用した検討に興味がもたれる．高力価のなかでも，ハロペリドールと比較すれば錐体外路症状が出にくいと思われるフルフェナジンなどを使用する検討も興味深い．

臨床導入後半世紀を経て，われわれはまだその至適用量に迷い，最適な使用方法を知るには至らなかったのかもしれない．

2 中低力価抗精神病薬

新規抗精神病薬の臨床試験の対照薬として低力価従来型抗精神病薬を採用する試験は少ないため，低力価ないし中力価の従来型抗精神病薬の効果や副作用を新規抗精神病薬と比較するための十分なデータに乏しい．

(1) メタ解析

Leuchtらは2003年に新規抗精神病薬と低力価従来型抗精神病薬を比較したメタ解析を発表しているが[32]，解析対象となった試験で最も多いのがクロザピンの11本で，オランザピンが4本，リスペリドンとクエチアピンは1本ずつしか含まれていない．欧州で新規抗精神病薬とみなされるゾテピンが4本含まれている．これらの薬物のうち低力価従来型抗精神病薬と比較しても錐体外路症状が少ないといえるのはクロザピンだけであった．クロザピンは効果においても優越していた．クロルプロマジン換算で600 mg以下の低力価従来型抗精神病薬を対照とすると，クロザピンを含む新規抗精神病薬は錐体外路症状の出現において同等となる（図3-5）．

Leuchtらの2009年のメタ解析によれば，低力価従来型抗精神病薬と比較しても錐体外路症状が少ない新規抗精神病薬はクロザピンとオランザピンおよびリスペリドンだけであった（図3-6）[1]．しかし，ハロペリドールの場合と同様に，対照薬となった中低力価従来型抗精神病薬の適正用量の検討が必要である．

(2) Clinical Antipsychotic Trials of Intervention Effectiveness (CATIE)

CATIE研究は従来型抗精神病薬再評価の口火を切った研究である[33]．全米から慢性期統合失調症患者1,493症例を集め，第I相では主要な評価アウトカムを治療継続期間（あらゆる理由による治療中止までの期間）として，抗精神病薬（ペルフェナジン，オランザピン，クエチアピン，リスペリドン，ziprasidone）の有効性を18か月にわたり比較するという大規模な無作為二重盲検試験である．短期間の比較的特殊な条件下における薬物作用の評価，すなわち効果（efficacy）ではなくて，臨床現場に近い状況における治療効果の評価，すなわち有効性（effectiveness）を指標とした点にも特色がある．従来型抗精神病薬のペルフェナジンの治療継続率は，オランザピンを除くほ

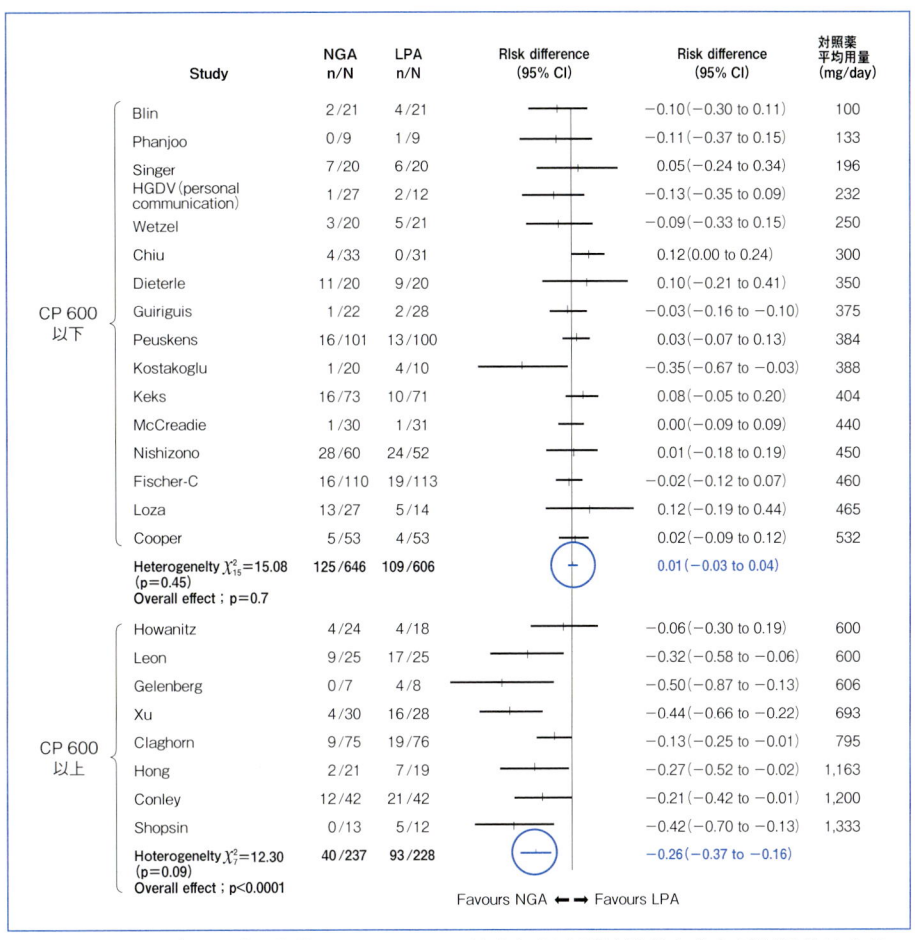

Study	NGA n/N	LPA n/N	Risk difference (95% CI)	対照薬平均用量 (mg/day)
CP 600 以下				
Blin	2/21	4/21	−0.10 (−0.30 to 0.11)	100
Phanjoo	0/9	1/9	−0.11 (−0.37 to 0.15)	133
Singer	7/20	6/20	0.05 (−0.24 to 0.34)	196
HGDV (personal communication)	1/27	2/12	−0.13 (−0.35 to 0.09)	232
Wetzel	3/20	5/21	−0.09 (−0.33 to 0.15)	250
Chiu	4/33	0/31	0.12 (0.00 to 0.24)	300
Dieterle	11/20	9/20	0.10 (−0.21 to 0.41)	350
Guiriguis	1/22	2/28	−0.03 (−0.16 to −0.10)	375
Peuskens	16/101	13/100	0.03 (−0.07 to 0.13)	384
Kostakoglu	1/20	4/10	−0.35 (−0.67 to −0.03)	388
Keks	16/73	10/71	0.08 (−0.05 to 0.20)	404
McCreadie	1/30	1/31	0.00 (−0.09 to 0.09)	440
Nishizono	28/60	24/52	0.01 (−0.18 to 0.19)	450
Fischer-C	16/110	19/113	−0.02 (−0.12 to 0.07)	460
Loza	13/27	5/14	0.12 (−0.19 to 0.44)	465
Cooper	5/53	4/53	0.02 (−0.09 to 0.12)	532
Heterogeneity $\chi_{15}^2=15.08$ (p=0.45) Overall effect; p=0.7	125/646	109/606	0.01 (−0.03 to 0.04)	
CP 600 以上				
Howanitz	4/24	4/18	−0.06 (−0.30 to 0.19)	600
Leon	9/25	17/25	−0.32 (−0.58 to −0.06)	600
Gelenberg	0/7	4/8	−0.50 (−0.87 to −0.13)	606
Xu	4/30	16/28	−0.44 (−0.66 to −0.22)	693
Claghorn	9/75	19/76	−0.13 (−0.25 to −0.01)	795
Hong	2/21	7/19	−0.27 (−0.52 to −0.02)	1,163
Conley	12/42	21/42	−0.21 (−0.42 to −0.01)	1,200
Shopsin	0/13	5/12	−0.42 (−0.70 to −0.13)	1,333
Heterogeneity $\chi_7^2=12.30$ (p=0.09) Overall effect; p<0.0001	40/237	93/228	−0.26 (−0.37 to −0.16)	

Favours NGA ⟵ ⟶ Favours LPA

図 3-5 クロルプロマジン換算 600 mg 以下の低力価従来型抗精神病薬と新規抗精神病薬の錐体外路発現には差はない
〔Leucht S, Wahlbeck K, Hamann J, et al: New generation antipsychotics versus low-potency conventional antipsychotics: a systematic review and meta-analysis. Lancet 361: 1581-1589. 2003 より〕

かの新規抗精神病薬と同等という結果となり，新規抗精神病薬の臨床的優越性は証明できなかった[11]．陽性症状と陰性症状の改善度においても同様であった．従来型抗精神病薬としてハロペリドールではなくペルフェナジンを採用し，使用可能用量を 8～32 mg にとどめ，実際の平均最頻投与量は 20.8 mg（ハロペリドール換算 4 mg）であったことが結果に影響したと思われる．認知機能ではむしろペルフェナジンが優越する傾向を示し[16]，抑うつ症状の改善に関しては薬剤間に差異は認められなかった[34]．

(3) Treatment of Early Onset Schizophrenia Spectrum Disorder Study (TEOSS)

早期発症（8～19 歳）の統合失調症を対象として，新規抗精神病薬の効果と安全性を検討した二重盲検試験であり，オランザピン（2.5～20 mg）とリスペリドン（0.5～6 mg）を従来型抗精神病薬の molindone（10～140 mg）と 8 週間にわたり比較している[35]．molindone は通常 50～75 mg で開始し重症例では 225 mg まで使用される抗精

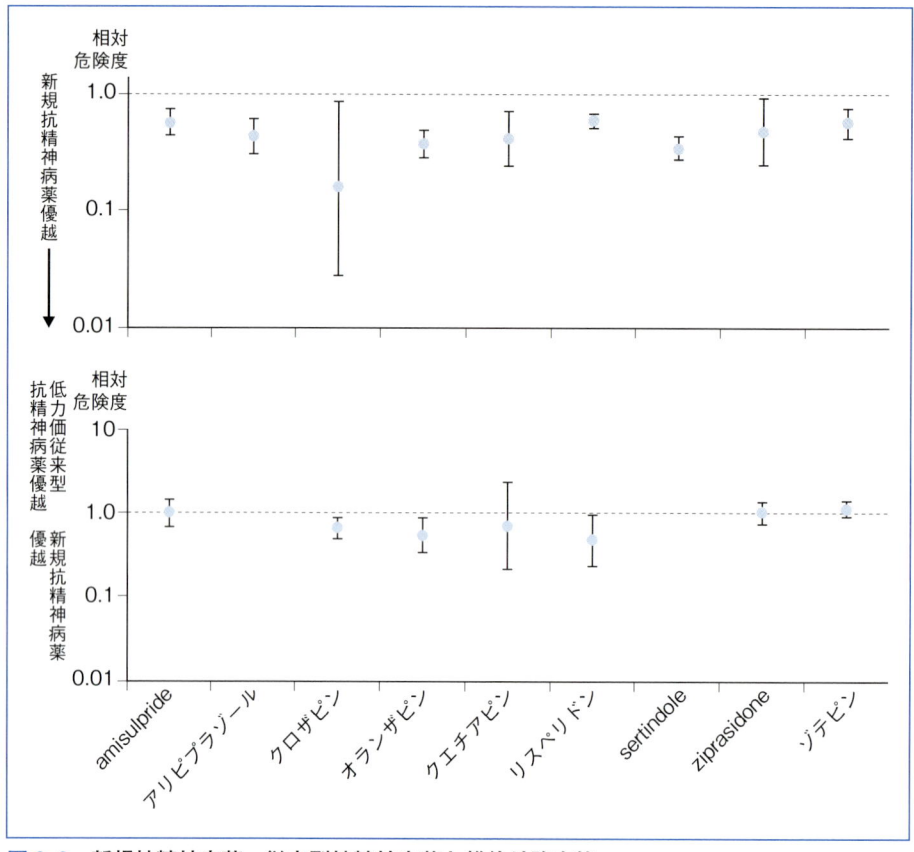

図 3-6　新規抗精神病薬・従来型抗精神病薬と錐体外路症状
上段：抗パーキンソン薬の処方を指標とした新規抗精神病薬とハロペリドールの錐体外路症状出現比較，下段：低力価従来型抗精神病薬と比較した新規抗精神病薬の錐体外路症状出現比較．
〔Leucht S, Corves C, Arbter D, et al：Second-generation versus first-generation antipsychotic drugs for schizophrenia：a meta-analysis. Lancet 373：31-41, 2009 より〕

神病薬で，米国でも頻用される薬物ではないが，錐体外路症状と体重増加が少ないことから対照薬として選択された．結果は反応率と症状改善度においても3薬剤間にまったく差はないが，副作用プロフィールにおいて顕著な違いを認めた．オランザピンでは体重増加とコレステロールやインスリン分泌の増加，リスペリドンでは体重増加とプロラクチンの増加，molindone ではパーキンソン症状は新規抗精神病薬と同等であるがアカシジアの訴えがわずかに多かった．この論文は，代謝面での副作用の危惧から，早期発症の統合失調症に対する新規抗精神病薬の使用に疑問を投げかけて結ばれている（図 3-7）．

3　スルピリド

(1) 臨床データ

構造的にはベンザマイド系に属し，D_2 および D_3 受容体に対する遮断作用をもち，そのほかの受容体に対する作用はほとんどない比較的純粋なドパミン遮断薬である．

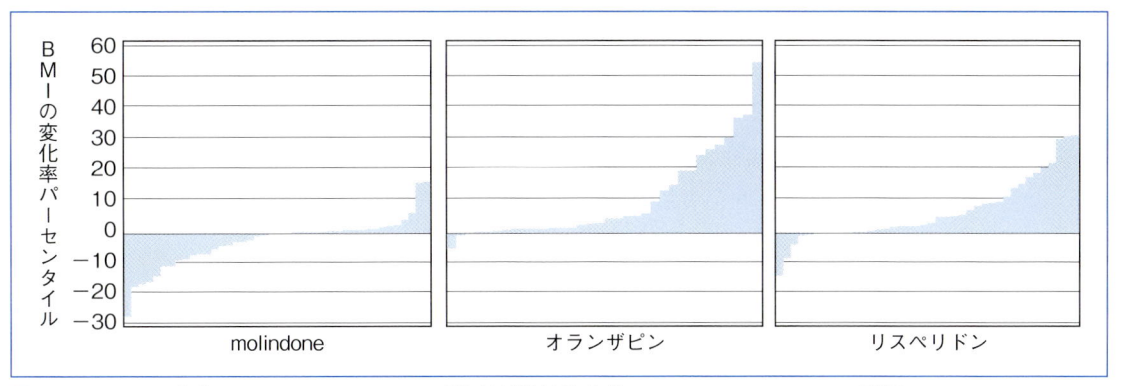

図3-7 オランザピン，リスペリドンおよび従来型抗精神病薬 molindone の BMI への影響
〔Sikich L, Frazier JA, McClellan J, et al：Double-blind comparison of first- and second-generation antipsychotics in early-onset schizophrenia and schizo-affective disorder：findings from the treatment of early-onset schizophrenia spectrum disorders（TEOSS）study. Am J Psychiatry 165：1420-1431, 2008 より〕

錐体外路症状は少ないが，高プロラクチン血症の発現が多い．ほかの低力価従来型抗精神病薬と異なり鎮静作用がまったくなく，少量では抗うつ効果も証明されている．

わが国では抗うつ薬としても抗精神病薬としても重用されているが，米国で適応がないこともわざわいしてエビデンスには乏しい．経験的には不穏興奮の少ない患者に処方されるが，クロザピンに不応性の統合失調症に追加使用して有効であるというデータもある[36]．構造的に類似する amisulpride は欧州を中心に新規抗精神病薬として使用され，臨床試験成績からは優れた薬物と思われる．

次に紹介する研究から，スルピリドが英国でも重用されていることがわかる．

(2) Cost Utility of the Latest Antipsychotic Drugs in Schizophrenia Study（CUtLASS）

統合失調症患者（18〜65歳）の QOL と症状を評価した英国の研究であり，1年間という治療期間をとって観察した点に特色がある．従来型抗精神病薬か新規抗精神病薬かの振り分けはランダムであるが，クラスのなかのどの薬剤を使用するかは担当医があらかじめ決定しておくという方法をとっている．評価は第三者がブラインドで行う．結果は，新規抗精神病薬が優越するという仮説は支持されず，むしろ従来型抗精神病薬のほうが QOL と症状の改善に優れている傾向を示した[37]．従来型抗精神病薬群118例のうち，治療開始においてスルピリドが処方された例が52例にものぼり，次いでトリフロペラジン21例，ハロペリドールとクロルプロマジンが8例ずつ，その他と続く．新規抗精神病薬群109例は，オランザピン50例，クエチアピン23例，リスペリドン22例，amisulpride 13例である．好んでスルピリドが選択されたのは錐体外路症状が少ないという経験的評価に起因すると推論されているが，新規抗精神病薬優位の予想を覆したのはその有効性のためとは述べられていない．しかし，ベンザマイド系のこのユニークな薬物がある程度全体の結果に影響があったと思われる．

4 | ゾテピン

わが国で開発されたゾテピンは，$5\text{-}HT_{2A}$，$5\text{-}HT_6$，$5\text{-}HT_7$ 受容体に強い作用をもち，D_2 受容体に中等度の作用をもつという点で，薬理学的にクロザピンに類似している．国外では新規抗精神病薬とみなされることも多い．難治性統合失調症に効果あるというオープン研究がいくつかあり，クロザピンとの二重盲検無作為試験でも，BPRS，SANS（Scale for the Assessment of Negative Symptoms），認知機能評価において，同等の改善を示したという報告がある[38]．

まとめ

　新規抗精神病薬と総称される薬物群の導入は，統合失調症の治療史において画期的な意義をもっていた．錐体外路症状を出さないことを特徴に謳うこれらの薬物は，その特徴を活かすためには単剤を適量で使用することが条件となる．わが国の薬物療法において常套化していた多剤併用大量療法から，単剤適量使用への移行は新規抗精神病薬の導入なしには起こりにくかった．鎮静と錐体外路症状をやむなしとする方式から，それらを最小化して QOL の向上を考慮する方式へと治療のコンセプトが変化している．

　錐体外路症状の出現は，それ自体有害であるだけでなく，陰性症状や抑うつ症状の 2 次的な増幅につながる．われわれの検討によれば，社会活動や日常生活などからみた客観的 QOL レベルと関連が強いのは陰性症状であり，患者自身の自己評価 QOL に影響が強いのは抑うつ症状の程度である[39,40]．陰性症状や抑うつ症状は患者の社会復帰プログラムへの参加の妨げともなる．新規抗精神病薬の目指すところは新たな治療コンセプトによく適合する．

　新規抗精神病薬は，薬理学的性質として，比較的緩慢なドパミン D_2 受容体遮断作用と様々な受容体への作用，強いセロトニン $5\text{-}HT_{2A}$ 受容体遮断作用，あるいはドパミン部分アゴニストという性質をもっている．これらの性質は錐体外路症状を最小化するために有効な性質であり，用量調節を容易として新規抗精神病薬を使用しやすい薬物とすることに貢献している．

　しかし，新規抗精神病薬の導入初期の主張，すなわち従来型抗精神病薬と比較して，錐体外路症状が少ないという利点があるだけでなく，陽性，陰性，気分症状や認知機能の改善においても勝るという主張は，額面どおりに受け取ることはできない．それは，いくつかの新規抗精神病薬について，ある用量のある従来型抗精神病薬とある条件下で比較した場合にのみ成立する主張と思われる．

　両群の差異は実際にはそれほど大きくはない．大きいと見誤ったのは，新規抗精神病薬が薬物として格段に優れているためではなく，われわれ精神科医が従来型抗精神病薬の使用法を誤り，症状を抑え込むために，高力価に頼り，推奨用量を高め，あるいは多剤併用に陥ったからである．新たな治療コンセプトをまとって登場した新規抗

精神病薬が，旧弊から抜けられない従来型抗精神病薬を打破するのは容易であった．使用する従来型抗精神病薬とその用量が適切に選択されるようになると差異は縮小，消失ときには逆転している．不備は従来型抗精神病薬にではなく，それを適切に使い損ねた精神科医にあったのかもしれないのである．

　従来型抗精神病薬と新規抗精神病薬という2分法にこだわらず，個々の薬物を正確に評価すべき時期に来ている[41]．現状の正確な認識を誤っては，将来の治療学の発展もない．

● 文献

1) Leucht S, Corves C, Arbter D, et al：Second-generation versus first-generation antipsychotic drugs for schizophrenia：a meta-analysis. Lancet 373(9657)：31-41, 2009
2) 諏訪 望, 伊藤耕三, 山下 格, ほか：陳旧精神分裂病に対する薬物療法の意義に関する検討(第2報) —chlorpromazine との比較における各種薬剤の効果およびその特性について．精神医学 11：457-464, 1969
3) Ito C, Kubota Y, Sato M：A prospective survey on drug choice for prescription for admitted patients with schizophrenia. Psychiatry Clinical Neurosciences 53：S35-S40, 1999
4) Reardon GT, Rifkin A, Schwartz A, et al：Changing patterns of neuroleptic dosage over a decade. Am J Psychiatry 146：726-729, 1989
5) Kane J, Honigfeld G, Singer J, et al：Clozapine for the treatment-resistant schizophrenic. A double-blind comparison with chlorpromazine. Arch Gen Psychiatry 45：789-796, 1988
6) Loebel AD, Lieberman JA, Alvir JM, et al：Duration of psychosis and outcome in first-episode schizophrenia. Am J Psychiatry 149：1183-1188, 1992
7) Hugenholtz GW, Heerdink ER, Stolker JJ, et al：Haloperidol Dose When Used as Active Comparator in Randomized Controlled Trials With Atypical Antipsychotics in Schizophrenia：Comparison With Officially Recommended Doses. J Clin Psychiatry 67：897-903, 2006
8) Geddes J, Freemantle N, Harrison P, et al：Atypical antipsychotics in the treatment of schizophrenia：systematic overview and meta-regression analysis. BMJ 321：1371-1376, 2000
9) Davis JM, Chen N：Dose response and dose equivalence of antipsychotics. J Clin Psychopharmacol 24：192-208, 2004
10) Rosenheck RA, Open forum：effectiveness versus efficacy of second-generation antipsychotics. Haloperidol without anticholinergics as a comparator. Psychiatr Serv 56：85-92, 2005
11) Tollefson GD, Beasley CM Jr, Tran PV, et al：Olanzapine versus haloperidol in the treatment of schizophrenia and schizoaffective and schizophreniform disorders：results of an international collaborative trial. Am J Psychiatry 154：457-465, 1997
12) Rosenheck R, Perlick D, Bingham S, et al：Department of Veterans Affairs Cooperative Study Group on the Cost-Effectiveness of Olanzapine. Effectiveness and cost of olanzapine and haloperidol in the treatment of schizophrenia：a randomized controlled trial. JAMA 26；290：2693-2702, 2003
13) Leucht S, Engel RR, Bäuml J, et al：Is the superior efficacy of new generation antipsychotics an artifact of LOCF? Schizophr Bull 33：183-191, 2007
14) Harvey PD, Keefe RS：Studies of cognitive change in patients with schizophrenia following novel antipsychotic treatment. Am J Psychiatry 158：176-184, 2001
15) Green MF, Marder SR, Glynn SM, et al：The neurocognitive effects of low-dose haloperidol：a two-year comparison with risperidone. Biol Psychiatry 51：972-978, 2002
16) Keefe RS, Bilder RM, Davis SM, et al：CATIE Investigators；Neurocognitive Working Group. Neurocognitive effects of antipsychotic medications in patients with chronic schizophrenia in the CATIE Trial. Arch Gen Psychiatry 64：633-647, 2007
17) Meltzer HY, Burnett S, Bastani B, et al：Effects of six months of clozapine treatment on the quality of life of chronic schizophrenia patients. Hosp Community Psychiatry 41：892-897, 1990
18) 大森哲郎：抗精神病薬の用量反応性．臨床精神薬理 8：1175-1183, 2005

19) Nordstrom AL, Farde L, Wiesel FA, et al：Central D2-dopamine receptor occupancy in relation to antipsychotic drug effects：a double-blind PET study of schizophrenia patients. Biol Psychiatry 33：227-235, 1993
20) Nyberg S, Eriksson B, Oxenstierna G, et al：Suggested minimal effective dose of risperidone based on PET-measured D2 and 5-HT2A receptor occupancy in schizophrenia patients. Am J Psychiatry 156：869-875, 1999
21) Kapur S, Zipursky RB, Remington G, et al：5-HT2 and D2 receptor occupancy of olanzapine in schizophrenia：a PET investigation. Am J Psychiatry 155：921-928, 1998
22) Kapur S, Zipursky R, Jones C, et al：Relationship between dopamine D(2) occupancy, clinical response, and side effects：a double-blind PET study of first-episode schizophrenia. Am J Psychiatry 157：514-520, 2000
23) Lieuwe de Haan, Marion van Bruggen, Jules Lavalaye, et al：Subjective Experience and D2 Receptor Occupancy in Patients With Recent-Onset Schizophrenia Treated With Low-Dose Olanzapine or haloperidol：A Randomized, Double-Blind Study. Am J Psychiatry 160：303-309, 2003
24) Takano A, Suhara T, Yasuno F, et al：The antipsychotic sultopride is overdosed—a PET study of drug-induced receptor occupancy in comparison with sulpiride. Int J Neuropsychopharmacol 9：539-545, 2006
25) Emsley RA：Risperidone in the treatment of first-episode psychotic patients：a double-blind multicenter study. Risperidone Working Group. Schizophr Bull 25：721-729, 1999
26) Sanger TM, Lieberman JA, Tohen M, et al：Olanzapine versus haloperidol treatment in first-episode psychosis. Am J Psychiatry 156：79-87, 1999
27) Schooler N, Rabinowitz J, Davidson M, et al：Early Psychosis Global Working Group. Risperidone and haloperidol in first-episode psychosis：a long-term randomized trial. Am J Psychiatry 162：947-953, 2005
28) Gaebel W, Riesbeck M, Wölwer W, et al：German Study Group on First-Episode Schizophrenia. Maintenance treatment with risperidone or low-dose haloperidol in first-episode schizophrenia：1-year results of a randomized controlled trial within the German Research Network on Schizophrenia. J Clin Psychiatry 68：1763-1774, 2007
29) Lieberman JA, Tollefson G, Tohen M, et al：HGDH Study Group. Comparative efficacy and safety of atypical and conventional antipsychotic drugs in first-episode psychosis：a randomized, double-blind trial of olanzapine versus haloperidol. Am J Psychiatry 160：1396-1404, 2003
30) Crespo-Facorro B, Pérez-Iglesias R, Ramirez-Bonilla M, et al：A practical clinical trial comparing haloperidol, risperidone, and olanzapine for the acute treatment of first-episode nonaffective psychosis. J Clin Psychiatry 67：1511-1521, 2006
31) Kahn RS, Fleischhacker WW, Boter H, et al：EUFEST study group. Effectiveness of antipsychotic drugs in first-episode schizophrenia and schizophreniform disorder：an open randomised clinical trial. Lancet 371：1085-1097, 2008
32) Leucht S, Wahlbeck K, Hamann J, et al：New generation antipsychotics versus low-potency conventional antipsychotics：a systematic review and meta-analysis. Lancet 361：1581-1589, 2003
33) Lieberman JA, Stroup TS, McEvoy JP, et al：Effectiveness of antipsychotic drugs in patients with chronic schizophrenia. N Engl J Med 353：1209-1223, 2005
34) Addington DE, Mohamed S, Rosenheck RA, et al：Impact of second-generation antipsychotics and perphenazine on depressive symptoms in a randomized trial of treatment for chronic schizophrenia. J Clin Psychiatry 72：75-80, 2011
35) Sikich L, Frazier JA, McClellan J, et al：Double-blind comparison of first- and second-generation antipsychotics in early-onset schizophrenia and schizo-affective disorder：findings from the treatment of early-onset schizophrenia spectrum disorders (TEOSS) study. Am J Psychiatry 165：1420-1431, 2008
36) Wang J, Omori IM, Fenton M, et al：Sulpiride augmentation for schizophrenia. Cochrane Database Syst Rev. Jan 20；(1)：CD008125. 2010
37) Jones PB, Barnes TR, Davies L, et al：Randomized controlled trial of the effect on Quality of Life of second- vs first-generation antipsychotic drugs in schizophrenia：Cost Utility of the

Latest Antipsychotic Drugs in Schizophrenia Study (CUtLASS 1). Arch Gen Psychiatry 63： 1079-1087, 2006
38) Meyer-Lindenberg A, Gruppe H, Bauer U, et al：Improvement of cognitive function in schizophrenic patients receiving clozapine or zotepine：results from a double-blind study. Pharmacopsychiatry 30：35-42, 1997
39) Aki H, Tomotake M, Kaneda Y, et al：Subjective and objective quality of life, levels of life skills, and their clinical determinants I outpatients of schizophrenia. Psychiatry Research 28：19-25, 2008
40) Yamauchi K, Aki H, Tomotake M, et al：Predictors of subjective and objective quality of life in outpatients with schizophrenia. Psychiatry Clin Neurosci 62：404-411, 2008
41) 大森哲郎：第一世代と第二世代という抗精神病薬の分類を越えて．臨床精神薬理 12：2135-2140, 2009

（大森哲郎）

第4章 新規抗精神病薬の薬理，臨床応用

A クロザピン

添付文書情報

【商品名】クロザリル Clozaril（ノバルティス）
【剤型】錠：25・100 mg
【適応】治療抵抗性統合失調症
【用法・用量】1)通常，成人にはクロザピンとして初日は 12.5 mg（25 mg 錠の半分），2日目は 25 mg を 1 日 1 回経口投与する．2)3 日目以降は症状に応じて 1 日 25 mg ずつ増量し，原則 3 週間かけて 1 日 200 mg まで増量するが，1 日量が 50 mg を超える場合には 2〜3 回に分けて経口投与する．3)維持量は 1 日 200〜400 mg を 2〜3 回に分けて経口投与することとし，症状に応じて適宜増減する．ただし，1 回の増量は 4 日以上の間隔をあけ，増量幅としては 1 日 100 mg を超えないこととし，最高用量は 1 日 600 mg までとする．
【警告】1)統合失調症の診断，治療に精通し，無顆粒球症，心筋炎，糖尿病性ケトアシドーシス，糖尿病性昏睡などの重篤な副作用に十分に対応でき，かつクロザリル患者モニタリングサービス（Clozaril Patient Monitoring Service：CPMS）（定期的な血液モニタリングなどを実施し，無顆粒球症などの早期発見を目的として規定された手順）に登録された医師・薬剤師のいる登録医療機関・薬局において，登録患者に対して，血液検査などの CPMS に定められた基準がすべて満たされた場合にのみ行う．また，基準を満たしていない場合には直ちに投与を中止し，適切な処置を講じること．2)治療上の有益性が危険性を上回っていることを常に検討し，投与の継続が適切であるかどうか定期的に判断する．3)糖尿病性ケトアシドーシス，糖尿病性昏睡などの死亡に至ることのある重大な副作用が発現のおそれあり，本剤投与中は CPMS に準拠して定期的に血糖値などの測定を行うこと．また，臨床症状の観察を十分に行い，高血糖の徴候・症状に注意するとともに，糖尿病治療に関する十分な知識と経験を有する医師と連携して適切な対応を行うこと．特に，糖尿病またはその既往歴もしくはその危険因子を有する患者には，治療上の有益性が危険性を上回ると判断される場合にのみ投与すること．なお，糖尿病性ケトアシドーシスまたは糖尿病性昏睡の徴候が認められた場合には投与を中止し，インスリン製剤を投与など適切な処置を行う．4)患者または代諾者に本剤の有効性および危険性を文書によって説明し，文書で同意を得てから投与を開始する．また，糖尿病性ケトアシドーシス，糖尿病性昏睡などの耐糖能異常に関しては，口渇，多飲，多尿，頻尿などの症状の発現に注意し，異常の際は，直ちに医師の診察を受けるよう指導する．5)無顆粒球症などの血液障害は投与初期に発現する例が多いので，原則として投与開始後 18 週間は入院管理下で投与を行い，無

顆粒球症などの重篤な副作用発現に関する観察を十分に行うこと
【禁忌】 1)本剤の成分に過敏症の既往歴．2)CPMSへの患者登録前(4週間以内)の血液検査で，白血球数が4,000/mm^{3}未満または好中球数が2,000/mm^{3}未満．3)CPMSの規定を遵守できない患者．4)CPMSで定められた血液検査の中止基準により，本剤の投与を中止したことのある患者(無顆粒球症)．5)無顆粒球症または重度の好中球減少症の既往歴(無顆粒球症)．6)骨髄機能障害(骨髄機能が悪化し，無顆粒球症)．7)骨髄抑制を起こす可能性のある薬剤を投与中または放射線療法，化学療法などの骨髄抑制を起こす可能性のある治療を行っている患者．8)持効性抗精神病剤(ハロペリドールデカン酸エステル注射液，フルフェナジン，デカン酸エステル注射液，リスペリドン持効性懸濁注射液)を投与中．9)重度の痙攣性疾患または治療により十分な管理がされていないてんかん患者(症状が悪化)．10)アルコールまたは薬物による急性中毒，昏睡状態(これらの状態を悪化)．11)循環虚脱状態または中枢神経抑制状態(これらの状態を悪化)．12)重度の心疾患(心筋炎など)(心疾患が悪化)．13)重度の腎機能障害(腎機能が悪化)．14)重度の肝機能障害(肝機能が悪化)．15)麻痺性イレウス(抗コリン作用により症状が悪化)．16)アドレナリン作動薬(アドレナリン，ノルアドレナリン)を投与中．〈原則禁忌〉糖尿病または糖尿病の既往歴(血糖値上昇)

概説

2011年12月31日現在，わが国にはクロザピン以外に31種類の抗精神病薬が上市されている．抗精神病薬が統合失調症治療に果たした役割はきわめて大きいものであり，多くの患者において精神症状や社会機能の改善がもたらされた．しかし，抗精神病薬の有効性には限界があったのもまた事実であって，適切に抗精神病薬を使用してもなお十分な改善の得られない治療抵抗性統合失調症(treatment-resistant schizophrenia)とよばれる患者は少なくない．

治療抵抗性統合失調症に対しては，これまでにさまざまな治療法が試みられてきた．しかし，それらのほとんどの有効性はすでに否定されており，現在，有効性に関するコンセンサスが成立しているのはクロザピンのみである．

クロザピンは1980年代後半にKaneら[1]，およびClaghornら[2]により実施された二重盲検試験によって治療抵抗性統合失調症に対して有効であることが示されたのみならず，錐体外路症状，特に遅発性ジスキネジアの出現率がきわめて低いことも示されたものの，無顆粒球症などの副作用が問題視されているために，白血球数，好中球数をはじめとした副作用モニタリングを十分に行うという条件のもと，操作的に定義された治療抵抗性統合失調症患者のみにしか使用できないことになっている[3,4]．

これまでのわが国では，特に無顆粒球症のリスクが問題視されたために，クロザピンの臨床試験はなかなか進まず，2009年になってようやく上市された．しかしながら，わが国ではこれまで治療抵抗性統合失調症という言葉が恣意的に用いられることが多かったうえに，無顆粒球症のリスクが過度に強調される傾向もあったために，クロザピンに関するさまざまな誤解がみられる．そこで，本項ではクロザピンの薬理学的プロフィール，適応症，使用法，副作用などについて解説する．

薬理学的作用機序

クロザピンはセロトニン 5-HT$_{2A}$ 受容体への高い親和性とドパミン D$_2$ 受容体への低い親和性，ドパミン D$_4$ 受容体に対する中等度の親和性を有し，ヒスタミン H$_1$ 受容体，ムスカリン受容体，α受容体への遮断作用も比較的高いといった従来型抗精神病薬と一線を画するユニークな薬理学的特徴を有している．これらのうち，ドパミン D$_2$ 受容体に対する親和性が低いことは錐体外路症状のリスクを小さいものとして，耐容性不良統合失調症(後述，57頁)やパーキンソン病における難治性の精神病症状の治療における有用性をもたらしていると考えられる．また，セロトニン 5-HT$_{2A}$ 受容体に対する親和性とドパミン D$_2$ 受容体に対する親和性の比がリスペリドンやオランザピンをはじめとした新規抗精神病薬と同様の傾向があることは抗精神病作用を発現するうえで重要であると考えられている[5,6]．

薬物動態

1｜吸収・血中濃度

日本人を対象とした臨床試験のデータによると，クロザピン単回投与時のT$_{max}$は3.1±2.1時間，T$_{1/2}$は16±7.2時間であるとされ，投与開始から1週間で定常状態に到達するといわれている．クロザピンの生体内利用率は食事による影響を受けない．海外で実施されたクロザピンの血中濃度に関する研究によると，クロザピンによって治療反応がみられなかった場合には血中濃度が350～500 μg/Lとなるように投与量を調整すると有益なことがあるとされているが，必ずしもこれ以下の濃度で治療反応がみられないわけではない[6～9]．また，2011年12月31日現在，わが国ではクロザピンの血中濃度測定は診療報酬上の支払い対象となっていない．

2｜代謝

クロザピンは，主にCYP1A2，CYP3A4によって，主として肝臓においてN-脱メチル体，N-オキシド体などに代謝される．N-脱メチル体のドパミンD$_2$およびセロトニン5-HT$_{2A}$受容体親和性は未変化体と同程度であり，N-オキシド体のそれらはきわめて低いとされている[7,8]．

3｜排泄

海外データによると，C14で標識されたクロザピン 50 mgを単回経口投与後，144時間までに尿中に49％，糞中に29.6％が排泄されることが確認されている[7]．

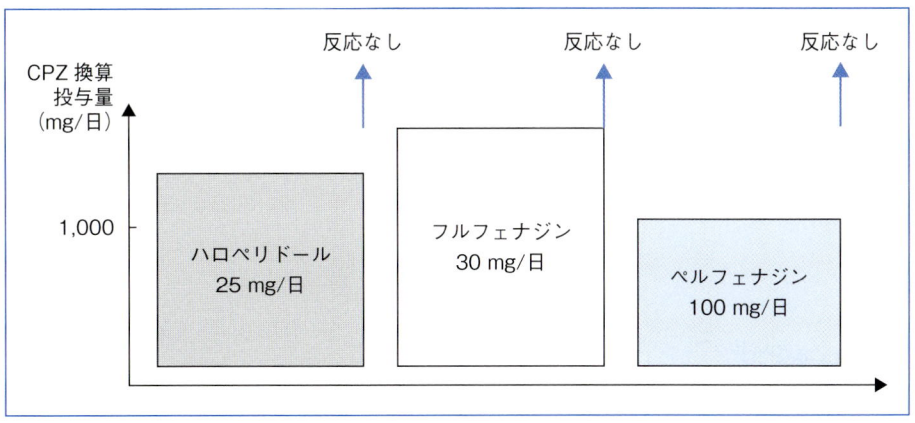

図 4-1　反応性不良統合失調症の 1 例
CPZ：クロルプロマジン

適応症と治療方針

1 わが国における適応症

　わが国では操作的に定義された治療抵抗性統合失調症の患者にしかクロザピンを使用できないことが添付文書上明記されている．治療抵抗性統合失調症は反応性不良統合失調症（treatment-unresponsive schizophrenia）と耐容性不良統合失調症（treatment-intolerant schizophrenia）の 2 つより構成される[3,4]．

(1)反応性不良統合失調症
a 概念
　数種類の抗精神病薬を十分な量，十分な期間投与したにもかかわらず，十分な改善がみられなかった場合にその統合失調症患者を反応性不良統合失調症とみなすことができる．
　すなわち，反応性不良統合失調症の診断基準を作成するためには下線部，すなわち，① 投与された抗精神病薬の数，② 投与された各抗精神病薬の投与量，③ 投与された各抗精神病薬の投与期間，④ 治療反応について操作的に定義すればよい[3,4]．
1）抗精神病薬の数
　「数種類の抗精神病薬を投与した」とは図 4-1 のように抗精神病薬の切り替えを行って，複数の抗精神病薬を別々に投与した既往があることをさす．わが国では高い頻度で抗精神病薬の多剤併用が行われていることもあって[10]，「数種類の抗精神病薬を投与した」というくだりを「複数の抗精神病薬を同時に投与した」ことを指していると誤解しがちなので注意すべきである．最近の国際的コンセンサスとしては，少なくとも 1 種類の新規抗精神病薬を含めた 2 種類の抗精神病薬に反応しなかった患者をクロザピンの投与対象とすることが多い．

表4-1　わが国における反応性不良統合失調症の診断基準

忍容性に問題がない限り，2種類以上の十分量の抗精神病薬[a)b)]〔クロルプロマジン換算で600 mg/日以上で，1種類以上の新規抗精神病薬（リスペリドン，ペロスピロン，オランザピン，クエチアピン，アリピプラゾールなど）を含む〕を十分な期間（4週間以上）投与しても反応が認められなかった[c)]患者．なお，服薬コンプライアンスは十分確認すること

 a) 新規抗精神病薬が併用されている場合は，クロルプロマジン換算で最も投与量の多い薬剤を対象とする
 b) 従来型抗精神病薬については，1年以上の治療歴があること
 c) 治療に反応がみられない：GAF（Global Assessment of Functioning）評点が41点以上に相当する状態になったことがないこと

注：原文では新規抗精神病薬は非定型抗精神病薬，従来型抗精神病薬は定型抗精神病薬と表示されている
〔クロザリル®錠添付文書および日本臨床精神神経薬理学会クロザピン検討委員会：クロザピン（クロザリル®）適正使用ガイダンス．2010より〕

2) 抗精神病薬の投与量

「抗精神病薬を十分な量投与した」とはクロルプロマジン換算で500～1,000 mg/日以上の抗精神病薬を使用したことを指す．わが国ではクロルプロマジン換算で1,000 mg/日以上の抗精神病薬が投与されている患者が少なくないこともあってか，「クロルプロマジン換算で500～1,000 mg/日以上という量は反応性不良と判断するには少なすぎる」と感じる精神科医が少なくないようであるが，これは正しい認識ではない．というのは，これまでの臨床試験の結果によると，従来型抗精神病薬の治療効果はクロルプロマジン換算400～600 mg/日程度で頭打ちとなり，それ以上投与しても副作用が増加するのみであることが明らかにされているし[11]，新規抗精神病薬に関しても同様に添付文書上の記載より大量に投与しても治療効果は増大しないとされているためである[9,12]．

3) 抗精神病薬の投与期間

「抗精神病薬を十分な期間投与した」とは，その抗精神病薬を4～12週にわたって連続使用したことを指す．

4) 治療反応

「十分な反応が得られなかった」とは，抗精神病薬の投与によっても持続的入院を余儀なくされたり，就労不能であったり，貧困な社会的関係，あるいは貧困な対人反応を呈する状態，すなわち機能の全体的評価尺度（Global Assessment of Functioning：GAF）で40～60点以下に相当する状態にとどまることを意味すると解釈されている[4]．反応性不良患者というと，長期にわたって閉鎖病棟や保護室への収容を余儀なくされている患者のことをイメージしがちであるが，必ずしもそこまでの重症度は要求されていないことに注意を要する．

b わが国における反応性不良統合失調症の診断基準[4~13]

現在のわが国では，日本臨床精神神経薬理学会のクロザピン検討委員会によって作成された反応性不良統合失調症の基準（表4-1，図4-2）がクロザピン投与基準として採用されている．

この基準では，海外と同様に少なくとも1種類の新規抗精神病薬を含めた2種類の

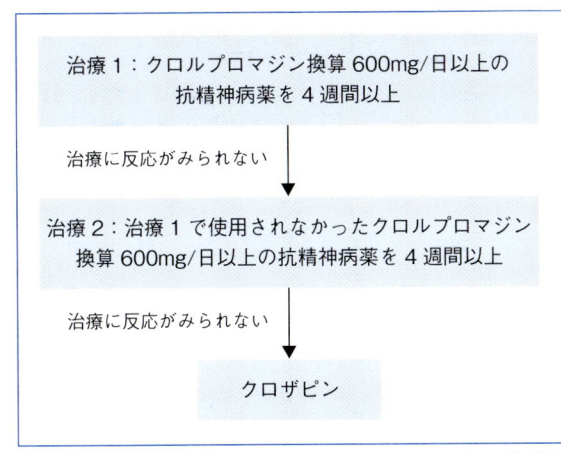

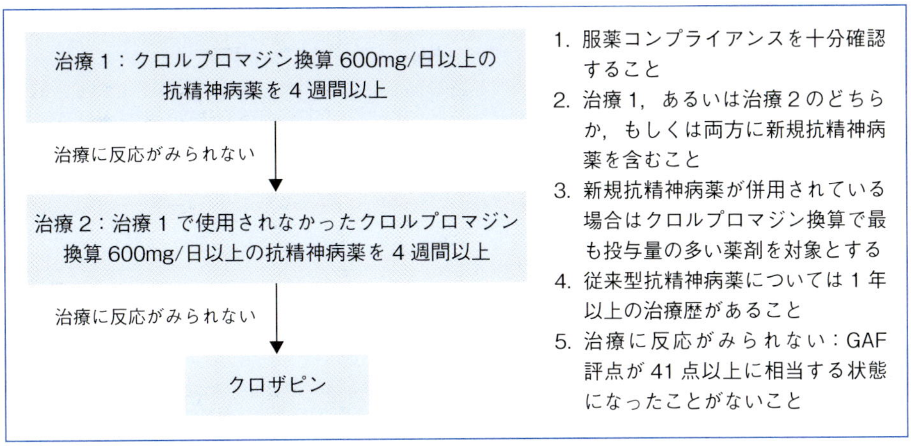

```
┌─────────────────────────────────────────────┬──────────────────────────┐
│  治療1：クロルプロマジン換算600mg/日以上の   │ 1. 服薬コンプライアンスを十分確認 │
│         抗精神病薬を4週間以上                │    すること              │
│              │                              │ 2. 治療1，あるいは治療2のどちら  │
│       治療に反応がみられない                 │    か，もしくは両方に新規抗精神病 │
│              ↓                              │    薬を含むこと          │
│  治療2：治療1で使用されなかったクロルプロマジン │ 3. 新規抗精神病薬が併用されている │
│    換算600mg/日以上の抗精神病薬を4週間以上   │    場合はクロルプロマジン換算で最 │
│              │                              │    も投与量の多い薬剤を対象とする │
│       治療に反応がみられない                 │ 4. 従来型抗精神病薬については1年 │
│              ↓                              │    以上の治療歴があること    │
│          クロザピン                          │ 5. 治療に反応がみられない：GAF  │
│                                              │    評点が41点以上に相当する状態 │
│                                              │    になったことがないこと     │
└─────────────────────────────────────────────┴──────────────────────────┘
```

図4-2 わが国における反応性不良統合失調症の診断基準
GAF：Global Assessment of Functioning
〔日本臨床精神神経薬理学会クロザピン検討委員会：クロザピン(クロザリル®)適正使用ガイダンス．2010より〕

抗精神病薬に反応しなかった患者に対する3番手以降の治療としてクロザピンを使用することが許容されてはいるものの，必ずしも抗精神病薬の単剤投与が要求されているわけではない点が重要である．

抗精神病薬の単剤投与が要求されていないのは，わが国では抗精神病薬の単剤投与率がきわめて低いために，図4-1のようなシンプルな戦略のもとで治療された患者がきわめて少ないという実情を反映している．例えば，長期にわたって20 mg/日のハロペリドール(クロルプロマジン換算で1,000 mg/日に相当)が使用されていた患者に6 mg/日(クロルプロマジン換算で600 mg/日に相当)のリスペリドンを付加して，なおも十分な改善がみられなかった場合，機械的に海外の診断基準を適用すると，2種類の抗精神病薬(ハロペリドールとリスペリドン)による治療に失敗したとみなしてよいのかよくないのか判然としないが，表4-1の基準を採用すると，「この患者はハロペリドールとリスペリドンの双方に反応しない」といったように，ごく常識的に判断することができる．

ところで，わが国の反応性不良統合失調症の診断基準では新規抗精神病薬による治療に関しては4週間継続すれば十分とされているが，従来型抗精神病薬による治療に関しては1年以上の治療歴が要求されているので注意されたい．

(2)耐容性不良統合失調症
ⓐ 耐容性不良統合失調症の概念

耐容性不良統合失調症とは，遅発性ジスキネジアやコントロール不良の錐体外路症状などといった副作用の問題によって十分な量の抗精神病薬を使用できない場合を指す[3,4]．クロザピンは錐体外路症状や遅発性ジスキネジアの惹起リスクがきわめて低いのみならず，すでに存在するジスキネジアも改善する可能性が高いので，耐容性不

表 4-2　わが国における耐容性不良統合失調症の診断基準

リスペリドン，ペロスピロン，オランザピン，クエチアピン，アリピプラゾールなどの新規抗精神病薬のうち，2種類以上による単剤治療を試みたが，以下のいずれかの理由により十分に増量できず，十分な治療効果が得られなかった患者

・中等度以上の遅発性ジスキネジア[a]，遅発性ジストニア[b]，あるいはその他の遅発性錐体外路症状の出現，または悪化
・コントロール不良のパーキンソン症状[c]，アカシジア[d]，あるいは急性ジストニア[e]の出現

a) 中等度以上の遅発性ジスキネジア：DIEPSS の「ジスキネジア」の評点が3点以上の状態
b) 中等度以上の遅発性ジストニア：DIEPSS の「ジストニア」の評点が3点以上の遅発性錐体外路症状がみられる状態
c) コントロール不良のパーキンソン症状：常用量上限の抗パーキンソン薬投与を行ったにもかかわらず，DIEPSS の「歩行」，「動作緩慢」，「筋強剛」，「振戦」の4項目のうち，3点以上が1項目，あるいは2点以上が2項目以上存在する状態
d) コントロール不良のアカシジア：常用量上限の抗パーキンソン薬投与を含む様々な治療を行ったにもかかわらず，DIEPSS の「アカシジア」が3点以上である状態
e) 常用量上限の抗パーキンソン薬投与を含む様々な治療を行ったにもかかわらず，DIEPSS の「ジストニア」の評点が3点に相当する急性ジストニアが頻発し，患者自身の苦痛が大きいこと

注：原文では新規抗精神病薬は非定型抗精神病薬，従来型抗精神病薬は定型抗精神病薬と表示されている
DIEPSS：Drug-Induced Extra Pyramidal Symptoms Scale
〔クロザリル®錠添付文書および日本臨床精神神経薬理学会クロザピン検討委員会：クロザピン（クロザリル®）適正使用ガイダンス．2010 より〕

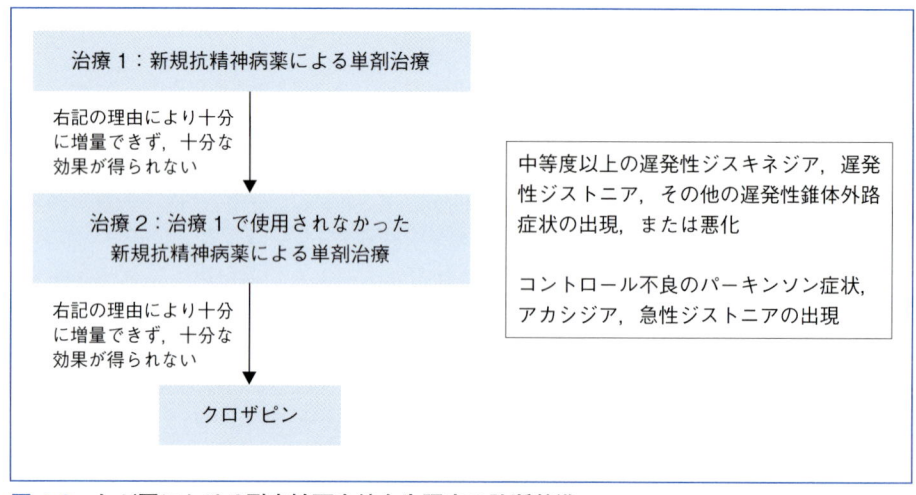

図 4-3　わが国における耐容性不良統合失調症の診断基準
〔日本臨床精神神経薬理学会クロザピン検討委員会：クロザピン（クロザリル®）適正使用ガイダンス．2010 より〕

良統合失調症患者もクロザピンの投与対象とみなされている．

ｂ　わが国における耐容性不良統合失調症の診断基準[4,7,13]

　現在のわが国では日本臨床精神神経薬理学会のクロザピン検討委員会によって作成された耐容性不良統合失調症の基準（表 4-2，図 4-3）が採用されている．
　この基準には2つの大きな特徴がある．特徴の1つは，海外の基準では錐体外路症状やジスキネジアの重症度，またそれらに対する治療内容とその転帰に関する定義に

曖昧なところがあったのに対して，この基準では薬原性錐体外路症状評価尺度🔑 (Drug-Induced Extra-Pyramidal Symptoms Scale：DIEPSS)に基づく明確な定義がなされていることである．もう1つの特徴は，海外では重症の遅発性ジスキネジアを有する患者に対して1種類の抗精神病薬を使用したあとの2番手の治療としてクロザピンを使用することが許容されているものの，わが国では2種類の新規抗精神病薬による治療が失敗した後の3番手以降の治療薬としてでなければクロザピンを使用できないことが明確化されていることである．

また，わが国の基準では耐容性不良統合失調症と判断する際に新規抗精神病薬を単剤投与した既往が必要であると明記されているが，これは錐体外路症状やジスキネジアなどといった副作用が問題になっていることを考慮すると当然のことである．

2│海外におけるその他の適応症

海外ではクロザピンを治療抵抗性統合失調症のみならず，統合失調症患者の自殺リスクの軽減目的で使用したり，コントロール困難な精神病症状を伴うパーキンソン病患者，治療抵抗性躁病や治療抵抗性うつ病の治療に使用できる国が存在する．ただし，現在のわが国では治療抵抗性統合失調症以外の患者に対するクロザピンの適応はないので，これらに対する投与は許容されない．

(1)自殺傾向のある統合失調症

統合失調症患者の55％が将来的に自殺を企図し，1回目の自殺企図より1年以内に1〜2％が，その後は年々0.4〜0.8％ずつ自殺していき[14]，最終的な統合失調症患者の生涯自殺率は4.9％になると推定されている[15]．従来型抗精神病薬に対する治療抵抗性と自殺の間には強い相関があるといわれているので，クロザピンの投与によって自殺傾向が減少する可能性があるのではないかといった議論が長らく展開されてきた[16]．それらの議論を受けて International Suicide Prevention Trial (InterSePT)[17] と呼ばれる無作為割付試験が行われ，その結果，自殺のリスクが高いと判断された統合失調症および統合失調感情障害患者における自殺企図および自殺に関連した入院はクロザピンを投与した場合のほうがオランザピンを投与した場合より少ないことが示されている．この InterSePT の結果を受けて，2006年に米国の Texas Medication Algorithm Project より公表された統合失調症治療アルゴリズム(以下，TMAP)では，最近に自殺傾向がみられた1種類の新規抗精神病薬に反応しなかった統合失調症患者に対して2番手の治療薬としてクロザピンを使用することが許容されている[18,19]．

🔑 薬原性錐体外路症状評価尺度(Drug-Induced Extra-Pyramidal Symptoms Scale：DIEPSS)：抗精神病薬によって惹起された錐体外路症状の重症度評価を目的として稲田らによって1994年に開発された評価尺度である．DIEPSS は歩行，動作緩慢，流涎，筋強剛，振戦，アカシジア，ジストニア，ジスキネジアの個別症状8項目と概括重症度1項目の合計9項目より構成され，各項目は0点(なし)〜4点(重症)までの5段階で評価される．各項目の重症度にはそれぞれ具体的なアンカーポイントが設けられている．

現在のわが国では単に自殺傾向があるというのみではクロザピンを投与することはできない．しかしながら，自殺傾向の強い統合失調症患者は治療抵抗性統合失調症である可能性がかなり高いと考えられるので，クロザピンの使用を念頭において治療歴を検索するべきと考えられる．

(2) パーキンソン病における難治性の精神病症状

長期にわたる治療を受けているパーキンソン病患者では16～40％に精神病症状が出現するといわれている[20]．精神病症状が出現すると，パーキンソン病患者のQOLは損なわれ，生命予後も悪化する可能性がある．精神病症状の治療よりパーキンソン症状の治療を優先する場合には，抗パーキンソン薬の投与量を増量させることになるが，その場合には精神病症状の増悪がもたらされる可能性がある．逆に，パーキンソン症状の治療より精神病症状の改善を優先した場合には，抗パーキンソン薬を減量するか，抗精神病薬を投与することになるが，その場合にはパーキンソン症状の増悪がもたらされる可能性がある．

クロザピンは錐体外路症状のリスクがきわめて小さいので，パーキンソン病における精神病症状の治療にクロザピンを使用するという発想に到達することは容易であると考えられ，実際，すでに複数のプラセボ対照臨床試験[21,22]によってその有益性が検証されている．ただし，パーキンソン病患者に対するクロザピンの投与量は統合失調症における投与量よりも少なく，原則として投与量は50 mg/日まで，この量に反応しなかったとしても100 mg/日までとされている[23]．

(3) その他

この他に治療抵抗性躁病や精神病症状を伴う治療抵抗性うつ病に対するクロザピンの有効性も示唆されているが[6]，エビデンスが十分にあるわけではないうえに，現在のわが国ではこれらの患者にクロザピンを使用することは承認されていない．

3 治療方針

クロザピンが治療抵抗性統合失調症に有効であり，かつ，無顆粒球症によるリスクも許容できるレベルにとどまることは1980年後半に実施されたKaneら[1]，およびClaghornら[2]による試験によって明らかにされた．この後も数多くの追試によってクロザピンの有効性は一貫して支持されており，投与量を注意深く調整しつつ，副作用の適正なモニタリングを行う限り，クロザピンによる副作用を過度に恐れる必要はないとされている．そのかわり，クロザピンを投与する際には主に副作用の管理の観点から他の抗精神病薬とは異なった細心の注意を払うことが要求される．以下にその要点を記載する．なお，詳細についてはノバルティスファーマ社の運営するwebサイト（http://www.clozaril.jp/m_medical/index.html）やクロザリル講習会を受講した際に配布される『クロザピン（クロザリル）適正使用ガイダンス』[13]を参照されたい．

(1) クロザピンの投与を開始するための条件

　クロザピンは無顆粒球症のリスクを有しているので，定期的，かつ頻回に血液検査による顆粒球数の厳重な監視を行わなければならない．また，クロザピン投与による無顆粒球症の既往を有する患者にクロザピンを再投与すると，無顆粒球症を再発する可能性が高いので，そのようなことのないように予防策をたてる必要もある．さらに，クロザピンには無顆粒球症以外に糖尿病や心筋炎/心筋症などのリスクも有しているので，それらに対しても厳重な管理が必要である．このような事情より，わが国ではクロザリル患者モニタリングサービス(Clozaril Patient Monitoring Service：CPMS)というシステムが構築されて，

① クロザピンの処方が可能な施設を無顆粒球症や糖尿病などに対応できる医療機関に限定する
② クロザピンの処方を行う精神科医と薬剤師も一定以上の知識・経験を有する者に限定する
③ クロザピンの処方を受けている患者を全例登録して，白血球数，および血糖値のモニタリングが確実に行われるように監視するとともに，クロザピンの投与によって無顆粒球症を発症した既往を有する患者にクロザピンが再投与されないよう監視する

といった措置が講じられている．

　さらに，クロザピンの投与に際しては，『クロザピン(クロザリル)適正使用ガイダンス』[13]に収載されている同意説明文書を用いて，クロザピン投与に関する文書による同意を患者本人，あるいは代諾者より取得することが義務づけられている．同意説明文書にはクロザピンによるリスクとベネフィットをはじめとする諸事項が記載されているが，なかでも無顆粒球症のリスクと血液検査の必要性については患者や家族に正しく理解させることが要求されており，曖昧な理解のまますませることは許容されていない．

　クロザピンの投与を開始するにあたっては，副作用のリスクを警戒して，入院させたうえで投与を開始しなければならない．クロザピン投与開始から原則18週までは入院治療を行うこととされており，特に投与開始から3週間は患者が退院や外泊を希望したとしても許可されず，3週以上経過したとしても無条件では許可できないことになっている．海外では外来治療中にクロザピンの投与を開始することが許容されている国も存在するので，わが国でも同様にできると錯覚しがちであるが，現時点では使用経験を蓄積したうえでの検討課題にとどまる[9]．

(2) 投与開始前に行うべきこと

　クロザピンの投与を開始する際には患者の精神症状に関する現症と病歴の詳細な評価に加えて，身体疾患に関する病歴やその時点で処方されている他の薬剤についても十分に聴取し，体温，臥位および起立時血圧，体重，身長をも含めた身体所見を詳細にとるべきである．というのは，クロザピンには血圧低下，無顆粒球症，体重増加，

糖尿病，けいれん発作，心筋炎/心筋症などといった副作用/合併症が出現するリスクがあるうえに，薬剤相互作用に対しても警戒する必要があるためである[3,7]．

(3) 投与量の調整[3,7,8,13]

わが国におけるクロザピンの最高投与量は 600 mg/日であり，英国や米国（最高投与量は 900 mg/日）より低めに設定されている．

クロザピンによる副作用の多くは用量依存性であるが，増量速度と副作用の間にも相関関係があり，投与開始直後に出現しやすい傾向があるといわれている．したがって，クロザピンの開始と増量は慎重に行うべきである．

わが国における添付文書によると，クロザピンの投与初日には 25 mg 錠を半錠（12.5 mg），2 日目には 25 mg をそれぞれ 1 日 1 回投与することとして，それ以降は症状に応じて 1 日 25 mg ずつ増量していき，原則 3 週間かけて 200 mg/日まで増量し，1 日投与量が 50 mg/日を超える場合には 2～3 回に分割投与するように記されている．投与初期にここまで慎重な配慮が要求されるのは，投与初期，時には初回投与時においてすら起立性低血圧が起こる可能性があり，まれに心虚脱や心停止，呼吸停止を惹起する場合もあるからである．なお，クロザピンによる血圧低下は 4～6 週で耐性が出現するとされ，投与初期に著しい過鎮静がもたらされた場合には増量速度を減らすことによって対処できる場合があるとされている．ある投与量に患者が耐えられない場合には，いったん患者の耐えられる量まで減量して，副作用がみられなくなった後に再度増量することになるが，その際の増量速度はそれまでより緩徐にする必要がある．

クロザピンの維持量は 200～400 mg/日とされ，症状により適宜増減することが許容されるものの，増量は 4 日以上間隔をあけて，増量幅も 100 mg/日を超えないように勧告されている．

なお，通常の臨床現場では，怠薬などの理由によってクロザピンの服用が一時中断される可能性があるが，このような場合には中断期間によって異なる対応がとられることになる．中断期間が 2 日未満の場合には中断前の投与量をそのまま継続しても問題はないが，2 日以上中断されていた場合には再度 12.5 mg/日より漸増していく必要があるとされている．

(4) 他の抗精神病薬からの切り替えに関する問題[3,7,13]

クロザピンの投与対象は治療抵抗性統合失調症患者なので，必然的に他の抗精神病薬からクロザピンに切り替えられることが前提となる．一般に，抗精神病薬間の切り替えに際しては，漸増漸減法，すなわち前治療薬の漸減・中止と並行して，新しい治療薬を漸増するという手法がとられることが多い．しかしながら，クロザピンへの切り替えを行う場合には，他の抗精神病薬との併用によって QTc 延長症候群などのリスクが相加的に増大したり，クロザピンの血中濃度が相互作用によって増大するなどといったことが危惧される．そのため，クロザピンの投与開始に際しては，前治療薬

である抗精神病薬を約1週間かけて漸減・中止した後にクロザピンの初回投与を行うべきとされている．

ただし，前治療薬を急激に減量・中止すると精神病症状の増悪をまねく可能性が否定できない．わが国における処方慣習より考えて，クロザピン投与の対象者の多くは抗精神病薬の多剤大量投与を受けている可能性が高いので，増悪のリスクはより高くなると推測できる．したがって，実際の臨床現場では漸増漸減方式を採用せざるをえない可能性がある．このような場合，主治医の心理としては前治療薬の減量速度を緩徐にして，中止の時期も可能な限り先に延ばしたくなるものであるが，あまり先送りすると相互作用の問題がでてくることもあって，わが国の添付文書にはクロザピンと他の抗精神病薬との併用は最長でも4週間以内とするように勧告されている．

(5)有効性判定

Meltzerらによる前向きオープン試験では，1年間のクロザピン治療に反応した患者の約1/4は投与から3か月以上経過してから反応し，約20%は6か月以上経過してから反応したことが報告されている[24]．このためにクロザピンに反応しないと結論するには少なくとも6か月，可能ならば1年間にわたって経過を観察する必要があると考えられている．これを反映して，例えばTMAP[18,19]では治療反応がみられなかった場合には16週（クロザピンの投与量の調整に要する1か月間を含む），部分的反応がみられた場合には最長28週にわたってクロザピンを投与したのちでなければ無効と判断すべきではないとされている．

● 副作用とその対策

(1)無顆粒球症

無顆粒球症による死亡リスクを回避するために，クロザピンの投与中はCPMSの規定した手順に基づいて血液検査を行い，白血球数に問題がないことを確認されない限り，クロザピンは処方できないことになっている．

定期的，かつ頻回の血液検査を拒否する患者や骨髄機能障害を有する患者，抗癌剤や放射線療法など骨髄抑制をもたらす可能性のある治療を受けている患者，投与開始時点で白血球数が$4,000/mm^3$未満であるか，好中球数が$2,000/mm^3$未満の患者，無顆粒球症や重度の好中球減少症の既往を有する患者にクロザピンを投与することはできない．白血球数/顆粒球数に問題がない，すなわち白血球数が$4,000/mm^3$以上で，かつ好中球数が$2,000/mm^3$以上であった場合にはクロザピン投与開始より26週間は週1回，それ以降は2週に1回の割合で血液検査を行う．白血球数が$3,000/mm^3$以上$4,000/mm^3$未満，または好中球数が$1,500/mm^3$以上$2,000/mm^3$未満となった場合には週2回の割合で血液検査を行わなければならない．白血球数が$3,000/mm^3$未満，あるいは好中球数が$1,500/mm^3$未満となった場合にはクロザピン投与は直ちに中止され，血液内科医に相談するとともに，白血球数が$4,000/mm^3$以上，かつ好中球数

が2,000/mm³以上になるまで血液検査を毎日行うとともに，十分な感染症対策を行い，回復後は少なくとも4週間は血液検査を週1回以上行うことが義務づけられている．また，白血球数が3,000/mm³未満，あるいは好中球数が1,500/mm³未満となった場合には投与中止後に白血球数，好中球数が回復したとしても，クロザピンを再投与することできない[7,13]．

このような定期的血液モニタリングのもとで早期発見された白血球減少症あるいは好中球減少症のリスクは0.9〜5.9%，無顆粒球症は0.38〜0.9%であり，顆粒球コロニー刺激因子（granulocyte-colony stimulating factor：G-CSF）をはじめとした無顆粒球症に対する治療法が進歩した結果，無顆粒球症に続発した感染症などによる死亡は0.01%程度に抑えられていることが海外におけるデータより明らかにされている．また，無顆粒球症の発症のピークは投与より10週時点であり，18週以内に無顆粒球症症例の3/4が発症するとされている．このために，わが国ではクロザピン投与から原則として18週間は入院管理を行うことになっている．投与開始より1年以上経過すると無顆粒球症のリスクはフェノチアジンと同等となるとされている[25,26]．

(2) その他の血液学的副作用

これまでに死亡例を含む少なくとも25症例の好酸球性心筋症と，1症例のeosinophilic colitis syndromeが報告されている．そのために好酸球数が3,000/mm³を超えた場合にはクロザピンを中止し，好酸球数が1,000/mm³以下となった後にクロザピンを再開することが推奨されている．好酸球増多症の発生率に関しては，0.2〜13%と必ずしも一貫した結果は得られていない．この他の血液学的副作用としては白血球増多症，血小板減少症，血小板増多症，急性白血病，全身性エリテマトーデス様症候群などが出現しうるとされている[8]．

(3) 糖尿病，高血糖

わが国ではオランザピンとクエチアピンは糖尿病患者，あるいは糖尿病の既往のある患者に対する使用が禁忌とされている．一方，クロザピンは他の新規抗精神病薬や従来型抗精神病薬よりも糖尿病のリスクが高く，治療開始から5年以内に服用患者の1/3で糖尿病が出現し，糖尿病性ケトアシドーシスによる死亡例も報告されているが[9]，禁忌ではなく，「原則禁忌」という扱いを受けている．原則禁忌とは，「投与しないことを原則とするが，特に必要とする場合には慎重に投与する」ことを指す．オランザピンやクエチアピンよりもリスクが高いと考えられるにもかかわらず，糖尿病患者に対するクロザピン投与が禁忌とされていないのは，クロザピンが治療抵抗性患者に対する切り札と見なされているためであり，その代わりにCPMSに準拠して血糖値，ヘモグロビンA1c（HbA1c）値を定期的，かつ頻回に測定するとともに，血清脂質値や口渇，多飲，多尿，頻尿，ソフトドリンク摂取などといった臨床症状の観察も行って，糖尿病専門医との連携のもと，適切に管理することが要求されている．

わが国では血糖値，HbA1c値によって，プロトコールA，プロトコールB，プロ

トコールCの3つに分類される．

　このうち，プロトコールAとは空腹時血糖値が110 mg/dL未満，随時血糖値が140 mg/dL未満，HbA1c値(JDS値)が5.6%未満の「正常型」の患者に適応されるもので，血糖値，HbA1c値のモニタリングが投与開始から1か月後，3か月後に施行し，以後は3か月おきに測定が行われ，併せて体重や臨床症状が来院するごとに確認される．

　プロトコールBとは空腹時血糖値が110～125 mg/dL，随時血糖値が140～179 mg/dL，HbA1c値(JDS値)が5.6～6.0%の「境界型」の患者に適応されるもので，血糖値，HbA1c値は投与開始から1か月おきに測定され，患者や家族に糖尿病に対する注意喚起を行うとともに，食事指導や運動療法を実施する．また，当然ながら体重や臨床症状は来院するごとに確認される．

　プロトコールCとは空腹時血糖値が126 mg/dL以上，随時血糖値が180 mg/dL以上，HbA1c値(JDS値)が6.1%以上の「糖尿病・糖尿病を強く疑う」の患者に適応されるもので，このような場合にはリスク・ベネフィットを総合的に判断して，他剤への切り替えを検討することとなっており，もし，クロザピンの投与を継続するのであれば血糖値は2週間おきに，HbA1c値は1か月おきに測定を行って，慎重に投与を継続することになる．この場合も体重や臨床症状は来院するごとに確認されることはいうまでもない．

　なお，血糖値やHbA1c値に大きな変動がみられた場合には，プロトコールAからB，プロトコールBからCといったように対応が変更されることになり，糖尿病専門医への相談・合議をもとで対応が決定されることになる．このように患者の糖尿病を適切に管理する自信がない場合には，クロザピンを処方するべきではない[7, 13]．

(4) けいれん発作

　フェノチアジンをはじめとする他の抗精神病薬と同様に，クロザピンによってけいれん発作が惹起される可能性のあることが指摘されている．Devinskyら[27]は1972～1988年に米国で実施された臨床試験でクロザピンの投与を受けた1,418名の安全性評価に関するデータのレビューを行い，クロザピンによるけいれん発作の惹起リスクと危険因子を検討した．その結果，試験期間中に大発作が1回以上出現する粗発生率は2.9%，生存分析に基づく3年間の累積発生率は10%であること，けいれん発作の発生率と投与量には相関関係があり，600 mg/日以上の大量投与例では発生リスクが高いこと，急激な増量とけいれん発作の出現に関連がある可能性のあることなどが明らかとなった．けいれん発作がみられた場合の対処法に関しては，まずクロザピンの減量，次いでバルプロ酸などの抗けいれん薬の併用が考えられる．ただし，カルバマゼピンの併用に関しては，カルバマゼピン自体が無顆粒球症のリスクを有するので，リスクを増大させる可能性があるとして併用を回避すべきとされている．

(5)心筋炎/心筋症[9]

クロザピンと心筋炎/心筋症の関連を示唆する報告が存在する．豪州ではすでに少なくとも15例の心筋炎と8例の心筋症が報告されており，そのうち6例が死亡症例である．心筋炎はクロザピン投与開始より6〜8週以内に，また心筋症はその後発生するようであり，これらによる死亡リスクは1,300人に1人と推定されている．ただし，心筋炎/心筋症のリスクは調査によって発生率に極端な差がみられ，心筋症による死亡リスクはカナダでは12,500人に1人，米国では67,000人に1人とされているが，その理由は不明である．クロザピンの投与開始から2〜3か月間は心筋症の症状である頻脈，発熱，風邪様症状，倦怠感，呼吸困難，胸痛などの有無を特に密接にモニターすべきとされている．また，このほかにもST低下などの心電図変化やX線上の心拡大所見，好酸球増多症なども出現しうる．これらの多くは心筋炎が出現しないときにも起こりうるが，心不全の症状がみられた場合には即座にクロザピンを中断すべきである．

(6)発熱[1]

クロザピン投与直後より無顆粒球症や心筋炎などの問題がみられないにもかかわらず，体温の上昇する患者が存在することが知られている．これらの体温上昇の多くは良性，かつ一過性のものであるが，40℃以上に体温が上昇する者も存在する．今のところ，アセトアミノフェン投与下で38.5℃を超えない限り，クロザピンを中止する根拠はないとされているが，無顆粒球症，あるいは心筋炎による体温上昇でないことは確認しなければならない．

(7)唾液分泌過剰[8,9,28]

クロザピンにより唾液分泌過剰が惹起される．唾液分泌過剰の発症率は31〜54%とされ，治療初期にみられることが多く，夜に出現しやすいとされている．唾液分泌過剰は用量依存性であり，通常は数か月経過すると軽症化するとされているが，持続する場合もある．唾液分泌過剰の発症機序は明らかではないが，ムスカリンM_4作動作用，アドレナリンα_2拮抗作用，嚥下反射の抑制などの関与が示唆されている．唾液分泌過剰は社会的に支障があるのみならず，患者のQOLを損ない，治療中断や誤嚥性肺炎をまねく可能性がある．また，慢性的な唾液分泌過剰は唾液腺の腫脹，耳下腺炎，皮膚炎，皮膚感染症，誤嚥性肺炎をまねく場合もある．したがって，唾液分泌過剰に対しては適切に対処する必要があり，スコポラミンやピレンゼピン，トリヘキシフェニジル，アミトリプチリン，アトロピン，クロニジンなどが投与されたり，枕にタオルを敷くなどといった対処がなされることもある．

(8)体重増加[8]

投与開始後12週以内に20%以上のクロザピン服用患者で10%以上の体重増加がみられるとされている．体重増加は最初の4〜12週に起こるが，その後も体重増加が

持続するとされ，52週経過時点では20％以上の患者で20％以上の体重増加がみられるとされる．

(9) 脂質異常症[9]

クロザピンを5年間投与すると，トリグリセリドの平均血中濃度は2倍に，コレステロールの平均血中濃度は少なくとも10％増大するとされ，クロザピンの投与を受けている患者におけるトリグリセリドの平均血中濃度は従来型抗精神病薬の投与を受けている患者における血中濃度の約2倍であるといわれている．

(10) 肺梗塞，深部血栓症[8, 29]

クロザピン投与中に肺梗塞や深部血栓症などを含む静脈血栓塞栓症が出現し，死亡するリスクもあることが報告されている．これまでに少なくとも22症例の肺梗塞および深部血栓症の症例報告が存在し，そのうち44％が死亡している．また，致死的な肺塞栓は3,450人・年あたり1件の割合で出現し，その頻度は健常人の28倍に相当するとされている．このように静脈血栓塞栓症のリスクが高い背景には，クロザピンによる鎮静作用や運動量の少ないライフスタイルに加えて，クロザピン自体が血小板凝集作用のみならず血小板粘着能を増大させることも寄与しているといわれている．

(11) 便秘[30]

クロザピンは抗コリン作用やセロトニン5-HT$_3$遮断作用を介して便秘や腸閉塞，麻痺性イレウスを発症する可能性があるといわれている．クロザピンによる便秘の発症率は急性期治療中に33.3％，維持治療中に22.8％であるという見解もあれば，60％の患者で便秘が出現するという見解も存在する．注意を要するのは海外において便秘に関連した問題により少なくとも9症例の死亡例が報告されていることである．これらの症例の死因は糞便イレウスに起因する腸管壊死や吐物の誤嚥によるものが多い．

クロザピンの投与を受けている患者には消化器系副作用についてモニタリングを行うべきであり，便秘のリスクを増大させるような薬剤の併用は可能な限り回避すべきである．

(12) 起立性低血圧，失神，循環虚脱[8]

クロザピンの投与を受けている患者の約9％で起立性低血圧がみられるとされる．ほとんどの場合，起立性低血圧は治療初期に出現し，4～6週ほどで耐性が生じるにしたがって，徐々に消失する．また，クロザピンの増量に伴って出現する場合もある．

(13) 頻脈[8]

クロザピン投与により頻脈が出現することがあるが，これは必ずしも低血圧によって二次的に惹起されるものではなく，クロザピンの抗コリン作用により迷走神経が抑

制されることによるものとされている．頻脈が臨床的に重大な問題となることは少ないものの，クロザピン服用患者の25%程度に出現する．クロザピンによる頻脈は用量依存性であり，300 mg/日以上投与すると脈拍数は20～25回/分増加するが，治療開始から4～6週で耐性が生まれるのが普通である．頻脈が持続する場合の対策としては，投与量を減量するか，あるいは増量速度を緩徐にするという手段が考えられるが，プロプラノロールなどのβ遮断薬を投与することも考えられる．

(14) QTc延長症候群[8]

常用量の範囲内においてクロザピン投与によってQTc延長症候群が出現するリスクはプラセボと有意な差はないとされている．

(15) せん妄[8]

クロザピンは強力な抗コリン作用を有するため，高齢者や認知機能障害を有する患者などではクロザピン投与によってせん妄や錯乱状態に陥る可能性がある．抗コリン薬などを併用すると，当然にせん妄のリスクは増大するので，クロザピン投与中の抗コリン薬の使用は最小限にとどめるべきである．もし，せん妄状態に陥った場合には，クロザピンを減量するか，あるいは増量速度を減少させる必要がある．逆にクロザピンより離脱する際にせん妄に陥るケースもみられるが，このようなケースではクロザピンを再投与することによって改善する．

(16) 強迫症状[8]

クロザピンの投与を受けている患者の約10%に強迫症状がみられる．強迫症状がみられた場合にはクロザピンを減量するか選択的セロトニン再取り込み阻害薬を付加することなどが考えられる．

(17) 肝障害[8]

クロザピン投与を受けた患者のうち37.3%においてグルタミン酸ピルビン酸トランスアミナーゼ(GPT)の増加を認め，30%以上の患者において肝酵素が2倍以上に増大するとの報告がある．これらの増加の多くは軽度であり，一過性のものであるが，肝酵素増加が持続する場合にはクロザピンの増量速度を緩徐にするか，あるいは一時的にクロザピンを中止することが考えられる．ただし，少数ながら薬剤性肝炎に陥る場合もあるので，黄疸などの徴候については警戒すべきであるし，クロザピン投与初期は肝酵素のモニタリングを行うべきである．

(18) 尿失禁/尿停留[8]

尿失禁/尿停留は患者が恥ずかしがるためにあまり報告されていない可能性があるため，調査によって発生率に極端な差があるといわれている．尿失禁/尿停留の発生機序は明らかではないが，クロザピンの有する抗コリン作用やα作用が関与している

(19) その他の副作用[8]

　この他の副作用としては悪心，膵炎などが知られている．悪心はクロザピン服用者の約11%において，通常は投与開始より時間が経過したのちに出現する．発症機序は明らかではない．対策としては，メトクロプラミドや制酸薬，H_2拮抗薬などの投与が考えられるが，シメチジンのみはクロザピンの血中濃度を増大させる可能性があるので，投与を回避すべきとされている．クロザピンによる膵炎の発症はきわめてまれとされているが，小児に投与した場合に発症しやすいとされている．ただし，膵炎となったケースの半数以上は無症候性とされている．

相互作用とその対策[7,13]

　クロザピンは主にCYP1A2，CYP3A4によって主として肝臓で代謝される．したがって，CYP1A2，CYP3A4の活性に影響を与える薬剤と併用を行う際にはさまざまな注意を要する．特に注意すべきこととしては，ニコチンの問題がある．ニコチンはCYP1A2を誘導するので，クロザピンの代謝が促進される可能性がある．したがって，クロザピンを服用している患者が喫煙習慣を変更することには十分な注意を払うべきである．

　骨髄抑制を及ぼす可能性のある薬剤や放射線療法，化学療法とクロザピンの併用は禁忌である．また，デカン酸ハロペリドール，デカン酸フルフェナジン，リスペリドン長時間作用型注射薬などといった持効性抗精神病薬とクロザピンの併用も副作用発現時に早急な対処ができないことを理由として禁忌とされている．

　表4-3に併用禁忌あるいは併用注意とされる薬剤・医療行為を列挙したので参照されたい．

臨床上のヒント・注意点

1 クロザピン抵抗性患者に対する治療戦略

　クロザピンは治療抵抗性統合失調症に対する有効性が証明されてはいるものの，治療抵抗性統合失調症患者の40～70%はクロザピンによっても十分に改善しない「クロザピン抵抗性患者」とされている[31]．モーズレイ処方ガイドライン[9]では，クロザピン抵抗性患者に対する治療手段として①amisulprideの併用，②アリピプラゾールの併用，③ハロペリドールの併用，④ラモトリギンの併用，⑤イコサペント酸エチルの併用，⑥リスペリドンの併用，⑦スルピリドの併用などが示されており，TMAP[18,19]では3番手の治療であるクロザピンに反応しなかった時に採用すべき治療法としてクロザピンと電気けいれん療法（ECT）の併用，あるいはクロザピンとほかの抗精神病薬

表 4-3 併用禁忌・注意とされる薬剤・医療行為

併用禁忌
骨髄抑制を起こす可能性のある薬剤
放射線療法
持効性抗精神病薬
アドレナリン作動薬：アドレナリン，ノルアドレナリン

併用注意
アルコール
MAO 阻害薬
中枢神経抑制薬：抗ヒスタミン薬，ベンゾジアゼピン系薬剤，麻薬系鎮痛剤など
ベンゾジアゼピン系薬剤
抗コリン作用を有する薬剤
降圧薬
呼吸抑制作用を有する薬剤
リチウム製剤
バルプロ酸
CYP3A4 を誘導する薬剤：リファンピシン，カルバマゼピン，フェニトインなど
CYP1A2 を誘導する薬剤：オメプラゾール，ニコチン(喫煙)など
CYP1A2 を阻害する薬剤：フルボキサミン，シプロフロキサシン
カフェイン
CYP3A4 を阻害する薬剤：エリスロマイシン，シメチジン，アゾール系抗真菌薬(イトラコナゾール，ボリコナゾールなど)，HIV プロテアーゼ阻害薬
セルトラリン
パロキセチン

〔クロザリル®錠添付文書および日本臨床精神神経薬理学会クロザピン検討委員会：クロザピン(クロザリル®)適正使用ガイダンス．2010 より〕

の併用が挙げられている．しかしながら，これらの治療のエビデンスについては十分とはいいがたいところがあることに注意を払うべきである．

　これらの治療のなかではクロザピンとスルピリド，あるいはクロザピンとリスペリドンの併用の有効性に関してはいくつかの臨床試験によってクロザピン単剤投与の治療効果より有意に優れていることが示されてはいる．ただし，それらの試験の対象患者数は少なかったり，あるいは有効性を否定する試験も存在するなどといった問題点があることに注意を払うべきである[32,33]．また，クロザピンと ECT の併用に関しても，精神症状が著明に改善する率は 72.7% と高く，クロザピンの有するけいれん惹起作用が ECT によって増強される様子もみられないなど安全面でも問題はみられないようであるが，再発率は 45.4% と高く，良好な状態を 4 か月以上維持できた者も 22.7% にとどまるうえに，報告症例数が少なく，二重盲検試験による検証も経ていないという問題が指摘されている[31]．クロザピンとラモトリギンの併用の治療効果に関しては，最近 Tiihonen らによって報告されたメタ解析によってその有効性が示されている[34]．

臨床ケース

(1) クロザピンが有効であったものの副作用の問題により投与中止を余儀なくされた症例[35]

〈症例：51歳，女性，解体型統合失調症〉

　精神運動興奮，解体症状などがみられたために，長期にわたる個室使用を余儀なくされていた統合失調症患者である．この患者はコントロール不良のパーキンソン症状のためにリスペリドンやオランザピンをはじめとする抗精神病薬を十分量使用することができなかったので，耐容性不良統合失調症であると診断され，クロザピンの投与が開始された．投与開始時点の簡易精神症状評価尺度（Brief Psychiatric Rating Scale：BPRS）合計点は81点であった．投与開始より8週の時点（投与量50 mg/日）でBPRS合計点は55点に減少し，パーキンソン症状も改善をみた．その後，一時精神症状の悪化をみたものの，投与量を150 mg/日に増量した結果，症状は改善する傾向にあった．しかし，投与開始後15週目にみられた上気道炎を契機に上肢と躯幹の筋強剛と高CPK血症（4,890 IU/L）が出現したため，悪性症候群の診断のもとクロザピン投与は中止された．悪性症候群は補液およびダントロレンナトリウムの投与によって改善したが，投与中止の2日後に白血球数が2,800/mm^{3}に低下したことが確認されたため，クロザピンの再投与は断念された．

(2) クロザピンによって水中毒などが改善した症例[36]

〈症例：36歳，女性，妄想型統合失調症〉

　約16年前に発病．これまでに被害妄想，不穏，多飲水などのために3回の入院歴がある．今回は不安，緊張，昏迷状態のために医療保護入院となったが，大声で泣きわめくうえに1日尿量が20 L以上といった著しい多飲水を認め，過去にオランザピン，スルトプリドに対する抵抗性も確認されていたため，反応性不良統合失調症患者としてクロザピン投与が開始された．投与開始時のBPRSの合計点は67点であった．クロザピン開始より約2か月後には不穏，興奮はみられなくなり，飲水量も軽減した．精神症状の著明な改善を認め，外泊を数回行ったうえで，クロザピン開始から約5か月後に退院となった．退院時のクロザピンの投与量は400 mg/日であり，BPRS合計点は25点であった．陰性症状はあるものの退院後の精神症状は安定しており，多飲も認めていない．

●文献

1) Kane J, Honigfeld G, Singer J, et al：Clozapine for the treatment-resistant schizophrenic：a double-blind comparison versus chlorpromazine/benztropine. Arch Gen Psychiatry 45：789-796, 1988
2) Claghorn J, Honigfeld G, Abuzzahab FS, et al：The risks and benefits of clozapine versus chlor-

promazine. J Clin Psychopharmacology 7：377-384, 1987
3) 稲垣 中：臨床実地における clozapine. 臨床精神薬理 9：397-406, 2006
4) 稲垣 中：治療抵抗性統合失調症の歴史的変遷. 臨床精神薬理 12：1349-1361, 2009
5) Miyamoto S, Lieberman JA, Fleishhacker WW, et al：Antipsychotic drugs. In：Tasman A, Kay J, Lieberman (eds)：Psychiatry, second edition, pp1928-1964, John Wiley & Sons, 2003
6) Marder SR, Wirshing DA (著), 新開隆弘 (訳)：第28章 Clozapine (クロザピン). In：シャッツバーグ, ネメロフ (編著), 兼子 直, 尾崎紀夫 (総監訳), 稲田俊也, 樋口 久, 中村 純, ほか (監訳)：精神神経薬理学事典. pp385-395, 西村書店, 2009
7) クロザリル添付文書：ノバルティスファーマ. 2010 (http://www.novartis.co.jp/product/clo/pi/pi_clo.pdf)
8) Iqbal MM, Rahman A, Husain Z, et al：Clozapine：a clinical review of adverse effects and management. Ann Clin Psychiatry 15：33-48, 2003
9) Taylor D, Paton C, Kapur S (編), 内田裕之, 鈴木健文, 渡邊衡一郎 (監訳)：モーズレイ処方ガイドライン第10版. アルタ出版, 2011
10) 稲垣 中：精神分裂病治療における抗精神病薬の多剤併用に関する日本と諸外国との比較. 臨床精神薬理 4：1381-1388, 2001
11) 角田健一, 稲垣 中：統合失調症治療における haloperidol の至適用量. 臨床精神薬理 8：1185-1190, 2005
12) 稲垣 中, 稲田俊也：Quetiapine を使いこなす 第2回 至適用量と等価換算. 臨床精神薬理 11：1575-1585, 2008
13) 日本臨床精神神経薬理学会クロザピン検討委員会：クロザピン (クロザリル®) 適正使用ガイダンス. 2010
14) Wagstaff AJ, Perry CM：Clozapine：in prevention of suicide in patients with schizophrenia or schizoaffective disorder. CNS Drugs 17：273-280, 2003
15) Palmer BA, Pankratz VS, Bostwick JM：The lifetime risk for suicide in schizophrenia：a re-evaluation. Arch Gen Psychiatry 62：247-253, 2005
16) Melter HY, Okayli G：Reduction of suicidality during clozapine treatment of neuroleptic-resistant schizophrenia：impact on risk-benefit assessment. Am J Psychiatry 152：183-190, 1995
17) Meltzer HY, Alphs L, Green AI, et al：Clozapine treatment for suicidality in schizophrenia：international suicide prevention trial (InterSePT). Arch Gen Psychiatry 60：82-91, 2003
18) Moore TA, Buchanan RW, Buckley PF, et al：The Texas Medication Algorithm Project Antipsychotic Algorithm for Schizophrenia：2006 Update. J Clin Psychiatry 68：1751-1762, 2007
19) Argo TR, Crismon ML, Miller AL, et al：Texas medication algorithm project：procedural manual：Schizophrenia treatment algorithms. 2008
20) Margante L, Epifanio A, Spina E, et al：Quetiapine and clozapine in Parkinsonian patients with dopaminergic psychosis. Clin Neuropharmacol 27：153-156, 2004
21) The French clozapine Parkinson study group：Clozapine in drug-induced psychosis in Parkinson's disease. Lancet 353：2041-2042, 1999
22) The Parkinson study group：Low-dose clozapine for the treatment of drug-induced psychosis in Parkinson's disease. N Eng J Med 340：757-763, 1999
23) Clozaril package insert. Camberley, Surrey, Novartis Pharmaceuticals UK Ltd, 2010 (http://www.medicines.org.uk/EMC/medicine/1277/SPC/Clozaril+25 mg+and+100 mg+Tablets/)
24) Meltzer HY, Bastani B, Kwon KY, et al：A prospective study of clozapine in treatment-resistant schizophrenic patients. I. Preliminary report. Psychopharmacology 99：S68-S72, 1989
25) Atkin K, Kendall F, Gould D, et al：Neutropenia and agranulocytosis in patients receiving clozapine in the UK and Ireland. Br J Psychiatry 169：483-488, 1996
26) Krupp P, Barnes P：Leponex-associated granulocytopenia：a review of the situation. Psychopharmacology 99：S118-S121, 1989
27) Devinsky O, Honigfeld G, Patin J：Clozapine-related seizures. Neurology 41：369-371, 1991
28) Sockalingam A, Shammi C, Remington G：Clozapine-induced hypersalivation：A review of treatment strategies. Can J Psychiatry 52：377-384, 2007
29) Paciullo CA：Evaluating the association between clozapine and venous thromboembolism. Am J Health-Syst Pharm 65：1825-1829, 2008
30) Hibbard KR, Propst A, Frank DE, et al：Fatalities associated with clozapine-related constipa-

tion and bowel obstruction : a literature review and two case reports. Psychosomatics 50 : 416-419, 2009
31) Havaki-Kontaxaki BJ, Ferentinos PP, Kontaxakis VP, et al : Concurrent Administration of clozapine and electroconvulsive therapy in clozapine-resistant schizophrenia. Clin Neuropharmacol 29 : 52-56, 2006
32) Josiassen RC, Joseph A, Kohegyi E, et al : Clozapine augmented with risperidone in the treatment of schizophrenia : a randomized, double-blind, placebo-controlled trial. Am J Psychiatry 162 : 130-136, 2005
33) Shiloh R, Zemishlany Z, Aizenberg D, et al : Sulpiride augmentation in people with schizophrenia partially responsive to clozapine. A double-blind, placebo-controlled study. Br J Psychiatry 171 : 569-573, 1997
34) Tiihonen J, Wahlbeck K, Kiviniemi V : The efficacy of lamotrigine in clozapine-resistant schizophrenia : a systematic review and meta-analysis. Schizophr Res 109 : 10-14, 2009
35) 伊藤寿彦，平川幸治，望月智子：解体症状に対してclozapineが治療効果を示した症例．臨床精神薬理 8：2096-2099, 2005
36) 榎本哲郎，安井玲子，伊藤寿彦，ほか：Clozapineが水中毒に有効だった1例．臨床精神薬理 8：2080-2083, 2005

● Further Reading
・Taylor D, Paton C, Kapur S（編），内田裕之，鈴木健文，渡邉衡一郎（監訳）：モーズレイ処方ガイドライン，第10版．アルタ出版，2011
・日本臨床精神神経薬理学会クロザピン検討委員会：クロザピン（クロザリル®）適正使用ガイダンス．協和企画，2009

（稲垣 中，伊藤寿彦，榎本哲郎）

B リスペリドン

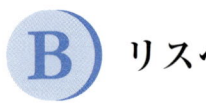

添付文書情報

【商品名】リスパダール Risperdal（ヤンセン）
【剤型】錠：1・2・3 mg, OD 錠：0.5・1・2 mg, 細粒：1%　10 mg/g, 液：1 mg/mL（30・100 mL/瓶, 0.5・1・2・3 mL/包）
【適応】統合失調症
【用法・用量】通常成人には 1 回 1 mg 1 日 2 回より始め，徐々に増量する．維持量は通常 1 日 2〜6 mg を原則として 1 日 2 回に分けて投与する．なお，年齢，症状により適宜増減する．ただし，1 日量 12 mg を超えないこと．
※リスペリドン内用液の使用方法：1) 本剤を直接服用するか，もしくは水やジュースに混ぜて，コップ 1 杯（150 mL）くらいに希釈して使用すること．2) 茶葉抽出飲料（紅茶，烏龍茶，日本茶など）およびコーラは混合すると含量が低下することがあるので，これらに希釈して使用することは避ける．3) 分包品（0.5 mL，1 mL，2 mL，3 mL）は，1 回使い切りであるので開封後は速やかに服用すること．
【禁忌】1) 昏睡状態（悪化）．2) バルビツール酸誘導体等の中枢神経抑制薬の強い影響下（中枢神経抑制作用増強）．3) アドレナリン投与中．4) 本剤の成分に過敏症の既往歴．

【商品名】リスパダール コンスタ Risperdal Consta（ヤンセン）
【剤型】筋注用キット：25・37.5・50 mg/V
【適応】統合失調症
【用法・用量】1) 本剤は臀部筋肉内にのみ注射する．2) 本剤は，投与後 3 週間以降より血中濃度が上昇するので，臨床効果は 3 週目以降に出現すると考えられる．したがって，初回投与後 3 週間はリスペリドンの経口投与を行う．3) 成人には 1 回 25 mg を 2 週間隔で注射する，その後症状に応じて適宜増減するが，1 回量は 50 mg を超えないこと．
【禁忌】1) 昏睡状態（悪化）．2) バルビツール酸誘導体などの中枢神経抑制剤の強い影響下（中枢神経抑制作用が増強）．3) アドレナリン，クロザピンを投与中．4) 本剤の成分に過敏症の既往歴．

概説

ハロペリドールを代表とする従来型抗精神病薬は，統合失調症の陽性症状の改善には優れた効果を発揮するが，アカシジア，パーキンソニズム，急性ジストニア，遅発性ジスキネジアなどの錐体外路症状や高プロラクチン血症を発現しやすい．また，高用量を使用した場合には，認知機能や陰性症状を悪化させる可能性もある．リスペリドンは 1984 年に Paul Janssen らにより開発された新規抗精神病薬であり，1994 年に米国食品医薬品局から統合失調症治療薬としての承認を受けた．現在，統合失調症の治療薬の主流は新規抗精神病薬であるが，リスペリドンは最も標準的な新規抗精神病薬の 1 つである．わが国でも統合失調症の治療薬として第 1 選択薬の 1 つとなっている．

薬理学的作用機序

リスペリドンは D_2 受容体と 5-HT_{2A} 受容体の拮抗作用を併せもつ．そして，D_2 受容体および 5-HT_{2A} 受容体への K_i 値がそれぞれ 3.1，0.16 nM であり，D_2 受容体よりも 5-HT_{2A} 受容体に対する親和性が高い．この 5-HT_{2A} 受容体に対する阻害作用がリスペリドンで錐体外路症状の出現が少ないことに関連する．すなわち，セロトニン神経はドパミン神経を抑制的に制御しているため，リスペリドンによる 5-HT_{2A} 受容体の阻害がセロトニン神経活動を抑制することにより黒質線条体でのドパミン分泌を促進させる．この作用が，リスペリドンによる D_2 受容体阻害作用と拮抗することにより錐体外路症状の出現を抑制する（図 4-4）[1]．しかし，リスペリドンも大量投与すると従来型抗精神病薬同様に錐体外路症状が出現する．リスペリドンによる錐体外路症状の発現は，一般的には高力価の従来型抗精神病薬よりも少ないが，低力価の従来型抗精神病薬と比較した場合には，その優位性は相対的なものとなる．われわれの研究では，1日投与量が 4 mg 以内であれば，錐体外路症状の出現が少ないが，4 mg を超えると血中濃度依存性に錐体外路症状の出現が増加した[2]（図 4-5）[3]．また，PET 研究の結果からは薬物が脳内 D_2 受容体を 60～80％ 占拠する投与量が最も理想的で，占拠率が 60％ 以下であると臨床症状の改善が不十分となり，80％ 以上となると錐体外路症状が出現する[1]．すなわち，リスペリドンはその 5-HT_{2A} 受容体阻害作用により，D_2 受容体拮抗作用により惹起される錐体外路系副作用を軽減させ，また中脳皮質系ドパミン経路の調節を介して統合失調症の陰性症状や認知機能障害を改善する可能性がある．もう1つは，本薬剤の D_2 受容体や 5-HT_{2A} 受容体への親和性に比べると弱いが，リスペリドンは $α_1$，$α_2$ 受容体や H_1 受容体への親和性も有している．特に $α_2$ 受容体への阻害作用が前頭前野でのノルアドレナリン神経活動を増強させることが陰性症状や認知機能の改善効果と関係する可能性がある．また，$α_1$ 受容体への阻害作用がドパミン分泌を抑制することで陽性症状の改善効果と関連している可能性もある[4]．われわれはリスペリドンの 4 週間投与により，統合失調症患者のノルアドレナリンの

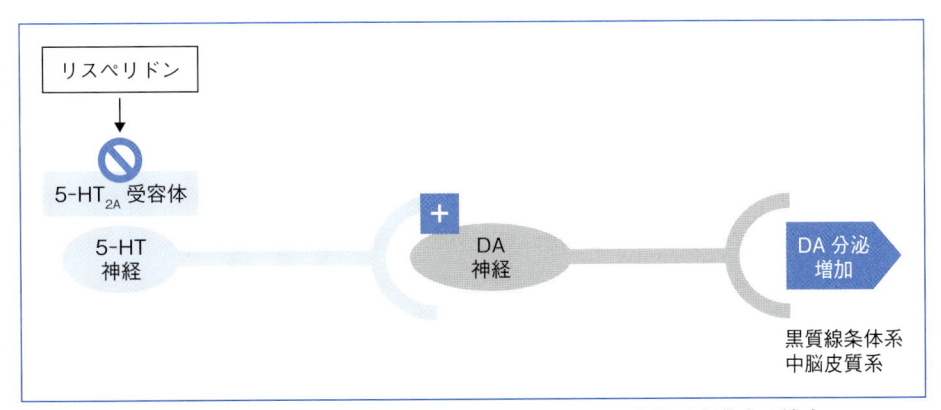

図 4-4　リスペリドンが 5-HT_{2A} 受容体を阻害することで DA 分泌が亢進する機序
(Kapur S：A new framework for investigating antipsychotic action in human：lessons from PET imaging. Mol Psychiatry 3：135-140, 1998 より)

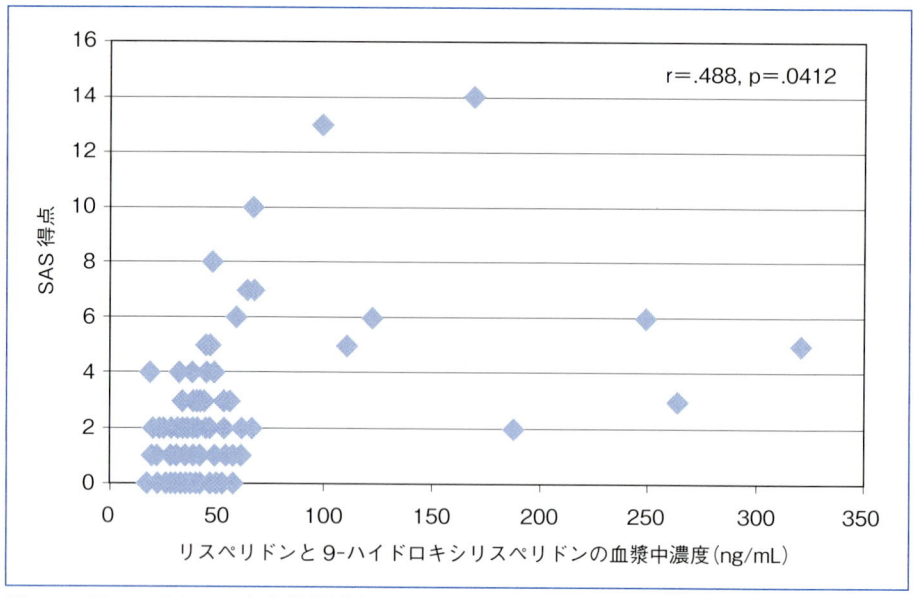

図 4-5 リスペリドンの血中薬物濃度と錐体外路症状
(Yoshimura R, Ueda N, Sugita A, et al : Fluctuating plasma levels of the active moiety of risperidone is related to occurrence of extrapyramidal symptoms. Int J Psychiatr Clin Pract 13 : 21-24, 2009 より)

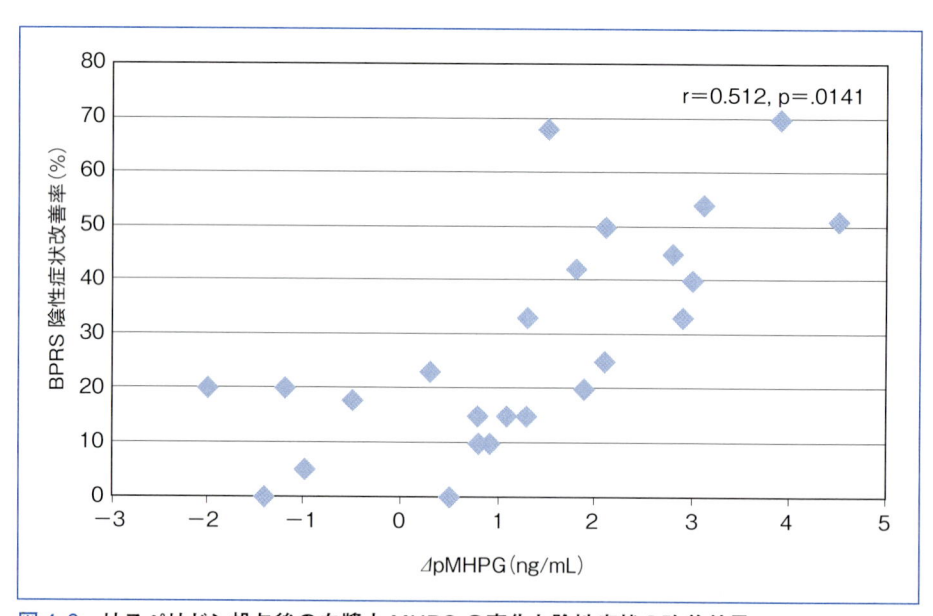

図 4-6 リスペリドン投与後の血漿中 MHPG の変化と陰性症状の改善効果
〔Yoshimura R, Nakamura J, Ueda N, et al : Effect of risperidone on plasma free 3-methoxy-4-hydroxyphenylglycol(pMHPG)levels in schizophrenic patients : relationship among plasma concentrations of risperidone and 9-hydroxyrisperidone, pMHPG, and clinical improvement. Int Clin Psychopharmacol 15 : 175-180, 2000 より〕

主要代謝産物である 3-methoxy-4-hydroxyphenlyglycol(MHPG)の血漿中濃度が有意に増加することを報告した[5]．そして，この血漿中 MHPG 濃度の増加は陰性症状の改善と有意な関連を示した(図 4-6)．

薬物動態

リスペリドンは経口投与後直ちに吸収されて，1時間以内には血中濃度が最高に達する．リスペリドンの血中濃度は投与量と強い線形の相関を示す．生体内利用率はほぼ100%であり，血漿中蛋白結合率は90%である．リスペリドンは主として肝臓のチトクローム P450(CYP)2D6 により 9-ハイドロキシリスペリドン(パリペリドン)へと代謝される．この主要代謝産物である 9-ハイドロキシリスペリドンも薬理学的活性をもっており，リスペリドンと類似の受容体への薬理学的プロファイルを有する．リスペリドンの血中半減期は約3時間であるが，CYP2D6 の活性の低い人(poor metabolizer)では20時間を超える．日本人ではCYP2D6活性が約50%低下している人(*10)が半数程度存在する．実際，CYP2D6 の酵素活性が正常である人(wt/wt)と比較して，この酵素が低下している人(*10/wt，*10/*10)では定常状態のリスペリドンと 9-ハイドロキシリスペリドンの血中濃度比が有意に異なっているとの報告がある[6]．しかし，この報告では，CYP2D6 の酵素活性とリスペリドンの臨床効果との間には関連が認められなかった．

適応症と治療方針

1 適応症

米国食品医薬品局からは，統合失調症と統合失調症以外の精神病性障害さらには双極Ⅰ型障害の急性躁病および混合性エピソードに対する承認を得ているが，わが国での適応症は統合失調症のみである．

2 治療方針

(1)統合失調症

軽症例，1〜2 mg/日から開始する．興奮や攻撃性が激しい症例に対しては，4〜6 mg/日から始める(その際にベンゾジアゼピン系のロラゼパムを併用する場合もある)．リスペリドンには内用液もあるので，精神運動興奮が激しく拒薬する症例でもリスペリドン内用液であれば服薬に同意する患者もいる．この治療開始時における自ら積極的とはいえないまでも患者の服薬に対する肯定性はその後の治療に大きな影響を及ぼす(強制的に抗精神病薬を注射された症例などでは，その後に治療者との信頼関係を築くのに難渋し，服薬コンプライアンスの悪化につながる可能性がある)．また，錠剤に比べて内用液は吸収や血中濃度上昇までの時間が若干短い．

われわれは精神運動興奮の激しい急性統合失調症患者88例を対象に，リスペリド

---

poor metabolizer：ある薬物代謝酵素において，代謝能が欠損または著しく低い人をいう．

表 4-4　リスペリドン内用液による症状の経時的改善

項目	0	3	7	14	21	28（日）
興奮	5.1	4.5	3.8	3.5	2.4	2.1
敵意	5.3	5.0	4.2	3.3	2.5	2.4
幻覚	5.8	5.5	4.4	4.1	3.5	3.2
非協調性	4.4	4.2	3.8	3.4	2.4	2.1
衝動性	5.0	4.3	3.6	3.3	2.2	2.0

(Yoshimura R, Nakamura J, Shinkai K et al：An open study of risperidone liquid in the acute phase of schizophrenia. Hum Psychopharmacol 20：243-248, 2005 より)

ン内用液の有効性を PANSS の興奮，敵意，幻覚，非協調性，衝動性の 5 項目に関して検討した[7]．この研究では，リスペリドンの平均使用量は 3.5 mg/日であった．その結果，興奮，敵意と衝動性の 3 項目が 7 日以内に，幻覚・非協調性を加えた 5 項目すべてが 14 日以内に有意な改善を認めた（表 4-4）．

　さらに，われわれはリスペリドン単剤では症状のコントロールが十分でない統合失調症患者に対してバルプロ酸の併用が有効であることも報告した[8]．その研究では，リスペリドン単剤では，精神運動興奮症状の改善が不十分な症例にバルプロ酸（平均投与量 570 mg/日，平均血中濃度 42 μg/mL）を追加投与したところ，興奮と敵意の項目が有意に改善した．さらに，リスペリドンとバルプロ酸の併用によりリスペリドンおよび 9-ハイドロキシリスペリドンの血中濃度に変化はなかった．以上の結果は，リスペリドンにバルプロ酸を追加投与することにより得られる精神運動興奮症状の改善効果は，両薬剤の pharmacokinetic な作用ではなく，pharmacodynamic な作用に起因していることを示唆している．

　リスペリドンには持効性注射剤（risperidone long-acting injectable：RLAI）がある．RLAI はリスペリドンを毎日服用する代わりに 2 週間に 1 度臀部に注射するだけでよい．服薬アドヒアランスを順守できない患者や仕事や学校などの関係で定期的な服薬が困難な患者には非常に便利である．この RLAI は血中濃度変動が少ないために同等量のリスペリドンを経口投与した場合と比較して錐体外路症状の出現が少ないとの報告もある[9]．実際，われわれはリスペリドン内服患者を対象にリスペリドンと 9-ハイドロキシリスペリドンの血中濃度を経時的に測定した．その結果，血中薬物濃度の変化が大きい患者ほど，投与量にかかわらず錐体外路症状の発現が有意に多かった[3]．

(2) 双極性障害

　わが国では適応外使用であるが，リスペリドンは双極性障害の躁状態に対してもしばしば用いられる．双極性障害の躁状態の治療には，リチウム，バルプロ酸，カルバマゼピンなどの気分安定薬が基本的には用いられる．しかし，これらの気分安定薬は効果発現までに 1～2 週間を要する．躁状態が激しい場合では，一刻も早く精神興奮状態を鎮静する必要があるために，治療初期には，リスペリドンをはじめとする新規抗精神病薬が気分安定薬に併用されることが多い．リスペリドンは双極性障害躁状態

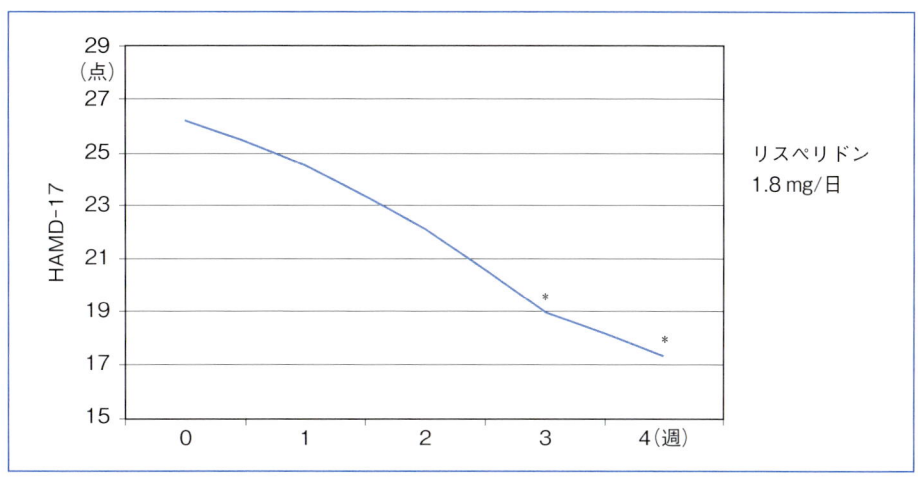

図 4-7 抗うつ薬にリスペリドン追加投与後の HAMD-17 得点推移
(Goto M, Yoshimura R, Kakihara S, et al：Risperidone in the treatment of psychotic depression. Prog Neuro-psychopharmacol Biol Psychiatry 30：701-707, 2006 より)

に対する予防作用は証明されていないため，躁状態の改善後には新規抗精神病薬は漸減するべきである．

(3)大うつ病性障害

　一方，うつ状態に対するリスペリドンの有効性は明らかではない．しかし，われわれは，少なくとも 2 種類以上の抗うつ薬の反応が不十分であった大うつ病性障害(その一部は精神病性の特徴を有していた)に対して少量(平均 1.8 mg/日)のリスペリドンの併用が有効であることを報告した[10]（図 4-7）．この研究は open study であるが，リスペリドン追加投与 3 週間後から有意に HAMD-17 得点の改善が認められ，リスペリドンの追加投与への反応率は 55％であった．最近の Papakostas と Nelson によるRCT 研究のみを集めたメタ解析の報告[11]でも，難治性うつ病に対する新規抗精神病薬併用の有効性が明らかとなった．

(4)強迫性障害

　また，抗うつ薬に反応しない強迫性障害に対してもリスペリドンの併用が奏効することがある．Cochrane Database Systematic Review[12]では，抗うつ薬とリスペリドン併用が強迫性障害の中核症状のみならず不安症状，抑うつ症状へも有効であることが証明された．一方で，統合失調症あるいは統合失調感情障害患者でリスペリドン投与により新たに強迫症状が出現したとの報告[13]がある．

(5)せん妄

　リスペリドンはせん妄状態に対しても第 1 選択薬として広く用いられている[14]．認知症に伴う精神病症状へも有効[15]であるが，高齢者では錐体外路症状が出やすく，脳血管障害のリスクを高めるとの報告[16]もあり少量投与を心がけるべきである．

表 4-5　リスペリドンと他の薬物との相互作用

主な CYP2D6 阻害薬	主な CYP3A4 阻害薬	主な CYP3A4 誘導薬
これらの薬物とリスペリドンの併用でリスペリドン濃度が上昇し，9-ハイドロキシリスペリドンの濃度が上昇する． ・パロキセチン ・セルトラリン ・イミプラミン ・クロザピン ・ハロペリドール ・シメチジン ・ランソプラゾール ・メトクロプラミド ・キニジン ・リトナビルなどの抗HIV薬	これらの薬物や飲用物との併用でリスペリドン濃度が増加する． ・イトラコナゾール ・ケトコナゾール ・クラリスロマイシン ・ジルチアゼム ・リトナビル・インジナビルなどの抗HIV薬 ・グレープフルーツジュース	これらの薬物との併用でリスペリドン濃度が低下する． ・フェノバルビタール ・フェニトイン ・リファブチン ・rifampin ・rifapentine ・リトナビル

副作用とその対策

　リスペリドンは新規抗精神病薬のなかでは，D_2受容体と強く結合する(tight binding)薬物であるので，パーキンソン症状が出現しやすい．特に4 mg/日以上では注意する必要がある．高プロラクチン血症も生じやすい．また，他の新規抗精神病薬と同様，体重増加や糖尿病や脂質代謝異常のリスクを高める可能性もある．これらの副作用に対しては，適切な運動や栄養指導などを推奨することが重要である．リスペリドンには$α_1$受容体への拮抗作用があるので，ふらつきや低血圧などが生じる場合がある．パーキンソン症状や高プロラクチン血症などは投与量を可能な限り減らすことにより改善する場合が多いが，それでも持続するときには，他の新規抗精神病薬に変更する．

相互作用とその対策(表 4-5)

　pharmacodynamicな相互作用としてリスペリドンは，降圧薬の効果を増強させる可能性や，パーキンソン病治療薬であるレボドパなどドパ製剤の作用を減弱させる可能性がある．pharmacokineticな相互作用としては，クロザピン投与によりリスペリドンのクリアランスが低下するためリスペリドンの血中濃度が上昇することがある．リスペリドンの主要代謝経路はCYP2D6による9-ハイドロキシリスペリドンへの代謝である．この9-ハイドロキシリスペリドンもリスペリドンと類似の薬理活性を有している．したがって，通常リスペリドンの薬理活性はリスペリドンと9-ハイドロキシリスペリドンの総和(active moiety)に依存すると考えられる．パロキセチンのようにCYP2D6を阻害する薬物とリスペリドンを併用した場合には，リスペリドンの血中濃度は上昇するが9-ハイドロキシリスペリドンの血中濃度は低下する．しかし，active moietyの血中濃度には変化がないために臨床効果や副作用発現とは直接関係しない．したがって，リスペリドンの減量は必要ないと考えられている．リスペリドンの主要代謝酵素はCYP2D6であるが，CYP3A4も部分的に関与している．特に，

表 4-6　リスペリドンが有効な症例

1）幻覚妄想状態が強い患者
2）精神運動興奮が激しい患者（特にリスペリドン内用液が適する，場合によりロラゼパムやバルプロ酸を併用する）
3）双極性障害躁状態（適応外使用）
4）せん妄（適応外使用）
5）認知症に伴う精神病症状（適応外使用）
6）飲み忘れの多い患者（RLAI を用いる）
7）抗うつ薬に治療抵抗性のうつ病や精神病性（妄想性）うつ病（適応外使用）
8）抗うつ薬に治療抵抗性の強迫性障害（適応外使用）

CYP2D6 の poor metabolizer では，CYP3A4 がリスペリドンの代謝において大きな役割を果たす．カルバマゼピンはCYP3A4 を誘導するので，カルバマゼピンをリスペリドンに併用した場合には，リスペリドンと 9-ハイドロキシリスペリドンの血中濃度が低下する[17]．このような場合には，同じ量のリスペリドンを投与しても，臨床効果が減弱する症例があるかもしれない．

臨床上のヒント・注意点

リスペリドンの臨床上の利点の1つは剤型の豊富さである．嚥下障害がある患者では錠剤は飲みにくいが内用液であればスムーズに内服できる．ただ，このリスペリドン内用液は紅茶や緑茶などの茶に溶かして服用するとその効果が20％に減弱する．リスペリドンは睡眠構造に対する作用もあり，深睡眠を増やすので不眠患者では夕食後や眠前に投与することにより，ベンゾジアゼピン系睡眠導入剤が節約できる．ただ，新規抗精神病薬のなかでもリスペリドンは，比較的高プロラクチン血症と錐体外路症状の発現が多いので，必要最少量の投与を心がけるべきである．

リスペリドンが有効な症例を表 4-6 にまとめる．

(1)認知機能に対する影響

リスペリドンの認知機能への影響に関しては数多くの研究がある．リスペリドンが従来型抗精神病薬と比較して，実行機能の改善が有意に高いという報告がある一方で，両薬物間に差がないという報告もあり意見の一致をみない．知覚・運動機能，注意，反応時間，言語学習や記憶に関しても実行機能と同様に意見が分かれている．しかし，ワーキングメモリに関しては，リスペリドン投与により改善するという報告が多い[18]．これらの研究報告の不一致の原因として，対象患者，罹病期間，投与量などの違いが影響している可能性が考えられる．

臨床ケース

ハロペリドールからリスペリドンへの変更により，錐体外路症状が改善し，積極的にデイケア参加ができるようになった症例

〈症例①：24歳，男性，統合失調症〉
　他人が自分と視線が合うと故意にそらす．自分のことが臭いとひそひそ話をしている声が聞こえるといた幻覚・妄想状態のために，自分の部屋に鍵をかけ食事も家族とは別に1人自室で食べるようになる．母親が入浴を勧めると大声を出す．見かねた両親に連れられてA精神科病院を受診．ハロペリドール6 mg，ビペリデン3 mgによる薬物療法が開始となる．幻覚・妄想状態や精神運動興奮は速やかに改善するが，パーキンソニズムと意欲低下や抑うつ状態が出現したために，当科外来へ転院となる．ハロペリドールによるパーキンソニズムと過鎮静状態，陰性症状の増悪であると考え，ハロペリドールを比較的ゆっくりとリスペリドンへと変更した．すなわち，ハロペリドール4.5 mg・リスペリドン1 mg，ハロペリドール3 mg・リスペリドン2 mg，ハロペリドール1 mg・リスペリドン3 mg，ハロペリドール中止・リスペリドン3 mg単剤（ビペリデンも中止）といった具合に2～3週間おきに変薬していった．幻覚・妄想状態の再燃はなく，週3回のお菓子の箱詰め作業にも休まずに参加できている．両親の評価も非常によい．

リスペリドンの剤型変更により，アドヒアランスが向上した症例

〈症例②：45歳，女性，慢性統合失調症〉
　1人暮らし．2週間おきに当科に外来通院している．リスペリドン（2 mg）2錠で，自分の身の周りのことは行えている．しかし，ときどき服薬を忘れるために，イライラや自分の考えが周囲に見透かされている気がして不安になり，当直医師に電話をかけてくる．そこで，本人と相談のうえ，リスペリドンの錠剤から内用液への変更を行った．「今度の薬（内用液）は入れものも大きいし，ベッドのそばに置いて寝る前に必ず飲むようにしています．そのまま飲んでもあまり苦さも感じず水がなくても飲めるので飲み忘れが全くなくなりました．また，錠剤のときよりも寝つきがよくなった気がします」とすこぶる本人の評判は良好であった．錠剤から内用液への変更により，アドヒアランスが著明に向上し，精神症状が安定したために，夜間の当直時間帯の電話も全くなくなった．

錠剤からRLAIへの変更により，ベンゾジアゼピンが中止できた症例

〈症例③：28歳，男性，統合失調症〉
　両親と3人暮らし．2週間おきに通院している．リスペリドン（2 mg）2錠投与し

ているが，時々母親の過干渉に対してイライラが募り大声を上げるときがある．その際にはロラゼパムを頓服で使用している．本人も毎日リスペリドン錠剤を服用することにわずらわしさを感じていたので，自らRLAIへの切り替えを希望してきた．RLAI(25 mg)1 Aの2週間隔での注射に切り替えたところ，「母親の一言に対してイライラすることが全くなくなりました．また，外出したときに他人が自分のことを見ている不安を感じていましたが，それもほとんどありません．注射も思っていたより痛くありません．RLAIに変更して一番よかったのは，ワイパックス®(ロラゼパム)を全く飲まなくてよくなったことです」，と笑顔で語った．現在，月曜日から金曜日までデイケアに定期的に通っている．

リスペリドンとバルプロ酸の併用が気分安定化作用に有効であった症例

〈症例④：48歳，女性，統合失調症〉

24歳で幻覚妄想状態と精神運動興奮症状で統合失調症を発症する．当初はハロペリドール3〜6 mg/日で治療されてきた．その後リスペリドン3 mg/日へと変薬となる．精神症状はほぼ安定しており，デイケアに週3日参加している．ときどき，デイケアでの対人関係のトラブルを契機に易怒性や抑うつ状態が出現する．そこでバルプロ酸600 mg/日を併用したところ感情面が非常に安定した．

せん妄に対してリスペリドンが著効した症例

〈症例⑤：72歳，男性，膵臓癌〉

膵臓癌の化学療法を行っていたが，腫瘍縮小効果なし．stage Ⅳb．痛みは麻薬の使用によりコントロールされているが，全身倦怠感が非常に強い．幻覚(幻視)，被害妄想(看護師が自分を殺しにくる)，精神運動興奮(点滴のルートを抜去する)が出現し，せん妄状態と考えられた．その時には内科当直医の判断で，ハロペリドールを注射されその夜は何とか落ち着き，翌日に精神科へと紹介受診となった．その日より，リスペリドンの内用液1 mgを夕食後に投与したところ，睡眠がよく取れてせん妄は出現しなかった．原疾患による全身倦怠感や麻薬による日中の眠気のために，その後も数回せん妄が出現したが，いずれもリスペリドン内用液1〜2 mg投与で対応できた．

抗うつ薬に少量のリスペリドンを追加投与することが有効であった精神病性(妄想性)うつ病の症例

〈症例⑥：45歳，女性，精神病性(妄想性)うつ病〉

1年前に家を新築した．しかし，となりの家との土地のトラブルを契機に抑うつ

気分，不安・焦燥感，集中困難，不眠，食欲低下，対人恐怖などの症状が出現する．さらには，「いやがらせで玄関前にゴミをばら撒いていく」「隣の住人が放火しようとしている」という被害関係妄想を伴っていた．パロキセチン 10 mg/日より開始して 40 mg/日まで増量した．抑うつ気分と不安・焦燥感は軽減したが，十分ではなく被害妄想は一貫して継続していた．そこで，パロキセチン 40 mg/日にリスペリドン 1 mg/日を追加投与した．そうしたところ，リスペリドン追加 1 週間後より，被害関係妄想のみならず他の抑うつ症状も著明に改善した．

アルツハイマー型老年期認知症の物盗られ妄想に対して少量のリスペリドン投与が有効であった症例

〈症例⑦：82 歳，女性，アルツハイマー型老年期認知症〉
　3 年前から，物忘れが多いことを周囲から同居している長男の嫁から気づかれていた．半年前から，嫁が自分の宝石類を盗む，自分の預金が引き落とすと言うようになり，嫁に対して攻撃的になる．長男が何度説得するも納得せず，長男も嫁に騙されていると訴える．MMSE 得点は 20/30 点．頭部 MRI 検査では，側頭葉内側の萎縮を認め，VSRAD の Z-score は 2.58 であった．リスペリドン 0.5 mg 投与開始すると，1 週間後には上記の訴えは全く認められなくなった．さらに，睡眠も改善する（寝つきがよくなった）．本症例ではパーキンソン症状などの副作用も認められていない．

　リスペリドンはわが国に最初に導入された新規抗精神病薬であり，リスペリドンの導入により，わが国での従来型抗精神病薬の多剤併用・大量投与や抗コリン薬の最初からの併用の問題がより意識されるきっかけとなり，それ以降，統合失調症の治療は新規抗精神病薬の単剤化の方向に進んだ．さらには，新規抗精神病薬の導入は，患者への疾患教育や服薬指導，精神科リハビリテーションの重要性が重要であることも再認識させた．リスペリドンは幻覚・妄想状態の強い患者には効果が大いに期待できる薬物である．内用液を使用することで，従来であれば従来型抗精神病薬の注射が必要であるような患者でも経口投与で治療できるケースが増えた．このことは，治療初期に治療者患者関係を損なわせないので，その後の患者の服薬コンプライアンスの向上につながる可能性がある．さらに RLAI の登場は飲み忘れの危険性がないために，病状の再発を防ぐ大きな抑止力ともなりうる．統合失調症は進行性の疾患であるために，コンプライアンスの向上は良好な予後を維持するためには必要不可欠である．この RLAI は学校や仕事で服薬が不規則になりやすい患者や服薬アドヒアランスの高くない患者には最適な選択肢となりうる可能性を秘めている．さらに血中薬物濃度変化が少なく経口薬よりも錐体外路症状の発現も少ない可能性がある．RLAI を開始する際には，これらをはじめとする情報を患者に十分に説明してから行うべきである．リス

ペリドンのわが国での保険適応は統合失調症のみであるが双極性障害，難治性うつ病，強迫性障害，せん妄，認知症に伴う精神病症状などに対しても効果が期待できるので，早い時期での保険収載が望まれる．最後に 2011 年 1 月にリスペリドンの活性代謝産物であるパリペリドンの徐放剤が上市された〔本項（附）参照，⇒86頁〕．薬理学的特徴はリスペリドンとほぼ同等であるが，肝臓のCYP2D6の影響を受けず安定した血中薬物濃度が保てるためにリスペリドンよりも錐体外路症状の発現が少ない[19]．

● 文献
1) Kapur S：A new framework for investigating antipsychotic action in human：lessons from PET imaging. Mol Psychiatry 3：135-140, 1998
2) Kakihara S, Yoshimura R, Shinkai K, et al：Prediction of response to risperidone treatment with respect to plasma concentrations of risperidone, catecholamine metabolites, and polymorphism of cytochrome P450 2D6. Int Clin Psychopharmacol 20：71-78, 2005
3) Yoshimura R, Ueda N, Sugita A, et al：Fluctuating plasma levels of the active moiety of risperidone is related to occurrence of extrapyramidal symptoms. Int J Psychiatr Clin Pract 13：21-24, 2009
4) Svensson TH, Mathe JM, Andersson JL, et al：Mode of action of atypical neuroleptics in relation to the phencyclidine model of schizophrenia：role of 5-HT2 receptor and alpha2-adrenoreceptor antagonism. J Clin Psychopharmacol 15：S11-S18, 1995
5) Yoshimura R, Nakamura J, Ueda N, et al：Effect of risperidone on plasma free 3-methoxy-4-hydroxyphenylglycol (pMHPG) levels in schizophrenic patients：relationship among plasma concentrations of risperidone and 9-hydroxyrisperidone, pMHPG, and clinical improvement. Int Clin Psychopharmacol 15：175-180, 2000
6) Mihara K, Kondo T, Yasui-Furukori N, et al：Effects of various CYP2D6 genotypes on the steady-state plasma concentrations of risperidone and its active metabolites, 9-hydroxyrisperidone, in Japanese patients with schizophrenia. Ther Drug Monit 25：287-293, 2003
7) Yoshimura R, Nakamura J, Shinkai K, et al：An open study of risperidone liquid in the acute phase of schizophrenia. Hum Psychopharmacol 20：243-248, 2005
8) Yoshimura R, Shinkai K, Ueda N, et al：Valproic acid improves psychotic agitation without influencing plasma risperidone levels in schizophrenic patients. Pharmacopsychiatry 40：9-13, 2007
9) Medori R, Mannaert E, Grunder G：Plasma antipsychotic concentration and receptor occupancy, with special focus risperidone long-term injectable. Eur Neuropsychopharmacol 16：233-240, 2006
10) Goto M, Yoshimura R, Kakihara S, et al：Risperidone in the treatment of psychotic depression. Prog Neuropsychopharmacol Biol Psychiatry 30：701-707, 2006
11) Nelson JC, Papakostas GI：Atypical antipsychotic augmentation in major depressive disorder：a meta-analysis of placebo-controlled randomized trials. Am J Psychiatry 166：980-991, 2009
12) Komossa K, Depping AM, Meyer M, et al：Second-generation antipsychotics for obsessive compulsive disorder. Cochrane Database Syst Rev Dec 8：12：CD008141, 2010
13) Mahendran R, Liew E, Subramaniam M：De novo emergence of obsessive-compulsive symptoms with atypical antipsychotics in asian patients with schizophrenia or schizoaffective disorder：a retrospective, cross-sectional study. J Clin Psychiatry 68：542-545, 2007
14) Campbell N, Boustani MA, Ayub A, et al：Pharmacological management of delirium in hospitalized adults：a systematic evidenced review. J Gen Intern Med 24：848-853, 2009
15) Katz I, De Deyn PP, Mintzer J, et al：The efficacy and safety of risperidone in the treatment of psychosis of Alzheimer's disease and mixed dementia：a meta-analysis of 4 placebo-controlled clinical trials. Int J Geriatr Psychiatry 22：475-484, 2007
16) Mazzucco S, Cipriani A, Barbui C, et al：Antipsychotic drugs cerebrovascular events in elderly patients with dementia：a systematic review. Mini Rev Chem 8：776-783, 2008
17) Spina E, Avenoso A, Facciola G, et al：Plasma concentrations of risperidone and 9-hydroxyris-

peridone: effect of comedication with carbamazepine or valproate. Ther Drug Monit 22: 481-485, 2000
18) Meltzer HY, McGurk SR: The effects of clozapine, risperidone, and olanzapine on cognitive function in schizophrenia. Schizophr Bull 25: 233-255, 1999
19) 村崎光邦，平安良雄，岩田仲生，ほか：Paliperidone 徐放錠の特性と今後の期待．臨床精神薬理 13: 2063-2076, 2010

● Further Reading
・Schatzberg AF, Nemeroff CB（eds）：Textbook of Psychopharmacology, 3rd ed. The American Psychiatric Publishing, 2004
・Stahl SM（著），仙波純一，松浦雅人，中山和彦，宮田久嗣（監訳）：精神薬理学エセンシャルズ—神経科学的基礎と応用，第3版．メディカル・サイエンス・インターナショナル，2010
・藤井康男（編），稲垣中（編集協力）：統合失調症の薬物療法 100 の Q&A．星和書店，2008

附　パリペリドン

添付文書情報

【商品名】インヴェガ Invega（ヤンセン）
【剤型】錠：3・6・9 mg
【適応】統合失調症
【用法・用量】6 mg を1日1回朝食後．なお，年齢，症状により1日 12 mg を超えない範囲で適宜増減するが，増量は5日間以上の間隔をあけて1日量として3 mg ずつ行う．
【禁忌】1）昏睡状態（悪化），2）バルビツール酸誘導体などの中枢神経抑制剤の強い影響下にある（中枢神経抑制作用が増強），3）アドレナリンを投与中，4）本剤の成分およびリスペリドンに対し過敏症の既往歴，5）中等度から重度の腎機能障害（C_{cr} 50 mL/分未満）（本剤の排泄が遅延し血中濃度が上昇）．

概説

　先に述べたリスペリドンの活性代謝産物の9-ハイドロキシリスペリドンがパリペリドン（インヴェガ®）として開発され，除放製剤として臨床に 2011 年 1 月に導入された．パリペリドンはリスペリドンと類似の薬理学的特徴を有しているが，リスペリドンと比較して，① $α_{2A}$ 受容体への親和性が強い，② 5-HT_{2A}/D_2 比が小さいといった特徴がある．特に，この $α_{2A}$ 受容体への親和性の強さから，パリペリドンが前頭前野のノルアドレナリン濃度を増加させる可能性があり，それが認知機能改善効果と関連することも期待させる．

　パリペリドンの最も大きな利点として，この薬物は CYP2D6 の影響を受けない点があげられる．また，除放製剤であるので最初から有効投与量を投与することができる．さらに血中濃度のピーク値とトラフ値との差が小さく，血中薬物濃度変動が少ない．この血中薬物濃度変動の少なさは錐体外路症状の発現を予防する可能性がある．

パリペリドン除放製剤投与の要点をまとめると，①開始用量は 6 mg/日から，1 日 1 回朝食後に投与する．症状により 12 mg/日を超えない範囲で適宜増減可能であるが，増量は 5 日間以上の間隔をあけて 3 mg/日ずつ行うこと，②血中薬物濃度が定常状態に到達するまでに 4 日間必要であるので，精神運動興奮症状が強い場合には，ロラゼパムやバルプロ酸などを併用する，③最初から抗パーキンソン薬は併用しない．④抗コリン作用を有する薬剤からの切り替え時には，前薬をゆっくりと減量する，⑤前薬からの切り替え時に不眠が出現した場合には，睡眠薬を頓服で使用する．副作用としては，リスペリドンと同様に高プロラクチン血症，体重増加や糖尿病・脂質代謝異常のリスクを高める可能性がある．リスペリドンと比較してパーキンソン症状の発現は少ない．

● 臨床ケース

パリペリドンが著効した初回統合失調症の症例

〈症例①：22 歳，男性，統合失調症〉

　不眠，漠然とした不安感，外出すると他人が自分のことを凝視して，くすくす笑っている気がする（被害関係妄想），夕方から夜にかけて天井から噂話が聞こえる（幻聴），考えがまとまらないなどの症状が出現したために，両親とともに当科を受診した．パリペリドンを 1 カプセル（6 mg）を朝食後に服用してもらう．不眠に対してはブロチゾラム 1 錠（0.25 mg）を眠前に投与した．不安でどうしようもないときがあると訴えるので，そのときにはロラゼパム 1 錠（0.5 mg）を頓服で使用してもらった．1 週間後より，幻覚・妄想状態の改善を認め，4 週間後にはほとんど消失した．それに伴いロラゼパムも全く必要としなくなった．現在も 2 週間おきに外来通院しているが，順調に経過している．錐体外路症状，高プロラクチン血症，体重増加などの副作用も認めない．

ブロムペリドールからパリペリドンに変更することにより心気妄想と体感幻覚が改善した統合失調症の症例

〈症例②：48 歳，女性，統合失調症〉

　統合失調症の診断で C 病院精神科へ 10 年来通院中．ブロムペリドール 3 mg，ビペリデン 1 mg で治療されていた．しかし，大腸がねじれて便がでない，大腸が感電したようにしびれるという訴えが執拗に持続していた．本人の希望で C 病院精神科より当科へ転院となる．ブロムペリドールとビペリデンを中止して，パリペリドン 1 カプセル（6 mg）を朝食後に開始した．そうしたところ，「今度の薬は飲み心地がよいです」と言い，4 週間後には「大腸のしびれ感やねじれて痛い感じも前の 2～3 割になったので我慢できる」と笑顔で診察時に報告する．現在もパリペリドン

6 mg で維持しているが，良好な状態を維持している．この症状も錐体外路症状，高プロラクチン血症および体重減少は認めていない．

（吉村玲児）

C オランザピン

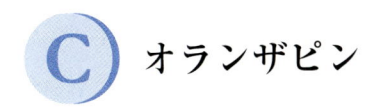

添付文書情報

【商品名】ジプレキサ Zyprexa（イーライリリー）
【剤型】錠：2.5・5・10 mg，ザイディス錠（口腔崩壊）：5・10 mg，細粒：1% 10 mg/g
【適応】統合失調症，双極性障害における躁症状の改善
【用法・用量】
〔統合失調症〕通常，成人にはオランザピンとして5〜10 mgを1日1回経口投与により開始する．維持量として1日1回10 mgを経口投与する．なお，年齢，症状により適宜増減する．ただし，1日量は20 mgを超えないこと．
〔双極性障害における躁症状の改善〕通常，成人にはオランザピンとして10 mgを1日1回経口投与により開始する．維持量は年齢，症状により適宜増減するが，1日量は20 mgを超えないこと．
【警告】1）著しい血糖の上昇から，糖尿病性ケトアシドーシス，糖尿病性昏睡などの重大な副作用が出現し死亡の可能性→血糖値の測定など観察を十分に．2）上記副作用があることを患者および家族に十分に説明し，口渇・多飲・多尿・頻尿などの異常が出現したら直ちに投与中断し医師の診察を受けるよう指導する．
【禁忌】1）昏睡状態（悪化）．2）バルビツール酸誘導体などの中枢神経抑制薬の強い影響下（中枢神経抑制作用が増強）．3）本剤の成分に過敏症の既往歴．4）アドレナリンを投与中．5）糖尿病，糖尿病の既往歴．

概説

クロザピンの出現はそれまで抗精神病薬で大きな問題となっていた錐体外路症状，治療抵抗性精神病症状，そして陰性症状という3つの点について，明らかな進展を生みだした．しかし無顆粒球症などの深刻な問題が生じ，その適応が限定され継続について厳密な管理が必要となった．

オランザピンは1982年に作られたチエノベンゾジアゼピン系抗精神病薬であり，クロザピンの優れた特性を保ちつつ，より好ましい安全性プロファイルをもつ抗精神病薬をめざすという意図で開発された抗精神病薬である．図4-8 に示すようにオランザピンの化学構造は，クロザピンに類似し，受容体プロファイルも同様に幅広く，これらの薬物は multi-acting receptor targeted antipsychotic（MARTA）とも呼ばれるようになった[1]．

オランザピンは世界22か国，約3,200例の臨床例を基に新薬承認申請がなされ，1996年には米国や欧州15か国での販売が開始された[1]．本剤の日本国内における開発は，1991年より開始され，15の臨床試験が行われた．オランザピンの臨床開発試験が実施された当時の第Ⅲ相試験は，ハロペリドールとモサプラミンを対照とした2つの二重盲検比較試験が行われることが通例であったが，オランザピンの好敵手とは言い難いモサプラミンの試験は行われず，ハロペリドールとの二重盲検比較試験だけ

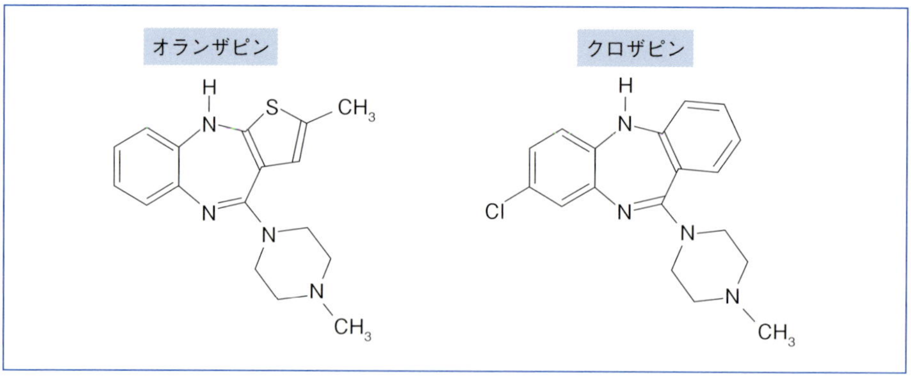

図4-8 オランザピンとクロザピンの化学構造式

が実施された[2]．

　この試験では統合失調症174例(オランザピン：90例5〜15 mg/日，ハロペリドール：84例4〜12 mg/日)を対象に実施され，8週間投与で，最終全般改善度の改善率(中等度改善以上)は，オランザピン：44.5％，ハロペリドール：40.5％で，オランザピンはハロペリドールと少なくとも同等の抗精神病作用があることが確認された．また，BPRS(Brief Psychiatric Rating Scale)の欲動性低下クラスターおよびPANSS(Positive and Negative Syndrome Scale)の陰性尺度はオランザピンはハロペリドールに比較し有意な改善を示し，さらに錐体外路症状についてもオランザピンが有意に少ないという結果が得られた．これらは想定されていたオランザピンの特性を実証したものであった．

　オランザピンの国内臨床開発試験では，わが国の抗精神病薬の新薬臨床開発試験史上，最初となる試みがなされた．その代表的なものは，統合失調症の通院患者におけるquality of life(QOL)の検討であった[3]．当時は抗精神病薬治療中のQOLについて本邦ではほとんど研究されておらず，その評価方法も確立されていなかった．このため，Heinrichsらによって作成されたquality of life scale[4]の翻訳と信頼性・妥当性の検討を行い[5]，これをクオリティ・オブ・ライフ評価尺度(QLS：Quality of Life Scale)日本語版として出版し[6]，評価者訓練のためのビデオ作成と訓練を行った．そして通院統合失調症患者(通院患者が臨床試験の対象となること自体も当時は珍しかった)29例(男性23例，女性6例)を対象に，オランザピン5〜15 mg/日を24週間(1年まで延長可能)投与し，QOLをQLS日本語版によって測定した．これは抗精神病薬の臨床試験のなかでQOL評価を行った日本で最初の報告で，対象を全例統合失調症通院患者に限っていたという点でもわが国の新薬臨床開発試験においては最初の試みであり，新たな流れを切り開いたものであった．そしてこの試験ではQOLだけでなく入院期間，就業などの変化も検討された．オランザピン投与24週後には，QLS総得点およびすべてのサブスコアが有意な改善を示し，また入院状況も明らかに改善した．オランザピンの投与が1年間継続できた10例では，投与前の入院回数が10回であったのに対し，投与後は1回となり入院回数の著明な減少がみられた．この試験

結果からオランザピンによる長期治療は精神症状のみならず，地域社会で生活している統合失調症患者のQOLや社会生活機能にも好ましい効果があることが明らかになった．

本剤治療中の社会活動やQOLの変化については，オランザピン製造販売後特別調査において本邦で大規模に検討が行われており，本剤の12か月間の投与中に社会活動回数が有意に増加しEuroQolの5項目法で測定したQOLが有意に改善していることが明らかになっている[7]．

本剤の臨床的な適応の1つになりうる治療抵抗性症例(20例)に対する検討も行われた[8]．治療抵抗性の基準は，過去に2剤以上の抗精神病薬をクロルプロマジン換算で1,000 mg以上2か月間投与したが十分な効果がない，過去2.5年以上の薬物治療によっても十分な効果が得られていないというものである．24週までの脱落例は9例(45%)であり，精神症状悪化が2例，副作用が2例，その他が5例であった．24週時点(LOCF)での総合評価では13例(65%)が中等度改善以上を示し，PANSS総得点は92.22±19.77から最終観察時で69.44±26.74に有意に減少した．また高齢統合失調症患者を含めた臨床試験も行われ，この有用性と安全性が検討された[9]．

オランザピンの本邦での臨床試験は，1991年に第Ⅰ相試験が開始され，その後の第Ⅱ相，第Ⅲ相試験を経て統合失調症における有用性と安全性が確認され，2000年12月に本邦でも承認が得られた．

薬理学的作用機序

オランザピンなど主な抗精神病薬の神経伝達物質受容体結合特性については表2-5を参照(⇒28頁)．代表的な従来型抗精神病薬であるハロペリドールは，ほぼドパミンD_2系(D_2およびD_4)受容体にしか作用を示さず，serotonin dopamine antagonist(SDA)であるリスペリドンは，5-HT_{2A}受容体への親和性とドパミンD_2系への親和性が高い．一方，オランザピンは，ドパミンD_2系，5-HT_{2A}，5-HT_{2C}，5-HT_6，α_1-アドレナリン，ヒスタミンH_1およびムスカリン(M_1〜M_5)など多様な受容体にほぼ同等の親和性を示し，ドパミンD_1受容体にもやや弱い親和性を有している．このようにオランザピンは，多元作用型(multi-acting)と呼ばれる同一濃度範囲で複数の受容体に対して遮断作用を示す結合特性を有しており，これらが本剤の効果や副作用に関連している[10,11]．

統合失調症のドパミン仮説によると，中脳辺縁系領域におけるドパミン神経路の過活動が陽性症状に関与しており，抗精神病薬はドパミンD_2受容体遮断作用によるドパミン神経(A10領域)の活動抑制により，陽性症状を改善させると考えられている[12]．オランザピンの主たる抗精神病作用もこれらドパミン神経の活動抑制作用によるものと考えられる．一方，統合失調症の陰性症状には大脳皮質前頭前野のドパミン活性の低下を想定する仮説が指示されているが，オランザピンの5-HT_{2A}受容体遮断作用は，前頭前野に投射するドパミン神経を賦活化させ[13]，5-HT_{2C}受容体遮断作用は，前頭前野におけるドパミン遊離量を増加させる[14]．さらに5-HT_{2C}受容体遮断作用は，

前頭前野におけるノルアドレナリンも増加させる[14]が，これらが陰性症状への効果に結びつく可能性が指摘されている．加えてグルタミン酸神経系の活動低下が統合失調症の病態生理に関与していることが示唆されており，オランザピンは，統合失調症患者で障害されたグルタミン酸神経系を回復させることにより，陰性症状の改善作用を示す可能性もある．

オランザピンは不安・抑うつへの効果がある場合があるが，本剤による前頭前野および辺縁系におけるドパミンとノルアドレナリン放出の増加は，統合失調症に伴う不安・抑うつ症状の改善にも寄与しているかもしれない[13]．また，5-HT_{2A} および 5-HT_{2C} 受容体の拮抗作用により不安が改善されること[15]，5-HT_6 受容体の拮抗作用も in vivo モデルで抗不安・うつ効果を示すことが示唆されており[16]，オランザピンの 5-HT 受容体拮抗作用は，不安，抑うつ症状への作用に関係しているのかもしれない．

オランザピンは比較的錐体外路症状が発現しにくい抗精神病薬であるが，これには本剤のドパミン D_2 受容体拮抗作用が，中脳辺縁系では，$α_1$-アドレナリン受容体拮抗作用とグルタミン酸神経系の賦活作用により増強され，黒質線条体では，5-HT_{2A} 拮抗作用とムスカリン受容体拮抗作用により減弱されることが想定されている．

双極性障害の躁症状が新たに本剤の適応になったが，双極性障害の病態生理は解明されておらず，薬剤の作用機序も不明な点が多い．中脳辺縁系ドパミン神経の過活動が躁症状に関与していると考えられていることから，オランザピンは，主にドパミン D_2 受容体拮抗作用により中脳辺縁系の過活動を抑制し躁症状を改善するのかもしれない．さらに，5-HT_{2A}，5-HT_6，$α_1$-アドレナリン，ムスカリンおよびヒスタミン H_1 受容体に対する作用も抗躁効果に一部寄与している可能性がある．

薬物動態

1 血中濃度

オランザピン 5 mg 錠を日本人健康成人男子に単回経口投与（空腹時，食後）した場合の薬物動態を表 4-7 に示した[17]．本剤は投与後約 5 時間で最高血中濃度に達し，消失半減期は 30 時間前後で，食事の影響は受けない．また，欧米人の患者にオランザピンを投与した場合の血中濃度は，2.5〜20 mg の範囲において投与量に比例して増

表 4-7 オランザピン 5 mg 錠を日本人健康成人男子に単回経口投与（空腹時，食後）した場合の薬物動態

投与量	T_{max}（時）	C_{max} (ng/mL)	$t_{1/2}$（時）	$AUC_{0-∞}$ (ng・時/mL)
5 mg（空腹時）	4.8±1.2	10.5±2.2	28.5±6.1	279±86.6
5 mg（食後）	4.6±1.4	10.3±2.1	31.8±8.1	279±87.1

（天本敏昭，入江 伸，熊本美紀，ほか：LY170053(olanzapine)のバイオアベイラビリティーに及ぼす食事の影響および製剤間の生物学的同等性について．臨床医薬 14：2717-2735, 1998）

加し，1日1回の服用で1週間以内に定常状態に達した．そしてその際の血中濃度は単回投与時の約2倍であった．また，オランザピンの血漿蛋白結合率は約93％で，主としてアルブミンと α_1-酸性糖蛋白質に結合することが知られている．

2 | 主な代謝産物および代謝経路

オランザピンの代謝経路は多様で，主要代謝物はグルクロン酸転移酵素による10-およびN-グルクロン酸抱合体，CYP1A2による4'-N-デスメチル体，フラビン含有モノオキシゲナーゼによる4'-N-オキシド体代謝物である．2-ヒドロキシメチル体は比較的少ない代謝物であるが，CYP2D6を介して生成され，オランザピンの全般的なクリアランスに大きく影響しない．また，*in vivo*の動物試験において，4'-N-デスメチル体および2-ヒドロキシメチル体の薬理活性はないか，オランザピンに比較しきわめて低いことが明らかになっており，本剤の薬理活性の本体は未変化体のオランザピンであることが確認されている．

3 | オランザピンの薬物動態に影響を及ぼす因子

性，年齢，人種，アルコール摂取，クレアチニンクリアランス，喫煙状態，体重がオランザピンの薬物動態に及ぼす影響について評価した結果，喫煙および性が常にオランザピンの薬物動態に影響を及ぼすことがわかっている．クリアランスは男性よりも女性のほうが低く，また喫煙者よりも非喫煙者のほうが低い．オランザピンの投与量決定には，臨床症状や副作用，さらには治療経過などさまざまな要因を考える必要があるが，過度な喫煙者ではより多い投与量が必要になるかもしれないという点と，高齢女性ではより少ない用量のほうが好ましい可能性があるという点は頭においておくべきかもしれない．

適応症と治療方針

1 | 統合失調症

(1) 急性期治療

オランザピンの開始用量は10 mgが基本であるが，急性幻覚妄想状態や興奮など明らかな精神病症状が活発に認められ，隔離などが必要になる症例などの場合，15～20 mgなどより多い用量で開始する方法をとってよい．本剤は1日1回投与であり，少ない錠剤数によって急性期治療を行える．アリピプラゾールやリスペリドンなどは，鎮静効果の補充として，さらにバルプロ酸などの気分安定薬，鎮静的抗精神病薬，ベンゾジアゼピンなどの併用を余儀なくされることが少なくないが，オランザピンには適度の鎮静効果があり，鎮静目的の向精神薬を追加併用せずに，これだけで急性期

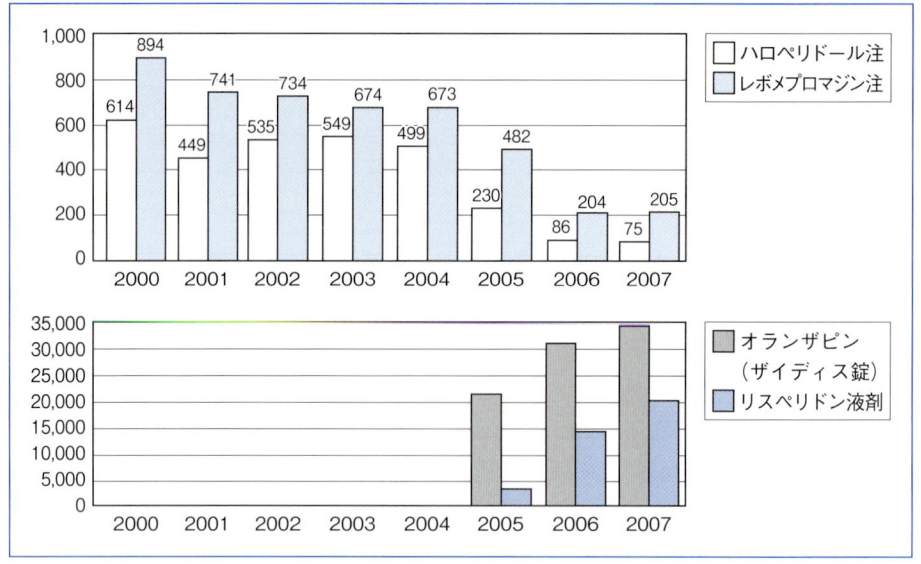

図 4-9 山梨県立北病院における抗精神病薬注射製剤とオランザピン(ザイディス錠)とリスペリドン液剤の払出数推移

治療を乗り切れる可能性があることが大きな利点である[18,19]．本邦における1,123例の統合失調症急性期に対してのオランザピンの有効性の検討によれば，開始時の本剤の1日平均投与量が多いほど，オランザピン以外の抗精神病薬が少ないほど開始6週後の症状改善が大きいとの結果が得られている[20]．

時に服薬コンプライアンスに問題が生じることがある急性期治療に本剤の口腔内崩壊錠の有用性は高い．統合失調症急性期患者1,068例を対象とした製造販売後特定使用成績調査によれば，錠剤投与群567例，口腔内崩壊錠501例とほぼ同数であり，口腔内崩壊錠使用例は罹病期間が短い初発患者が多かった[21]．図 4-9 に山梨県立北病院における抗精神病薬の速効性注射とリスペリドン液剤とオランザピン口腔内崩壊錠の年間使用量の変遷を示したが，液剤や口腔内崩壊錠の使用量の増加に伴って，抗精神病薬の速効性注射の使用が大幅に減少している．

(2) 切り替え

オランザピンは，鎮静的な抗精神病薬であり，このようなタイプの抗精神病薬への切り替えは，リスペリドンなどに切り替える場合[22]と比べて，一般的にそれほど難しくない．これはオランザピンが臨床的に使いやすい点の1つである．オランザピンへの切り替えについては次に述べるようないくつかの検討結果が報告されている．

Leeら[23]は，従来型抗精神病薬からオランザピン10 mg/日への切り替えを，直接切り替え群と前治療薬漸減およびオランザピン上乗せ群に無作為に割り付けて比較した．「切り替え成功」は精神症状と錐体外路症状の悪化なしに6週間の治療を完了できることと定義され，直接切り替え群での成功率は74.1%，漸減上乗せ群での成功率は67.9%で，有効性や安全性について2群間での有意差はなかった．また，Costaら[24]

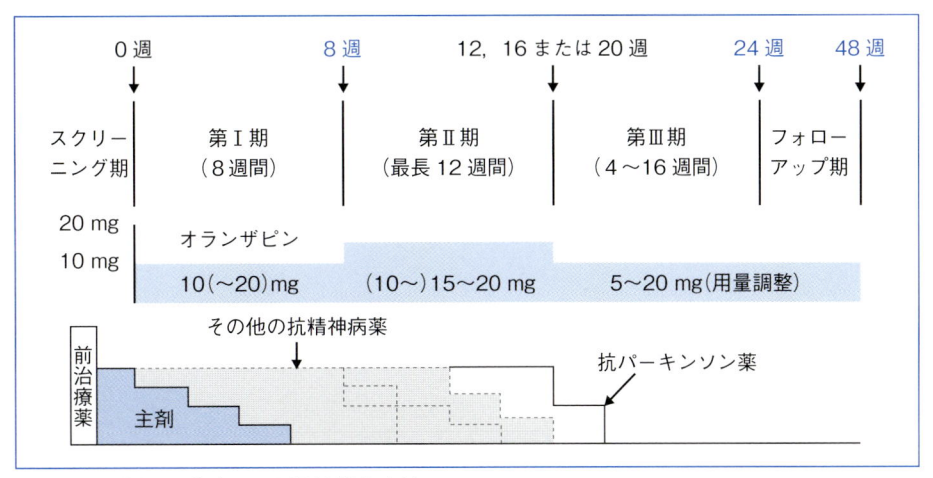

図4-10 オランザピンへの切り替え方法

はハロペリドールで治療中で錐体外路系副作用を発現している患者を対象にオランザピン10 mg/日に直接切り替えた結果を報告した．ハロペリドールの平均用量は12.7 mg/日で，「切り替え成功」はLeeらの試験と同様に定義されており，6週後の切り替え成功率は90.5%であった．さらに，Kinonら[25]は，従来型抗精神病薬やリスペリドンからオランザピンに4種類の方法で切り替えたが，いずれの方法でも精神症状改善には有意差がなかったが，総合評価では前薬を漸減し，オランザピンを10 mgで開始する方法が最も優れていた．

オランザピンへの切り替えについて，本邦でも長期的に詳細に検討した報告がある[26]．これは110例の統合失調症患者に対して，図4-10に示すようにオランザピンへの切り替え経過を3つの時期に分けて規定して，検討したものである．第Ⅰ期では前治療薬の抗精神病薬主剤のみを漸減中止した．オランザピンは主剤減量開始と同時に10 mg/日で投与開始した．第Ⅱ期では主剤以外の抗精神病薬を漸減中止し，第Ⅲ期では抗パーキンソン薬を漸減中止した．そして切り替え成功を，①主剤がオランザピンへ切り替わっている，②精神症状が不変または改善，③錐体外路症状やその他の副作用が不変または減少，のすべてに該当する場合と定義したが，24週時点では110例中61例(55.5%)，48週時点でも49例(44.5%)が切り替え成功例であった．切り替え成功率は，前治療薬が単剤の例でやや高い傾向があったが，多剤併用例，クロルプロマジン換算総量別，入院例・外来例などではほぼ同等であった．新規抗精神病薬への切り替えについて大規模に検討されている報告は本邦にはないので，このデータは臨床的に参考になり，貴重と思われる．

(3)維持治療

近年，治療継続性が抗精神病薬の評価に重要とされるようになってきている．ここでは，CATIE Schizophrenia StudyのPhase 1とフィンランドにおける統合失調症初回入院患者についてのNational Register Studyについて，本剤の維持治療成績に

関係することを紹介する.

まずCATIE Studyであるが，これは2001年1月〜2004年12月まで米国NIMHの主導で行われた無作為割り付け二重盲検試験であり，慢性統合失調症患者への新規抗精神病薬のeffectivenessを現実の臨床のなかで長期間(18か月)検証したものである．本試験の研究デザインや結果の解釈などについて製薬メーカーの関与はない．研究が行われたのは米国の大学病院，在郷軍人病院，州立病院，そして個人クリニックまで57の治療施設で，臨床現場の実情を反映するものであった．

対象はDSM-IVにおいて統合失調症と診断された18〜65歳の1,493例であり，実際の臨床での状況を反映させるために薬物依存併発例は対象に含まれ，抗精神病薬以外の併用薬を容認し，一方で，抗精神病薬の有効性が高い初回エピソードや，抗精神病薬への治療抵抗性症例，統合失調感情障害症例は除外されている．

CATIE StudyのPhase 1, 2の主要データは論文となって発表され[27-29]，サービス利用とコスト[30]についても公表されている．またこれらを解説した日本語論文も公表されているので，詳しくはそちらを参考とされたい[31-33]．

Phase 1で割り付けられた抗精神病薬は新規抗精神病薬としてはオランザピン(7.5〜30 mg)，クエチアピン(200〜800 mg)，リスペリドン(1.5〜6 mg)，ziprasidone(40〜160 mg)，そして従来型抗精神病薬としてはペルフェナジン(8〜32 mg)であった．これらの抗精神病薬の投与量についてはオランザピンの投与量が多めでリスペリドンが少なめであるのが目立つが，これは米国での一般臨床の使用量を反映したものである．

CATIE Studyの主要なアウトカムは「あらゆる理由による投与中止」とされた．このようなアウトカム指標が用いられたのは，抗精神病薬が継続できるということは，主治医や患者がその薬の有効性，副作用などを評価しているからで，それを変更あるいは中止することはそこになんらかの問題があり，これによって抗精神病薬のeffectivenessを測定できると考えたからである．

最初に投与された抗精神病薬がそのまま継続された割合を抗精神病薬別にみると，オランザピン36%，クエチアピン18%，リスペリドン26%，ziprasidone 21%，ペルフェナジン25%で，オランザピンが有意に優れており，すべての理由による投与中止までの期間で，無効のための投与中止までの期間，患者の決断による投与中止までの期間などでもオランザピンが有意に優れていた．精神症状増悪による入院が生じた割合は，オランザピンが最も少なく，オランザピン治療中の入院リスクがより低いことが明らかになった．

次にフィンランドにおける統合失調症初回入院患者についてのNational Register Studyであるが，これは国家的データベースを利用して，フィンランドで統合失調症あるいは統合失調感情障害によって初回入院したすべて患者について検討したものである[34,35]．初回入院の退院直後に用いられた抗精神病薬の中止リスクではクロザピン，ペルフェナジンデポ剤，オランザピンで中止リスクが有意に低かった．再入院リスクでもペルフェナジンデポ剤，オランザピン，クロザピンは有意に再入院リスクが低いことが明らかになった．

これら2つの重要な検討によって，オランザピンは他の新規抗精神病薬や従来型抗精神病薬との比較でも，治療継続性が高く，中止リスクや再入院リスクが低いことが明らかである．しかし，これらの違いはそれほど大きなものではないので，後述するような代謝面でのリスクと総合に評価することが必要なことも同時に明らかになってきた[36]．

(4) 治療抵抗性
a クロザピンとの切り替え

クロザピンは治療抵抗性統合失調症への効果が確認されている唯一の薬物であり，クロザピンからオランザピンへの切り替え，あるいはその逆の切り替え結果はオランザピンの治療抵抗性患者への効果を推測するのに重要である．

Henderson ら[37]はクロザピンが少なくとも1年間投与されている19例をオランザピンに切り替えた．オランザピン投与量は平均17.1±6.3 mg（最高投与量30 mg）で19例中8例（42%）ではオランザピンに反応が認められた．オランザピンへの切り替えがうまくいった症例は，クロザピンの投与期間が短めで，投与量が少ない症例であった．一方，11例（58%）では精神症状の悪化を認め，この11例中7例では著明に悪化し，再入院が必要となり，クロザピン再投与で改善した．Mountjoy ら[38]は過去にクロザピンに反応しなかった患者よりもクロザピン使用歴がない患者のほうがオランザピンが有効である可能性が大きいことを述べている．

Littrell ら[39]はクロザピン投与中だが副作用によるQOL低下，白血球数検査への不満などがある20例の外来患者をオランザピン15〜25 mgに切り替えて6か月経過を追跡した．20例中18例がオランザピンを継続でき，クロザピンと同等以上の効果が認められ副作用の多くが軽減した．2例では精神症状の悪化が生じて，クロザピンの再投与が必要となった．

一方，Conley ら[40]は，最も厳格とされているKaneの基準[41]によって選択された治療抵抗性統合失調症患者で，オランザピン25 mg/日による8週間の治療に反応が認められなかった症例27例に対して，クロザピン300〜800 mg/日（平均用量693 mg/日）を8週間投与した．その結果27例中11例（41%）に改善が認められた．オランザピンに反応がなくクロザピンで改善した症例と改善しなかった症例について患者背景などに差異は認められなかった．すなわち，厳密に規定した治療抵抗性患者ではオランザピンに反応しない場合でもクロザピンには反応する場合があるということになる．

これらの報告をまとめると，クロザピンからオランザピンへの切り替えによって，一部の患者では精神症状の悪化が生じること，この際の悪化率については研究によって差異が著しいこと，オランザピンへの切り替えが成功した患者ではクロザピンによる副作用の軽減が認められること，厳密な治療抵抗性患者では25 mg/日のオランザピンには反応しないがクロザピンでは改善する症例が4割程度存在することなどが明らかである．

表 4-8 治療抵抗性患者におけるオランザピンと他の抗精神病薬との二重盲検比較試験結果

研究者	調査期間	症例数*	比較薬物（投与量**）	結果
Conley ら (1998)	8 週	84	OLZ (25 mg) CPZ (1,200 mg)	OLZ＝CPZ
Breier ら (1999)	6 週	526	OLZ (20 mg) HPD (20 mg)	OLZ＞HPD
Bitter ら (2000)	18 週	150	OLZ (25 mg) CLZ (500 mg)	OLZ＝CLZ
Tollefson ら (2001)	18 週	180	OLZ (25 mg) CLZ (600 mg)	OLZ＝CLZ
Volavka ら (2002)	14 週	157	OLZ (40 mg) CLZ (800 mg) RIS (16 mg) HPD (30 mg)	OLZ CLZ＞HPD

*比較試験全体の症例数，**最高投与量
OLZ：オランザピン，CLZ：クロザピン，RIS：リスペリドン，HPD：ハロペリドール，CPZ：クロルプロマジン

b 二重盲検比較試験

表 4-8 に治療抵抗性患者に対するオランザピンとほかの抗精神病薬との二重盲検比較試験結果についてまとめた．最初の，そしてきわめて厳密な検討は Conley ら[42]によって行われた．これは治療抵抗性統合失調症患者に対するオランザピンとクロルプロマジンの二重盲検比較試験であり，試験方法は Kane らのクロザピンに対する有名な臨床試験[41]に沿っており，治療抵抗性の定義も最も厳密なものである．改善したのはオランザピン群が 3 例（7％）であり，クロルプロマジン群では改善例はなかった．BPRS 総得点が 20，30，40％以上改善した症例数についても両群で差異は認められなかった．すなわちこの試験では 1 日量 25 mg までのオランザピンは，厳密に定義された治療抵抗性統合失調症患者にはクロルプロマジンと同程度の効果しか示さなかったことになる．

Breier ら[43]はオランザピンとハロペリドールの二重盲検比較試験を行っている．この場合の治療抵抗性の定義は前述した Conley らの検討[42]よりもゆるやかである．対象患者にはオランザピン（5〜20 mg）あるいはハロペリドール（5〜20 mg）が投与され，オランザピンとハロペリドール平均投与量はそれぞれ 11.1±3.4，10.0±3.6 mg であった．6 週間の試験期間を終了できたのはオランザピン群が 64.8％，ハロペリドール群が 48.3％で有意にオランザピン群が多かった．効果がないための脱落はオランザピン群が 23.3％，ハロペリドール群が 35.6％でこれも有意差を認めた．ベースライン評価からの精神症状の変化ではオランザピン群は PANSS 陰性尺度，併発抑うつ症状，アカシジアにおいて有意にハロペリドール群よりも優れていた．このように 1 日量 20 mg までのオランザピン投与は，よりゆるやかな定義の治療抵抗性統合失調症患者ではハロペリドールよりも有効であるとの結果であった．

オランザピンとクロザピンの直接の二重盲検比較試験は興味深いが，実際に行われたことは少ない．Bitter ら[44]は DSM-IV による統合失調症で，BPRS 総得点が 42 以上であり，効果が不十分か副作用が出現するためにこれまで行われた抗精神病薬治療

に反応が十分でない患者を対象にしてクロザピン(100～500 mg)あるいはオランザピン(5～25 mg)の二重盲検比較試験を18週間行った．試験を完了した患者の割合は両群で同等であり，有効性についても両群で有意差はなく，錐体外路症状も同等であった．このBitterらの研究における対象には，かなりゆるやかな治療抵抗性の定義に基づいて選定された患者と治療不耐性患者の両方が含まれていることに注意すべきで，このような対象患者に対しては，1日量25 mgまでのオランザピンはクロザピンと同等という結果が得られた．

もう1つのオランザピンとクロザピンの二重盲検比較試験はイーライリリー社のTollefsonら[45]によって，治療抵抗性統合失調症患者へのオランザピンとクロザピンとの効果の同等性を検討するために行われた．治療抵抗性の定義は比較的ゆるやかなものであった．投与量はオランザピンが15～25 mg，クロザピンが200～600 mgであり，18週間の試験期間を終了したのはオランザピン群60.0%，クロザピン群58.9%で差異はなかった．有害事象のために試験から脱落した患者はクロザピン群のほうが有意に多かった．効果についてはPANSS総得点の変化を週別に解析したが両群に有意差はなかった．安全性に関して両群を比較するとクロザピン群では流涎，便秘，ふらつき，嘔気が有意に多く，オランザピン群では口渇が有意に多かった．この試験でもゆるやかな定義に基づいて選定された治療抵抗性患者では，1日量25 mgまでのオランザピンはクロザピンと同等の効果を示すという結果が得られた．

Volavkaら[46]による研究はクロザピン，オランザピン，リスペリドン，ハロペリドールによる14週間の二重盲検比較試験は，州立病院への統合失調症入院患者で，過去の薬物治療に十分反応しなかった症例である．反応の不十分さは1つ以上の従来型抗精神病薬をクロルプロマジン換算で600 mg以上，少なくとも6週間以上投与したが陽性症状(幻覚，妄想，著明な思考障害)が持続していること，過去2年は就労や就学や職業訓練プログラムへの参加がなく，家族以外の人々との年齢相応の対人交流が欠けていることとされた．クロザピンは200～800 mg，オランザピンは10～40 mg，リスペリドンは4～16 mg，ハロペリドールは10～30 mgまで投与可能とした．14週間の試験期間を終了した症例は157例中91例(58.0%)であり，脱落率については各薬物群では有意差がなかったがオランザピンが最も少なかった．治療開始前と比べて，3つの新規抗精神病薬では14週時点でPANSS総得点で有意な改善が認められたが，ハロペリドールでは有意差は認められなかった．クロザピンとオランザピンはPANSS総得点と陰性尺度についてハロペリドール群よりも有意に改善していた．これらの結果から，新規抗精神病薬は過去の薬物治療に十分反応しなかった慢性症例に対してハロペリドールよりも有効であるが，その差異は大きなものではないこと，抗精神病効果についてはクロザピンとオランザピンは同等であるが，リスペリドンはやや有効性が劣ること，オランザピンでは高用量で効果の増強が認められることが明らかになった．

以上の5つのオランザピンと他の抗精神病薬の治療抵抗性患者に対する二重盲検比較試験では，オランザピンは従来型抗精神病薬との比較試験では2勝1敗，クロザピ

ンとの比較試験では同等性がいずれも証明されていることから2勝であり，全体では4勝1敗と好成績が得られたことになる．したがって，治療抵抗性統合失調症へのオランザピン治療には可能性があるかもしれない．しかし，ここで注意すべきなのは治療抵抗性の定義の厳格さであり，Conleyらの結果では，最も厳格なKaneの定義に基づく治療抵抗性統合失調症患者に対して1日量25 mgまでのオランザピンの効果は否定的であったことに注意すべきである．もう1つの点はオランザピンの投与量であり，治療抵抗性患者には20 mgを超す高用量でオランザピンの効果が増強される可能性がある[47]．

2 気分障害

(1)双極性障害

躁状態への薬物治療として以前からハロペリドールなどの従来型抗精神病薬が用いられ，これにしばしば炭酸リチウムやバルプロ酸などの気分安定薬が併用されていた．さらに鎮静作用を増強するためにはレボメプロマジンなどの鎮静系抗精神病薬も併用されていたように思える．新規抗精神病薬が一般的になるにつれて，躁状態についてもこれが用いられるようになっていたが，2010年にオランザピンが双極性障害における躁症状の改善に対してわが国でも正式に認可された．

双極性障害の躁状態に対しては，もし抗うつ薬が処方されていればこれを中止した後に，オランザピンなどの抗精神病薬，バルプロ酸（妊娠の可能性のある女性には注意），炭酸リチウムのいずれかで治療し，もし反応が十分でなければ抗精神病薬とバルプロ酸か炭酸リチウムの併用を行うのが常道と考えられる[48]．

双極性障害の維持治療において，気分安定薬に加えて抗精神病薬が以前から用いられてきたが，この抗精神病薬の有用性についてはなお十分確立しているとはいえなかった．新規抗精神病薬の時代になってから，このような目的でオランザピンが用いられることは多くなっており[49,50]，これ単独で維持治療効果を認めるとする考え方もある[51]．

(2)うつ病

精神病症状を伴ううつ病の治療に際しては，抗うつ薬と抗精神病薬の併用が以前から行われてきており，新規抗精神病薬が使用されるようになってから，オランザピンやクエチアピンなどがこのような目的で臨床的にはよく使用されるようになった．このような目的でのオランザピンの投与はわが国ではまだ認可されていない．精神病症状を伴ううつ病はしばしば拒絶症状や自殺企図などを伴うので，これらの薬物療法に加えて修正型電気けいれん療法が適応になることがしばしばある．

治療抵抗性うつ病の場合に，抗うつ薬の効果増強の1つの方法として，オランザピン，クエチアピン，アリピプラゾールなどが併用されることがあるが，いずれもリスクとベネフィットをよく考えて使用すべきである[48]．

副作用とその対策

1 | 高血糖・糖尿病性ケトアシドーシス，糖尿病性昏睡

(1) 発売から 2002 年 4 月の緊急安全性情報までの経過

　オランザピンの最も注意すべき重大な副作用として「高血糖・糖尿病性ケトアシドーシス，糖尿病性昏睡」が挙げられる．そして 2002 年 4 月の緊急安全性情報によって，本剤は糖尿病患者には禁忌となったのであるが，この経過についてここでもう一度整理する．詳細な報告は別に公表されているので参考にして頂きたい[52]．

　日本では 2001 年 6 月にオランザピンが発売されたが，発売時点では禁忌は「昏睡状態の患者，バルビツール酸誘導体などの中枢神経抑制剤の強い影響下にある患者，本剤への過敏症患者，エピネフリンを投与中の患者」である．使用上の注意の中の 2 番目に重要な基本的注意があり，そのなかに「糖尿病および糖尿病のリスクファクター(糖尿病の家族歴，肥満など)を有する患者では，本剤の投与に際し，患者の状態を適切に観察すること」と記載がされている．さらに副作用のなかの「重大な副作用」として悪性症候群(syndrome malin)，遅発性ジスキネジアとともに高血糖があげられており，「高血糖が現れることがある．なお糖尿病性昏睡あるいは糖尿病性ケトアシドーシスに至った例が報告されている」と記載されている．このような記載があり，いくつかの論文や記事のなかで，高血糖や糖尿病についての注意がなされてはいたが[10,53-57]，抗精神病薬治療と糖尿病性急性合併症との関係については，わが国では臨床サイドも製薬メーカーも十分注意をしていたとは言い難い．

(2) 2002 年 4 月の緊急安全性情報と死亡例の詳細

　オランザピン投与中に高血糖関連での死亡例が出たことが契機になり，2002 年 4 月の緊急安全性情報が出された．その後のオランザピンの薬品説明では，次のような点が変更されている．まず重大な副作用では 3 つの項目のなかで高血糖，糖尿病性ケトアシドーシス，糖尿病性昏睡が最初の項目として取り上げられ，「高血糖が現れ，糖尿病性ケトアシドーシス，糖尿病性昏睡から死亡に至るなどの致命的な経過をたどることがあるので，血糖値の測定や口渇，多飲，多尿，頻尿などの観察を十分に行い，異常が認められた場合には，投与を中止し，インスリン製剤の投与を行うなど適切な処置を行うこと」と記載されている．さらに警告が追加され，「著しい血糖値の上昇から，糖尿病性ケトアシドーシス，糖尿病性昏睡などの重大な副作用が発現し，死亡に至る場合があるので，本剤投与中は，血糖値の測定などの観察を十分行うこと．投与にあたっては，あらかじめ上記副作用が発現する場合があることを，患者およびその家族に十分に説明し，口渇，多飲，多尿，頻尿などの異常に注意し，このような症状が現れた場合には，直ちに投与を中断し，医師の診察を受けるよう，指導すること」と記載されている．そして禁忌に糖尿病の患者，糖尿病の既往歴のある患者が追加され，慎重投与のなかに「糖尿病の家族歴，高血糖あるいは肥満などの糖尿病の危険因

子を有する患者」が追加され，重要な基本的注意のなかにも同様の方向性の記載がされた．世界でオランザピンの禁忌に糖尿病が加わったのは日本が最初であり，世界で最も厳しい制約がオランザピンにかかったことは間違いない．次に，緊急安全性情報の発令に関連が深い2例の死亡例について簡単に記載する．

オランザピンへの切り替え後，大量のソフトドリンク飲用を併発して死亡した症例

〈症例①：20歳代，男性，統合失調症〉

　10代後半に発病し自閉・幻聴が主症状で，かなりの欠陥状態を伴った肥満体型の統合失調症通院患者であり，オランザピン開始2年前には入院歴もあった．また過食，高トリグリセリド血症，肝機能障害を認めていた．図4-11に示したように，チミペロン単独で外来維持されデイケアが行われていが，チミペロンは眠気が強く症状改善も頭打ちと思われたためクエチアピンが上乗せされ，当時の随時血糖は137 mg/dLであった．本例の外来診察は午後2時頃で，診察後採血をして，その結果は2週間後の診察時に主治医が確認して説明をしていた．

　クエチアピンは徐々に増量されて250 mgまで投与されたが落ち着きがなく，デイケアでトラブルが生じ，主治医はクエチアピンからオランザピンへの切り替えを決断した．オランザピン開始時に体重は100 kgを超えていた．オランザピン15日目に臨床検査が行われた．この時，随時血糖値が230 mg/dLへと上昇していたが，この結果は2週後の次の診察時点で臨床にフィードバックされたことに注意が必要である．この時点ではオランザピンは本例の精神症状には著効を示しており，本剤は15 mgに増量された．

　オランザピン29日目に前回診察時の採血で随時血糖値が230 mg/dLと上昇して

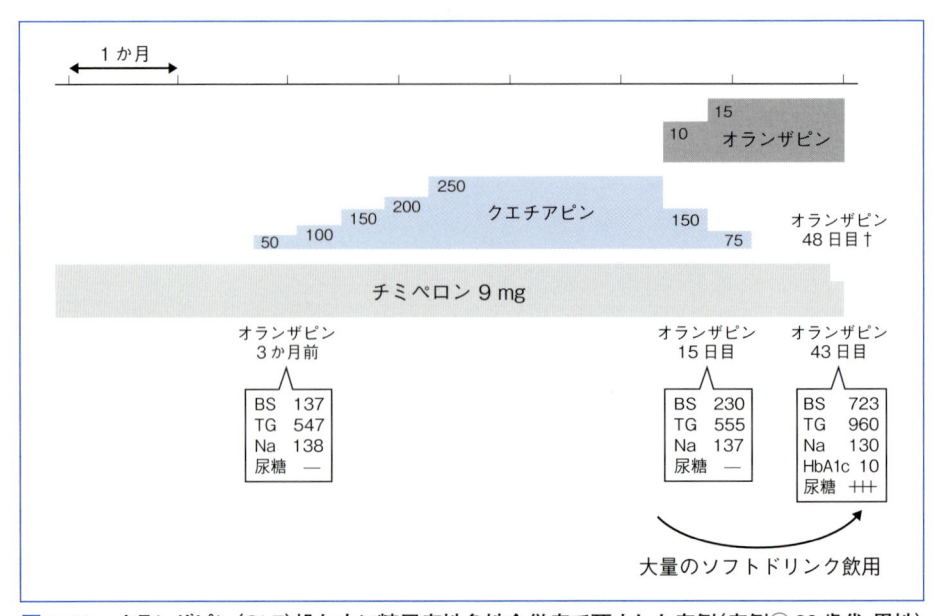

図4-11　オランザピン（OLZ）投与中に糖尿病性急性合併症で死亡した症例（症例①20歳代,男性）

おり糖尿病が疑われる状況となった．そして食欲がさらに高まっており，主治医はオランザピンの中止を家族に説明したが，母親は本剤が効果的であったので，ダイエットをさせるので本剤を続けて欲しいと述べ，本剤は継続となり，主治医は食事療法・生活療法をきちんとするように本人・家族に強く促した（なおこの時点ではオランザピンは糖尿病に禁忌にはなっていない）．

オランザピン 43 日目では，過去 2 週間で 6 kg 体重が減少し，本人はダイエットをしたと主張，主治医はこれに疑問をもち，再びオランザピンの中止を提案したが，なお母親の継続希望があり，継続された．主治医は引き続き食事と運動療法の継続を強く指示した．また採血をして臨床検査を行った．本例はオランザピン開始後から，ジュースの飲用量が急増していたが，本人から口渇の訴えはなく，大量のジュース飲用は後に母親に聞いてはじめて判明した．

オランザピン 43 日目の検査結果値では血糖 723 mg/dL，HbA1c 10.0%（JDS 値），トリグリセリド 960 mg/dL，尿糖 1 g/dL，尿ケトン体 3+ と異常が認められていたが，主治医がこの検査データを確認したのは，本例が緊急搬送されてからであった．

オランザピン 45 日目に他院の救急救命部に心肺停止状態で搬送され，血糖 854 mg/dL であり，蘇生後に脳症，高血糖への治療を行った．CT 上脳浮腫が著明であり，オランザピン 開始後 48 日目に死亡した．

リスペリドンからオランザピンへの切り替え 19 日後に死亡した症例

〈症例②：30 歳代，男性，統合失調症〉

オランザピン投与 20 か月前に精神科病院で 2 回目の入院加療をし，その入院時の体重 83 kg，空腹時血糖は 80 mg/dL であった．オランザピン投与 16 か月前の体重は 88.5 kg とやや増加していた．オランザピン投与 15 か月前に退院し，外来でリスペリドン 2 mg 単独投与によって維持されていた．そしてオランザピン投与 4〜5 か月前には過食・体重増加，ソフトドリンクの大量飲用を家族が気づいていた．

図 4-12 に示したように，オランザピン投与開始時点ではリスペリドン 2 mg にオランザピン 10 mg が上乗せされた．オランザピン投与 15 日目に口渇あり，飲水が多いことが記載されていた．

オランザピン 17 日目に急性扁桃炎で総合病院耳鼻科を受診し，抗生物質とブドウ糖加維持液 500 mL が点滴された．翌日（オランザピン 18 日目）に総合病院耳鼻科に入院したが，この時点での体重は 96 kg とかなり増加しており，体温は 37.6℃であった．抗生物質とブドウ糖加維持液 1,000 mL，ヒドロコルチゾン 300 mg が投与された．

オランザピン 19 日目，早朝立ったまま意識障害，失禁，眼球上転で発見され，血糖 1,655 mg/dL，血漿浸透圧 405 mOsm/kgH$_2$O で糖尿病性高浸透圧性昏睡と診断された．午後 ICU に搬送され，血糖 901 mg/dL，HbA1c 13.6%（JDS 値）で

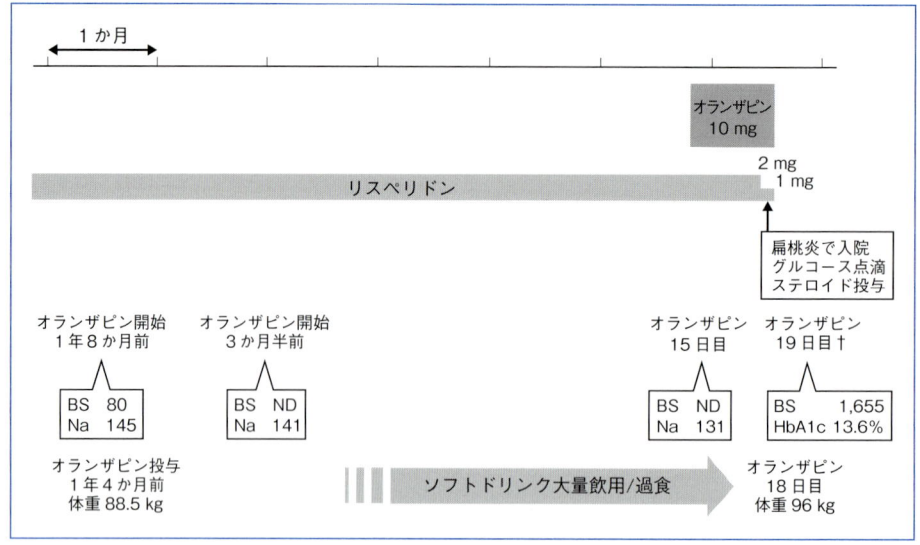

図4-12 オランザピン(OLZ)投与中に糖尿病性急性合併症で死亡した症例(症例②30歳代,男性)

あり,代謝性アシドーシス,クレアチニンが上昇し,同日死亡した.そして本人のベッドサイドのごみ箱からソフトドリンクの空缶が10個以上発見された.オランザピン投与18〜19日(すなわち総合病院耳鼻科入院中)にかけて本例はこれらを飲用していたと推定された.

(3) 死亡例などの経過から学ぶべきこと

これらのオランザピン投与中の糖尿病性急性合併症による2例の死亡例はいずれも通院中の比較的若い男性統合失調症外来患者で,糖尿病の既往が明らかでない症例に新たに高血糖,糖尿病性昏睡が出現して死に至っている.またいずれの症例も,抗精神病薬はかなりシンプルに使われており,オランザピンへの切り替え過程(症例①ではオランザピンへの切り替え開始後45日目,症例②では19日目)で糖尿病性昏睡が出現していて,両例とも肥満,過食に加えてソフトドリンクの大量飲用が存在している.症例①は大変厳しい現実を呈示している.主治医は体重増加や高脂血症,血糖に注意をはらっており,外来で血糖を含む検査を行い,本人・家族へ熱心に食事・生活指導も行っていた.オランザピン29日目に前回診察時の採血で随時血糖値が230 mg/dLと上昇しており糖尿病が疑われる状況となった.しかしこの時点で,次回の血液検査の結果に対して緊急対応しなければ生命的な危険が生じうると予見することは容易ではない.けれどもオランザピン投与43日目での検査結果へすぐ対応しないかぎり,それに続く糖尿病性昏睡を防止できなかったであろうことも事実である.したがって,症例①からの教訓は外来例での高血糖などの検査値異常への緊急対応体制の必要性であり,もう1つは症例①のような高度の欠陥状態を伴った外来症例では,過食やソフトドリンクの大量飲用と高血糖,糖尿病の悪化という悪循環サイクルが回りだしたらこれを止めるのは容易ではないという点にある.

表 4-9　精神疾患患者における糖尿病のリスクファクター

精神科診断	統合失調症，その他の精神科診断（うつ病，双極性障害，アルツハイマー病）
肥満（BMI 高値）	BMI が増加するとリスクが高まる：望ましい体重よりも 20％以上増加した場合あるいは BMI が 27 以上
年齢	年齢が高い患者はリスクが高い．45 歳以上でリスク増加
人種	Native Americans, Asian Indians, Ausutralian Aborigines, Mexican Americans, Hispanics, Polynesians and Micronesians, African American
高血圧	140/90 以上の血圧
脂質異常	HDL 低値あるいはトリグリセリド高値（新規抗精神病薬がこれに関係している可能性）
家族歴	一親等（両親あるいは兄弟）家族の糖尿病の存在
食事	統合失調症患者は一般的に食物選択がうまくない
活動性低下	抗精神病薬は鎮静/倦怠を引き起こし，活動性を低下させうる
抗精神病薬	低力価抗精神病薬と新規抗精神病薬（クロザピンとオランザピン）

BMI：body mass index, HDL：high-density lipoprotein

(Henderson DC：Atypical antipsychotic-induced diabetes mellitus. How strong is the evidence? CNS Drugs 16：77-89, 2002)

症例②はどうであろうか．本例はリスペリドン 2 mg によって外来維持されていた統合失調症患者であり，オランザピンへの切り替え以前に過食とかなりの体重増加，ソフトドリンクの大量飲用が存在していた．主治医はリスペリドンからオランザピンへの切り替えを行ったが，この切り替え中に口渇によってソフトドリンク飲用量がさらに増加したかもしれないし，オランザピンによる耐糖能への影響はこの悪循環に拍車をかけた可能性がある．オランザピン投与 17～18 日目には感染症の併発，ブドウ糖加維持液点滴，ステロイド投与という偶発的と考えられる悪化因子があり，そして耳鼻科入院中のソフトドリンク大量飲用が最後の決め手となって糖尿病性昏睡が生じたと思われる．

(4) リスクファクターとモニタリングの実際

表 4-9 には Henderson[58] による精神疾患を伴う患者における糖尿病のリスクファクターを示した．統合失調症をはじめとして精神疾患自体がリスクファクターになっていることに注意が必要であり，同時にその精神病症状の悪化がインスリン抵抗性を高める可能性を考えておかなければならない[52]．

肥満はまちがいなく糖尿病のリスクファクターである．しかし Haupt らによれば[59] 公表されている抗精神病薬投与中の代謝性アシドーシスまたは糖尿病性ケトアシドーシスなどの症例報告の 29％(8/28)，および高血糖または糖尿病の新たな発症報告例の 15％(4/27) では明らかな体重増加を認めていないし，Koller らの調査[60] でも 26％には体重増加や肥満を認めていない．また，市販後特別調査でも BMI 増加と空腹時血糖上昇には明らかな相関関係が認められなかった[61]．すなわち肥満がなくても一部の症例には新たな高血糖が生じうることにも注意すべきである．

年齢については問題は複雑になる．一般的に糖尿病は 45 歳以上でリスクが高まる

とされており，市販後特別調査でも血糖の問題が新たに出現した症例ではそうでない症例と比較して有意に年齢が高い．しかし Koller ら[62]によれば，クロザピン治療中の新たな高血糖などの出現例の多くは抗精神病薬治療開始後 6 か月以内であり，その 27％が最初の 1 か月に集中している．通常はインスリン抵抗性が出現してから糖尿病となるまで約 7 年を要するとされているが，クロザピン治療中の糖尿病の出現ではこの期間が短縮される可能性が指摘されている．またソフトドリンクケトーシスは比較的若い日本人男性に好発する病態であり[63]，今回のオランザピン投与に関連した急性糖尿病性合併症による死亡例は 20 歳代と 30 歳代の男性である．これらから考えると，抗精神病薬服用中の精神科患者においては若年患者にも注意が必要なことがわかる．

　糖尿病の家族歴があるということはリスクを高めるであろうが，クロザピン治療中の新たな高血糖などの出現例の 44％には糖尿病の家族歴がみられないことから考えると，家族歴がなくてもリスクがないとはいえない[62]．市販後特別調査でもでも重篤な血糖関連の副作用が発現した 9 例中，症例の開示許可が得られた 8 例のなかで糖尿病の家族歴が明らかであったのは 1 例だけであった．

　Henderson によるリスクファクターにはふれられていないが，抗精神病薬の投与開始後，どのくらいの期間で新たな糖尿病や高血糖が出現するのかは臨床的に重要である．今回の 2 例の死亡例がいずれもオランザピンへの切り替え開始後の早い時期に生じており，特にソフトドリンクの大量摂取や過食が重要な要因であった．Koller らの調査[62]では半数以上が 3 か月以内に生じ，大多数が 6 か月以内に生じていることから，クロザピンやオランザピンの投与開始後数か月が特に注意すべき期間であり，この期間での空腹時血糖のモニタリングが欠かせない．一方でオランザピンの前向き市販後特別調査からは，空腹時血糖の上昇については，投薬後の期間との関係は認められず，重篤な血糖関連の副作用が出現した 8 例では，出現は本剤開始から 31〜395 日後となっていた[61]．したがって，投与後 6 か月までは特に注意すべきだが，その後もモニタリングの継続が必要なことが明らかである．

　オランザピン投与に関連した新たな高血糖や糖尿病の出現リスクとしては，村下らの報告では 4.5％[64]，三澤らの報告では 4.6％[65]などとされており，オランザピンの前向き市販後特別調査では 3,753 例の調査対象者のなかで血糖関連の副作用は 3.97％（149 例）に出現し，このうち 9 例は重篤と評価されたが，糖尿病性ケトアシドーシスなどの急性合併症は認められていなかった．

　図 4-13 に抗精神病薬開始/切り替え時点，投与中に行うべき新たなプロセスについてまとめた[52]．また血糖モニタリングの実際的な方法については，村崎らの提案が公表されており，参考にしていただきたい[66]．

2 | 体重増加

　体重増加は，低力価抗精神病薬を中心に抗精神病薬全般において認められる副作用であるがオランザピンでも大きな問題の 1 つである．抗精神病薬に関連する体重増加

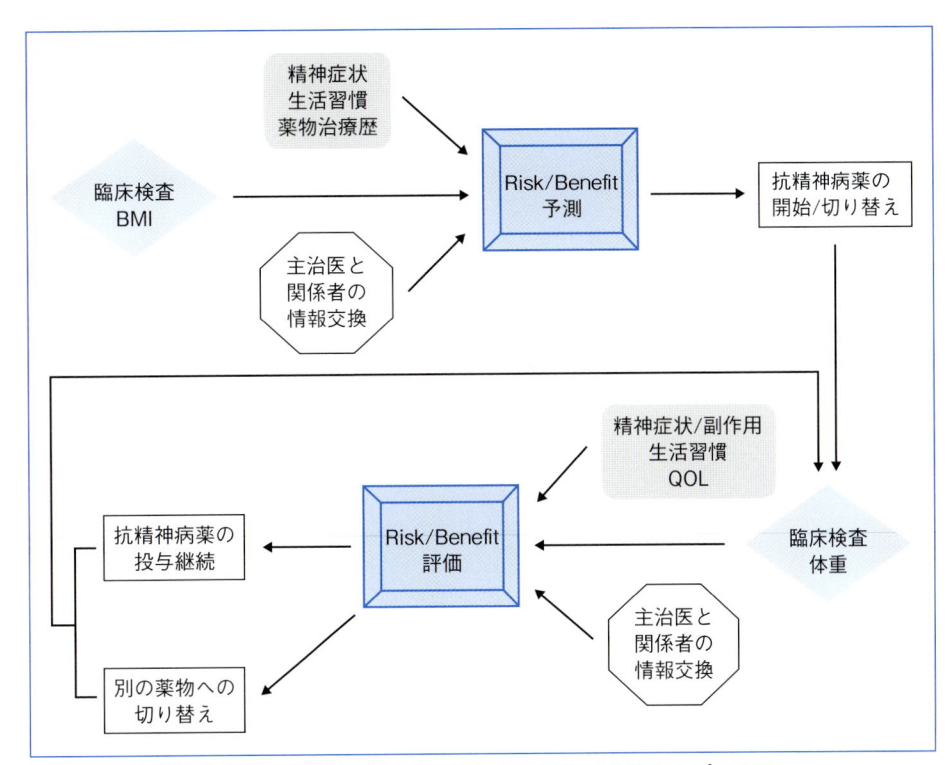

図4-13 抗精神病薬開始/切り替え時点，投与中に行うべき新たなプロセス
(藤井康男：Olanzapine投与中の糖尿病性昏睡に伴う死亡例から我々はなにを学ぶべきか？ 臨床精神薬理 5：1093-1113, 2002)

のメカニズムとしては，5-HT受容体(特に5-HT$_{2C}$)，およびヒスタミンH$_1$受容体拮抗作用説などがいわれているが，なお明確な機序はいまだ不明である．

オランザピンの体重増加については市販後にいくつかの大規模な検討が行われている．市販後特別調査(3,024例)で体重が測定された1,910例の検討では[67]，本剤開始前の体重は58.9±12.5 kg，平均最大体重変化量は3.0±4.5 kgであり，最大の体重変化までの期間は139.1±101.6日であった．7％以上の体重増加を認めた患者の割合は543例(28.4％)であり，3,024例中51例(1.7％)が体重増加を理由に本剤を中止していた．さらにこの市販後特別調査結果の最終報告では3,753例まで検討例を増加させたが，体重関連の副作用は9.14％に認められ，平均最大体重変化量は3.5±4.8 kgとなった．体重増加が本剤中止の理由となったものは，2.58％であった[61]．

さらに市販後特別調査ではオランザピン投与開始後4週間で7％以上の急速な体重増加を認めた例を急速体重増加群(RWG群)，それ以外を非急速体重増加群(NRWG群)として，検討を行っている[68]．調査対象の1,250例中RWG群は4.7％(59例)で，NRWG群は95.3％(1,191例)であった．そしてRWG群における4週時の体重変化量は5.5±1.9 kg，52週間の体重の最大変化量は10.1±5.9 kgで，本剤投与早期の急速な体重増加は，1年後の臨床的に重要な体重増加の予測因子であることが明らかになった．また背景因子をRWG群とNRWG群とで比較すると，RWG群では有意に年齢が低く，女性が多く，罹病期間が短く，外来患者が多く，本剤開始時のBMIが低かっ

た．さらにRWG群はオランザピン投与量が少なく，精神症状の改善が良好であることが多かった．すでにKinonら[69]は，良好な治療反応性と投与後の急速な体重増加との関連性を報告しており，本邦での調査結果もこれを確認したことになる．

体重増加は，肥満がリスクファクターとなる種々の疾患（糖尿病，心血管系疾患など）の症状悪化や発症のリスク増大につがる恐れがあるので注意が必要で，食事療法ならびに運動療法などの適切な対応を行うべきことは当然であるが，これは統合失調症患者の一部では容易なことではない．そして精神症状が本剤で明らかに改善したにもかかわらず，急速な体重増加が認められた場合には，主治医としてはリスクとベネフィットの視点から本剤を継続すべきかの判断が求められることになる．

3 その他の副作用

オランザピンの添付文書によれば統合失調症の承認時および製造販売後調査における総症例7,403例中，副作用は2,555例(34.5%)で5,612件認められ，体重増加(7.71%)，傾眠(4.01%)，不眠(3.47%)，便秘(3.21%)，アカシジア(3.13%)，食欲亢進(2.63%)，トリグリセリド上昇(2.19%)などがあげられる．双極性障害における躁症状の改善に対する承認時までの国内臨床試験においては，186例中125例(67.2%)に副作用が認められ，主な副作用は，傾眠(26.9%)，体重増加(14.0%)，口渇(11.8%)，トリグリセリド上昇(8.1%)，分泌(7.5%)，倦怠感(6.5%)，食欲亢進(5.9%)であった．オランザピンの重大な副作用として添付文書には，「無顆粒球症，白血球減少」，「肺塞栓症，深部静脈血栓症」なども記載されている．

なおクロザピン使用中に無顆粒球症が出現して，クロザピンを中止した場合に，オランザピンを処方すると，再び白血球数が減少したとの臨床経験が報告[70]されているので，この点は注意すべきである．

● 相互作用とその対策

オランザピンの代謝には，肝薬物代謝酵素CYP1A2およびCYP2D6が関与していることから，これらの肝薬物代謝酵素に影響する薬剤と本剤との併用に際して相互作用が考えられるが，その臨床的重要性は一様ではない．オランザピンはCYP isozymeを阻害しないことから，臨床的に有意な代謝性相互作用はないといえるが，CYP1A2阻害薬はオランザピンの血中濃度を上昇させ，CYP1A2誘導薬は低下させる．海外試験において，CYP1A2阻害作用を有するフルボキサミンと併用した場合，オランザピンのクリアランスが低下し，血漿中濃度が上昇したことが報告されており[71,72]，CYP1A2を阻害する薬剤と併用する場合，本剤をより慎重に投与する必要がある．一方で，CYP2D6阻害作用を有するfluoxetine（本邦未承認）と併用した場合，クリアランスの低下および血漿中濃度の増加はわずかであり，臨床的には本剤の安全性と有効性に影響を与えるものではなかった．また喫煙がCYP1A2を誘導するため，

表 4-10 オランザピンの代表的な薬物相互作用

薬剤名など	臨床症状・措置方法	機序・危険因子
アドレナリン ボスミン	アドレナリンの作用を逆転させ，重篤な血圧降下を起こすことがある 併用を行わない	アドレナリンはアドレナリン作動性 α, β-受容体の刺激剤であり，オランザピンの α-受容体遮断作用により β-受容体刺激作用が優位となり，血圧降下作用が増強される
中枢神経抑制剤 バルビツール酸誘導体	中枢神経抑制作用の増強 減量するなど注意を要する	オランザピンは中枢抑制作用を有するため，併用により，中枢抑制作用が増強される可能性がある
アルコール	相互に作用を増強 オランザピン服用中のアルコール摂取には注意を要する	エタノールとオランザピン間の相互作用の検討では，薬物動態学的薬物相互作用は認められていないが，ともに中枢抑制作用を有するため，作用が増強される可能性がある
抗コリン作用を有する薬剤 抗コリン性抗パーキンソン薬 フェノチアジン系化合物 三環系抗うつ薬など	腸管麻痺などの重篤な抗コリン性の毒性	オランザピンはムスカリン性抗コリン受容体に弱い遮断作用を示すため，抗コリン作用を有する薬剤との併用で抗コリン作用が増強され，尿管，膀胱の収縮抑制，消化管運動の抑制を引き起こし，排尿障害，便秘，眼圧上昇などの副作用が発現しやすくなる可能性がある
ドパミン作動薬 レボドパ製剤	ドパミン作動性の作用減弱	オランザピンはドパミン受容体に高い親和性を示すため，併用によりオランザピンがドパミン作動薬やレボドパ製剤の作用に拮抗する可能性がある
フルボキサミン	オランザピンの血中濃度上昇 オランザピンを減量するなど注意を要する	肝薬物代謝酵素 CYP1A2 の阻害作用を有するため，オランザピンのクリアランスを低下させる
シプロフロキサシン塩酸塩	オランザピンの血中濃度上昇 オランザピンを減量するなど注意を要する	肝薬物代謝酵素 CYP1A2 の阻害作用を有するため，オランザピンのクリアランスを低下させる
カルバマゼピン	オランザピンの血中濃度を低下させる	肝薬物代謝酵素 CYP1A2 を誘導するため，オランザピンのクリアランスを増加させる
オメプラゾール リファンピシン	オランザピンの血中濃度を低下させる	肝薬物代謝酵素 CYP1A2 を誘導するため，オランザピンのクリアランスを増加させる
喫煙	オランザピンの血中濃度を低下させる	喫煙は，肝薬物代謝酵素 CYP1A2 を誘導するため，オランザピンのクリアランスを増加させる

喫煙者ではオランザピンのクリアランス値は非喫煙者に比較し約 35% 高い．なお，オランザピンとアドレナリンあるいはアドレナリン含有製剤は併用禁忌である．オランザピンの代表的な薬物相互作用について表 4-10 にまとめた．

臨床上のヒント・注意点

オランザピンには確実な抗幻覚妄想効果があり，錐体外路症状を生じさせにくく，陰性症状にも有効である可能性がある．そして本剤には適度な鎮静作用があり，口腔内崩壊錠を適宜使用することによって，統合失調症急性期症状を本剤だけで改善させうる力をもっている．1日1回数錠のオランザピン投与によって，急性期治療を行え

るということは，治療サイドにとっても，患者側にとっても大きなメリットになる．本剤は間違いなく統合失調症治療における第1選択薬の1つであり，また維持治療においても，その継続性の高さは各種の客観的，公平な検討によって明らかになっており[27]，他の新規抗精神病薬に比べて，ある程度のアドバンテージがあるだろう[73,74]．

一方，本剤には高血糖，体重増加などの代謝系への影響が，他の新規抗精神病薬や高力価従来型抗精神病薬よりも大きいと考えられるので，本剤の適応や継続にあたっては，ベネフィットとリスクをよく勘案する必要がある．もちろん代謝系の副作用がまったく問題にならずに，本剤で良好な治療効果や再発防止効果が得られることはしばしばある．また症例によっては，一定のリスクを覚悟しても，統合失調症の病状の改善のために本剤を使用すべき場合がある．しかし，血糖を含めた臨床検査や体重などの定期的チェックは本剤継続に必要であり，その意義を患者や家族，病院のスタッフに徹底しておくべきである．そして，本剤に関連して生じた糖尿病性急性合併症による死亡例には，ペットボトル症候群が併発してたことをよく頭において，患者の飲食などの生活状況や血糖検査結果のタイムリーな把握が欠かせない．

治療抵抗性統合失調症に対する本剤の有効性は，クロザピンの領域には到達できないものの，ある程度の可能性がある．この場合，20 mg以上の投与が必要になることがある．しかし各県の保険診療での査定状況によっては，このような用量を試みられないことも事実である．欧米の状況を勘案しても，少なくとも本剤の30 mgまでの投与は，症例を精査したうえで認めるべきである[27,47,75-77]．また本剤を投与しつつ，修正型電気治療を併用する方法は，治療抵抗性症例に試みるべき優れた治療方法と思われる．

本剤には適度の鎮静作用があり，これは有益な場合が多いが，維持治療の障害になる場合もある[18]．本剤の最低維持治療用量は，5 mg程度と考えられるので，この用量でも眠気や倦怠感が継続的に問題になる場合は，ほかの抗精神病薬に切り替えることが望ましいこともある．このような時には体重増加なども同時に問題になっていることもある．このような状況ではアリピプラゾールなどへの切り替えが奏効することが多い．

本剤は躁状態への適応が本邦でも得られたが[78]，これまでもこのような投与は臨床的に行われてきたし，有効で安全な治療方法である．妄想を伴ううつ病に対しても，本剤の有用性は高く，本邦でも正式には認可は得られていないが，臨床的にはしばしば処方されている．

臨床ケース

未治療期間が長い統合失調症急性増悪例に対してオランザピン単独治療による短期入院で改善し，維持治療に結びつけられた例

〈症例③：女性 30 代，妄想型統合失調症（F20.0）〉

　高 1 で家出をして翌日みつかったが，様子がおかしく 1 日だけ精神科病院に入院したが通院などはしなかった．高卒後，20 歳代で結婚したが，当時もぼんやりと声が聴えてくる，霊感が強いなどと述べていたが，家事や家業の飲食業は行えていた．X－5 年にも行方不明になったことがあり，夫が探して連れ戻した．X 年 5 月連休前から，男や女から「違うんじゃないか」「殺すぞ」などとの幻聴が活発になり，母親は「悪い霊を抜いてもらう」ために本人をおがみ屋に連れて行った．眠らず，落ち着かないために 5 月 7 日に精神科クリニックを初診し，ハロペリドール 5 mg の筋注やレボメプロマジン 75 mg の経口薬処方を受け，当院を紹介されて 5 月 9 日に初診し，活発な幻聴を認め，周囲を怖がっており，言動まとまりなく，眠気や口渇が著しかった．母親は精神科治療に消極的であったが，入院を含む専門的な治療が必要であることを根気よく説得して，最終的には夫，母親もこれに同意した．同日医療保護入院となった．

　入院時に血液検査を行い糖尿病を否定し，オランザピン 15 mg 1 日 1 回投与で治療を開始し，レボメプロマジンは徐々に減量・中止した．5 月 11 日には表情が和らぎ，食欲も改善し，自室からリビングルームに出て，病棟の治療プログラムに参加できるようになった．頭部 CT や脳波などの検査で異常は認められず，違法薬物などの使用もなかったことから，統合失調症と診断した．これまでの経過や診断，今後の治療について本人や家族に説明して受け入れも良く，病状も安定したため，2 回の外泊を行い，5 月 31 日に退院となった．退院時処方はオランザピン 12.5 mg とジアゼパム 5 mg の 1 日 1 回投与であった．退院後，夕方になるとソワソワ落ち着かず，この時に声が聴えてくるとの訴えがあり，アカシジアを疑いオランザピンを 5 mg まで徐々に減量し，クロナゼパムなど併用した．しかし 8 月上旬に幻聴が活発化し，オランザピンを再び 10 mg に増量してまもなく改善した．最終的にはオランザピン 7.5 mg とクロナゼパム 1 mg で幻聴やアカシジアは消失し，9 月からはパートの仕事を行えるようになった．退院 1，3 か月後に空腹時血糖を含む検査を行ったが異常を認めなかった．

　本例は発病後，未治療期間が長い統合失調症患者の急性増悪例であり，入院後まもなく改善を認め，家族や本人も病気であることを理解し，維持治療に結びつけることができた．今後は十分なモニタリングを行いながらオランザピンによって長期的再発防止を行う予定である．

誇大妄想活発で服薬コンプライアンスが不良な症例をオランザピンとデイケアで治療した例

〈症例④：男性，20歳代，妄想型統合失調症（F20.0）〉

　高校3年生より成績下降，進路に悩んだが，近県の大学に入学し，アパート生活をしていた．X−2年9月，本人19歳のときに「盗聴器がしかけられている」「テレビから自分に向かって話をしてくる」「自分は万能で，作詞作曲で女性のあこがれの的だ」などと言い出し，精神科クリニックを受診させたが，服薬せず，精神科病院に入院し，退院後ハロペリドール6〜9 mgの処方でアカシジアや口唇のジスキネジアが出現した．

　本例を初診した際はアカシジアと口唇ジスキネジアを認め，盗聴体験はなお持続，副作用への対応と病気への理解と治療継続，大学復学が当初の目標．通院でデイケア導入，リスペリドンを処方するも中断，父母への暴力が出現し入院．その後も治療中断による再発を繰り返し，フルフェナジンデカン酸エステルを導入するも，眠気や重苦しいとデポ剤をいやがり，オランザピンへの切り替えを外来で開始，20 mg 1日1回単独投与となり，本人もこの薬なら服薬できると前向きとなった．デイケアでガールフレンドもでき参加も規則的になり，主治医や家族も喜んでいたが，まもなく大量の錠剤が本人の部屋でみつかった．この段階でデイケアには来ており，ガールフレンドの送り迎えや彼女の相談に献身的にのるなど状況は悪くなく，診察をしながら服薬なしで経過をみた．本人は服薬しなくても再発しないと言い張っていたが，X＋4年5月に「世界中から連絡がある，デイケアのスタッフが自分を皇帝にさせようとしている」など再燃し，再入院となり，この入院中に本人は「ガールフレンドの世話をしてやりたいから薬をのむ」とオランザピンの服薬継続を心から約束した．この入院以降，オランザピン20 mg 1日1回投与を規則的に続けるようになり，障害年金を申請．その後，デイケアを継続し，祖父母の介護を手伝うようにもなった．

　本例は誇大妄想主体で，病識に乏しく，服薬・治療中断を繰り返していたが，自分自身が他人に役立つという体験を契機に，自信を取り戻し，規則的な服薬ができるようになった例である．このような例では現実生活を少しでも意味あるものにすることが重要で，オランザピンは錐体外路症状などの副作用の少なさと確実な抗精神病効果から本例には大きな意味があり，デイケアは自分を取り戻す貴重な場所になった．

● 文献

1) 高橋正史，藤井康男，高橋道宏：Olanzapine：開発の経緯とその後の展開．臨床精神薬理 11：1055-1059, 2008
2) Ishigooka J, Inada T, Miura S：Olanzapine versus haloperidol in the treatment of patients with chronic schizophrenia：results of the Japan multicenter, double-blind olanzapine trial. Psychiatry Clin Neurosci 55：403-414, 2001
3) 藤井康男，宮田量治，村崎光邦，ほか：精神分裂病通院患者へのolanzapine長期投与—QOLを含んだ多様な治療成果の検討．臨床精神薬理 3：1083-1096, 2000
4) Heinrichs DW, Hanlon TE, Carpenter JWT：The quality of life scale：An instrument for rating

the schizophrenic deficit syndrome. Schizophrenia Bulletin 10：388-398, 1984
5）宮田量治，藤井康男，稲垣 中，ほか：quality of life 評価尺度日本語版の信頼性について．in 第91回日本精神神経学会，1995
6）宮田量治，藤井康男：クオリティ・オブ・ライフ評価尺度―解説と利用の手引き．星和書店，1995
7）倉持素樹，小野久江，中原直博，ほか：Olanzapine 治療による統合失調症患者のヘルスアウトカム調査―Olanzapine の製造販売後特別調査結果から．臨床精神薬理 12：71-81, 2009
8）小山 司，井上 猛，高橋義人，ほか：治療抵抗性精神分裂病に対する olanzapine 長期投与時の臨床効果．臨床精神薬理 4：109-125, 2001
9）中根允文，小椋 力，瀧川守国：高齢者を含めた精神分裂病患者に対する Oanzapine 長期投与時の有効性および安全性の検討．臨床精神薬理 3：1365-1382, 2000
10）藤井康男：分裂病薬物治療におけるリスペリドンとオランザピンの位置づけ―Lambert の二極性分類を応用した試論．臨床精神薬理 4：29-40, 2001
11）藤井康男：21世紀の抗精神病薬治療―olanzapine vs. risperidone. 臨床精神薬理 4：1103-1110, 2001
12）Seeman P, Lee T, Chau-Wong M, et al：Antipsychotic drug doses and neuroleptic/dopamine receptors. Nature 261：717-718, 1976
13）Li XM, Perry KW, Wong DT, et al：Olanzapine increases in vivo dopamine and norepinephrine release in rat prefrontal cortex, nucleus accumbens and striatum. Psychopharmacology 136：153-161, 1998
14）Millan MJ, Dekeyne A, Gobert A：Serotonin (5-HT)2C receptors tonically inhibit dopamine (DA) and noradrenaline (NA), but not 5-HT, release in the frontal cortex in vivo. Neuropharmacology 37：953-955, 1998
15）Stefanski R, Goldberg SR：Serotonin 5-HT2 receptor antagonists-potential in the treatment of psychiatric disorders. CNS Drugs 5：388-409, 1997
16）Branchek TA, Blackburn TP：5-ht6 receptors as emerging targets for drug discovery. Annu Rev Pharmacol Toxicol 40：319-334, 2000
17）天本敏昭，入江 伸，熊本美紀，ほか：LY170053(olanzapine)のバイオアベイラビリティーに及ぼす食事の影響および製剤間の生物学的同等性について．臨床医薬 14：2717-2735, 1998
18）Kane JM, Sharif ZA：Atypical antipsychotics：Sedation versus efficacy. J Clin Psychiatry 69 (suppl 1)：18-31, 2008
19）藤井康男：抗精神病薬治療における本音．臨床精神薬理 12：2489-2495, 2009
20）倉持素樹，小野久江，藤越慎治，ほか：統合失調症急性期症状に対する olanzapine の安全性と有効性―olanzapine の開始時1日投与量の違いに基づく検討．臨床精神薬理 12：1179-1197, 2009
21）倉持素樹，西馬信一，丹治由佳，ほか：急性期統合失調症に対する olanzapine の口腔内崩壊錠の使用実態―製造販売後特定使用成績調査の解析結果から．臨床精神薬理 12：2159-2168, 2009
22）藤井康男，早馬 俊，稲垣 中，ほか：risperidone による分裂病治療―従来の抗精神病薬からの切り替えと経過追跡．臨床精神薬理 1：527-541, 1998
23）Lee CT, Conde BJL, Mazlan M, et al：Switching to olanzapine from previous antipsychotics：A regional collaborative multicenter trial assessing 2 switching techniques in Asia Pacific. J Clin Psychiatry 63：569-576, 2002
24）Costa e Silva JA, Alvarez N, Mazzoti G, et al：Olanzapine as alternative therapy for patients with haloperidol-induced extrapyramidal symptoms：results of a multicenter, collaborative trial in Latin America. J Clin Psychopharmacol 21：375-381, 2001
25）Kinon BJ, Basson BR, Gilmore JA, et al：Strategies for switching from conventional antipsychotic drugs or risperidone to olanzapine. J Clin Psychiatry 61：833-840, 2000
26）藤井康男，高橋道宏：前治療薬から olanzapine への切り替え試験―48週までの解析結果．臨床精神薬理 7：1519-1548, 2004
27）Lieberman JA, Stroup TS, McEvoy JP, et al：Effectiveness of antipsychotic drugs in patients with schizophrenia. N Engl J Med 353：1209-1223, 2005
28）Stroup TS, Lieberman JA, McEvoy JP, et al：Effectiveness of olanzapine, quetiapine, risperidone, and ziprasidone in patients with chronic schizophrenia following discontinuation of a previous atypical antipsychotic. Am J Psychiatry 163：611-622, 2006
29）McEvoy JP, Liberman JA, Stroup TS, et al：Effectiveness of clozapine versus olanzapine, quetiapine, and risperidone in patients with chronic schizophrenia who did not respond to prior

atypical antipsychotic treatment. Am J Psychiatry 163：600-610, 2006
30) Rosenheck RA, Leslie DL, Sindelar J, et al：Cost-effectiveness of second-generation antipsychotics and perphenazine in a randomized trial of treatment for chronic schizophrenia. Am J Psychiatry 163：2080-2089, 2006
31) 藤井康男：CATIE 第Ⅰ相試験—慢性統合失調症患者における抗精神病薬の effectiveness の検討．Schizophrenia Frontier 7：83-88, 2006
32) 尾崎紀夫：CATIE 第Ⅱ相試験 clozapine pathway—慢性統合失調症における他剤効果不十分例に対する非定型抗精神病薬の効果．Schizophrenia Forontier 7：89-94, 2006
33) 藤井康男：CATIE study における第2世代抗精神病薬と perphenazine についてのコストと effectiveness の検討．Schizophrenia Forontier 8：43-48, 2007
34) Tiihonen J, Wahlbeck K, Lonnqvist J, et al：Effectiveness of antipsychotic treatments in a nationwide cohort of patients in community care after first hospitalization due to schizophrenia and schizoaffective disorder：observational follow-up study. BMJ 333：224-227, 2006
35) 藤井康男：フィンランドにおける統合失調症初回入院患者についての National Register Study—地域での各種抗精神病薬の effectiveness についての長期的検討．Schizophrenia Frontier 7：266-271, 2006
36) 藤井康男：第二世代抗精神病薬の使い分け：olanzapine．臨床精神薬理 10：1651-1659, 2007
37) Henderson DC, Nasrallah RA, Goff DC：Switching from clozapine to olanzapine in treatment-refractory schizophrenia：safety, clinical efficacy, and predictors of response. J Clin Psychiatry 59：585-588, 1998
38) Mountjoy CQ, Baldachino AM, Stubbs JH：British experience with high-dose olanzapine for treatment-refractory schizophrenia. Am J Psychiatry 156：158-159, 1999
39) Littrell KH, Johnson CG, Hilligoss NM, et al：Switching clozapine responders to olanzapine. J Clin Psychiatry 61：912-915, 2000
40) Conley RR, Tamminga CA, Kelly DL, et al：Treatment-resistant schizophrenic patients respond to clozapine after olanzapine non-response. Biol Psychiatry 46：73-77, 1999
41) Kane J, Honigfeld G, Singer J, et al：Clozapine for the treatment-resistant schizophrenic. Arch Gen Psychiatry 45：789-796, 1988
42) Conley RR, Tamminga CA, Bartoko JJ, et al：Olanzapine compared with chlorpromazine in treatment-resistant schizophrenia. Am J Psychiatry 155：914-920, 1998
43) Breier A, Hamilton SH：Comparative efficacy of olanzapine and haloperidol for patients with treatment-resistant schizophrenia. Biol Psychiatry 45：403-411, 1999
44) Bitter I, Dossenbach M, Martenyi F, et al：Olanzapine versus clozapine in patients non-responsive to standard acceptable treatment of schizophrenia, in American Psychiatric Association. Chicago, 2000
45) Tollefson GD, Birkett MA, Kiesler GM, et al：Double-blind comparison of olanzapine versus clozapine in schizophrenic patients clinically eligible for treatment with clozapine. Biol Psychiatry 49：52-63, 2001
46) Volavka J, Czobor P, Sheitman B, et al：Clozapine, olanzapine, risperidone, and haloperidol in the treatment of patients with chronic schizophrenia and schizoaffective disorder. Am J Psychiatry 159：255-262, 2002
47) 藤井康男：治療抵抗性統合失調症患者への olanzapine の位置づけ—投与量に関する文献的検討．臨床精神薬理 6：427-439, 2003
48) Taylor D, Paton C, Kapur S：The South London and Maudsley NHS Foundation Trust & Oxleas NHS Foundation Trust Prescribing Guidelines 10th Edition. Taylor & Francis, 2009
49) Sanger TM, Grundy SR, Gibson PJ, et al：Long-term olanzapine therapy in the treatment of bipolar I disorder：An open-label continuation phase study. J Clin Psychiatry 62：273-281, 2001
50) Vieta E, Reinares M, Corbella B, et al：Olanzapine as long-term adjunctive therapy in treatment-resistant bipolar disorder. J Clin Psychopharmacol 21：469-473, 2001
51) Tohen M, Greil W, Calabrese JR, et al：Olanzapine versus lithium in the maintenance treatment of bipolar disorder：A 12-month, randomized, double-blind, controlled clinical trial. Am J Psychiatry 162：1281-1290, 2005
52) 藤井康男：Olanzapine 投与中の糖尿病性昏睡に伴う死亡例から我々はなにを学ぶべきか？ 臨床

精神薬理 5：1093-1113, 2002
53) 岸本泰士郎, 渡邊衡一郎：錐体外路症状以外の副作用における定型抗精神病薬と非定型抗精神病薬の比較. 臨床精神薬理 5：185-196, 2002
54) 松岡健平, 上島国利：精神分裂病における生活習慣病のコントロール―肥満・糖尿病を中心に. 臨床精神薬理 4：1473-1485, 2001
55) Masand P：非定型抗精神病薬の比較―副作用を中心に. 臨床精神薬理 4：527-544, 2001
56) 塩入俊樹, 染矢俊幸：そこが知りたい薬物療法Q&A. 臨床精神薬理 5：450-452, 2002
57) van Kammen DP：非定型・新規抗精神病薬―その忍容性を中心に. 臨床精神薬理 4：483-492, 2001
58) Henderson DC：Atypical antipsychotic-induced diabetes mellitus. How strong is the evidence? CNS Drugs 16：77-89, 2002
59) Haupt DH, Newcomer JW：Hyperglycemia and antipsychotic medications. J Clin Psychiatry 62（suppl 27）：15-26, 2002
60) Koller EA, Doraiswamy PM：Olanzapine-associated diabetes mellitus. Pharmacotherapy 22：841-852, 2002
61) 西馬信一, 高垣範子, 盛谷美和, ほか：統合失調症におけるolanzapineの前向き市販後特別調査の最終結果報告. 臨床精神薬理 11：1107-1124, 2008
62) Koller E, Schneider B, Bennett K, et al：Clozapine-associated diabetes. Am J Med. 111：716-723, 2001
63) 三澤史斉：ペットボトル症候群（清涼飲料水ケトーシス）. 臨床精神医学 32：710-711, 2003
64) 村下真理, 久住一郎, 井上猛, ほか：非定型抗精神病薬使用患者における糖尿病発症頻度の検討. 臨床精神薬理 7：991-998, 2004
65) Misawa F, Miyaji S, Fujii Y, et al：The incidence of hyperglycemia in patients treated with olanzapine. J Clin Psychiatry 65：443-444, 2004
66) 村崎光邦, 小山司, 渥美義仁, ほか：第二世代（非定型）抗精神病薬を投与する際の血糖モニタリングガイダンスの提案. 臨床精神薬理 11：1139-1148, 2008
67) 佐々木幸哉：Bille A：Olanzapineと体重変化. 臨床精神薬理 8：925-936, 2005
68) 西馬信一, 藤越慎治, 渕上裕介, ほか：Olanzapine治療早期における統合失調症患者の急速な体重変化と1年間の経時的体重変化. 臨床精神薬理 11：2085-2092, 2008
69) Kinon BJ, Kaiser CJ, Ahmed S, et al：Association between early and rapid weight gain and change in weight over one year of olanzapine therapy in patients with schizophrenia and related disorders. J Clin Psychopharmacol 25：255-258, 2005
70) 宮田量治, 川上宏人, 藤井康男, ほか：精神科単科病院で発生したclozapineによる無顆粒球症―総合病院との診療連携を要し, olanzapineにより回復遅延を来した1例. 臨床精神薬理 13：654-665, 2010
71) Callaghan JT, Bergstrom RF, Ptak LR, et al：Olanzapine：Pharmacokinetic and Pharmacodynamic Profile. Clin Pharmacokinet 37：177-193, 1999
72) Maenpaa J, Wrighton S, Bergstrom R, et al：Pharmacokinetic (PK) and pharmacodynamic (PD) interactions between fluvoxamine and olanzapine. Clin Pharmacol Ther 61：225, 1997
73) Leucht S, Corves C, Arbter D, et al：A meta-analysis. Lancet 373(9657)：31-41, 2009
74) Leucht S, Komossa K, Rummel-Kluge C, et al：A Meta-Analysis of Head-to-Head Comparisons of Second-Generation Antipsychotics in the Treatment of Schizophrenia. Am J Psychiatry 166：152-163, 2009
75) Citrome L, Volavka J：Optimal dosing of atypical antipsychotics in adults：a review of the current evidence. Harvard Rev Psychiatry 10：280-291, 2002
76) Citrome L, Jaffe A, Levine J：Dosing of second-generation antipsychotic medication in a state hospital system. J Clin Psychopharmacol 25：388-391, 2005
77) Citrome L, Jaffe A, Levine J：Datapoints：The ups and downs of dosing second-generation antipsychotics. Psychiatr Serv 58：11, 2007
78) Katagiri H, Takita Y, Tohen M, et, al：Efficacy and safety of olanzapine in the treatment of Japanese patients with bipolar I disorder in a current manic or mixed episode：A randomized, double-blind, placebo-and haloperidol controlled study. J Affect Disord, 2011(in press)

（藤井康男）

D　クエチアピン

添付文書情報[1]

【商品名】セロクエル Seroquel（アステラス）
【剤型】錠：25・100・200 mg（クエチアピンとして），細粒：50%　500 mg/g
【適応】統合失調症
【用法・用量】通常，成人にはクエチアピンとして1回25 mg，1日2または3回より投与を開始し，患者の状態に応じて徐々に増量する．通常，1日投与量は150〜600 mgとし，2または3回に分けて経口投与する．なお，投与量は年齢・症状により適宜増減する．ただし，1日量として750 mgを超えないこと．
【警告】1)著しい血糖値の上昇から糖尿病性ケトアシドーシス，糖尿病性昏睡等の重大な副作用が発現し死亡の可能性→血糖値の測定等観察を十分に．2)上記副作用があることを患者・家族に十分に説明し，口渇，多飲，多尿，頻尿などの異常に注意し，このような症状が現れた場合には直ちに投与中断し診察を受けるよう指導．
【禁忌】1)昏睡状態（悪化）．2)バルビツール酸誘導体などの中枢神経抑制薬の強い影響下（中枢神経抑制作用が増強）．3)アドレナリンを投与中．4)本剤の成分に過敏症の既往歴．5)糖尿病，糖尿病の既往歴．

概説

　1980年代のはじめ，米国ゼネカ社（現 アストラゼネカ社）は，ドパミン D_2 受容体拮抗作用とセロトニン 5-HT_2 受容体拮抗作用を併せもち，ほかの抗精神病薬に比べて錐体外路症状の発現が少なく，ほかに重大な副作用のない，新しい新規抗精神病薬の検索を行い，多数の化合物のなかから，ジベンゾチアゼピン系化合物としてクエチアピンを選択し，開発を開始した[2]．

　クエチアピンは，D_2 および 5-HT_2 受容体をはじめとする複数の受容体に高い親和性を示し，また，動物実験においてドパミンおよびセロトニン受容体拮抗作用を示すことより，陽性および陰性症状への臨床的有効性が示唆された．さらに，D_2 受容体よりも 5-HT_2 受容体に相対的に高い親和性を示すことより，錐体外路症状の誘発能は弱いものと考えられ，1986年より臨床試験が開始された．その結果，従来型抗精神病薬とは異なる特徴および有用性が確認され，1997年7月に英国において，9月に米国において承認された．わが国では，1992年より錠剤による臨床試験を開始し，統合失調症に対する有用性が確認され，2000年12月に25 mg錠および100 mg錠の承認が取得された[2]．

　クエチアピンは，すべての抗精神病薬のなかで最もドパミン D_2 受容体親和性が弱く，fast dissociation 仮説でも説明されるように，一度 D_2 受容体に結合しても速やかに解離するという，抗精神病薬としてはユニークな作用機序を有する薬剤といえる[3]．したがって，ハロペリドールに代表されるような持続的 D_2 受容体遮断薬とは異なり，錐体外路症状が少なく，血中プロラクチン値が上昇しにくいという特徴をもつ．一方

で，持続的な D_2 受容体遮断薬の使用に長年慣れ親しんできた臨床家にとっては，急性期における強い幻覚妄想状態に対して使用が躊躇される傾向があることも否定できない．したがって，クエチアピンの特徴的な薬理作用が生かされるように，適切な対象選択や用法・用量の確立が必要である．

精神科臨床においては，以前より，器質性精神障害，気分障害（特に，躁病），重症神経症圏の障害（強迫性障害，摂食障害など），睡眠障害，パーソナリティ障害など多岐にわたる病態に対して抗精神病薬が試用されてきたが，統合失調症に比べて，錐体外路症状をはじめとする副作用が発現しやすいため，使用が制限されることもまれではなかった．しかしながら，クエチアピンは，その錐体外路症状の少なさから，さまざまな精神疾患に幅広く応用される可能性をもち，また実際に頻用されている[4]．今後，適応症拡大などの課題は残るものの，この点がこの薬剤の大きな特徴の1つと考えられる．

薬理学的作用機序

クエチアピンは，すべての抗精神病薬のなかで最も D_2 受容体親和性が弱く，一度 D_2 受容体に結合しても速やかに解離する[3]．したがって，クロザピンと並んで，錐体外路症状の出現がきわめて少なく，血中プロラクチン値も上昇しにくいという特徴をもつ．また，アドレナリン α_1 受容体ならびにヒスタミン H_1 受容体の遮断作用が強いため，鎮静ならびに催眠効果が強い．そのほか D_2 受容体の親和性に比べて，$5\text{-}HT_{1A}$，$5\text{-}HT_{2A}$，α_2 受容体に対する親和性が相対的に高いことが大きな特徴である（表4-11）[5]．

陽性症状の改善には D_2 受容体遮断作用が大きな役割を果たしていることはよく知られているが，α_1 受容体遮断作用が D_2 受容体遮断作用に比べて明らかに強いクエチアピンでは，α_1 受容体遮断作用も陽性症状改善に関与していると考えられる[6]．陰性症状は前頭葉皮質のドパミン活性低下によって引き起こされることが想定されており，クエチアピンではセロトニン $5\text{-}HT_{2A}$ 受容体遮断作用，$5\text{-}HT_{1A}$ 受容体作動作用，α_2 受容体遮断作用が前頭皮質のドパミン遊離を促進して，陰性症状改善に寄与している[6]．これらの前頭葉におけるドパミン活性の上昇は抗うつ効果や認知機能改善効果

表4-11 ヒト脳組織での各種受容体に対する結合親和性

	D_2	α_1	D_2/α_1	α_2	D_2/α_2	$5\text{-}HT_{1A}$	$D_2/5\text{-}HT_{1A}$	$5\text{-}HT_{2A}$	$D_2/5\text{-}HT_{2A}$
ハロペリドール	2.6	17	0.2	600	<0.1	1,800	<0.1	61	<0.1
クロザピン	210	6.8	31	15	14	160	1.3	2.6	81
クエチアピン	770	8.1	95	80	9.6	300	2.6	31	25
オランザピン	20	44	0.5	280	<0.1	610	<0.1	1.5	13
リスペリドン	3.8	2.7	1.4	8	0.5	190	<0.1	0.2	25

Ki値(nM)で表示
(Richelson E, Sounder T：Binding of antipsychotic drugs to human brain receptors focus on newer generation compounds. Life Sci 68：29-39, 2000 を改変して引用)

とも関連している可能性がある．さらに，クエチアピンの代謝物 N-desalkylquetiapine がクエチアピンより約100倍強力なノルアドレナリン再取り込み作用や約10倍強いセロトニン 5-HT_{1A} 受容体部分作動作用を有しており，抗うつ効果との関連が注目されている[7]．認知機能に関しては，$α_1$ 受容体遮断薬が prepulse inhibition を改善させることから，$α_1$ 受容体遮断作用もその改善に関連していることが示唆される[6]．

薬物動態

日本人統合失調症患者(21～39歳，平均31歳)に対して，100 mg錠を1日2回計7回反復経口投与した際の最高血漿中濃度(C_{max})は397 ng/mLで2.6時間後(T_{max})に認められ，血中半減期($T_{1/2}$)は3.5時間であった[2]．高齢統合失調症患者(65～74歳，平均69歳)で全く同様の投与を行うと，T_{max} は2.9時間，$T_{1/2}$ は3.6時間で，非高齢者とあまり違いはないが，投与後2時間以降のクエチアピン血漿中濃度は非高齢者より高く推移し，C_{max} は483 ng/mLに達し，AUC_{0-12h} は非高齢者の約1.5倍であった[2]．食事の影響については，空腹時と食事30分後に単回経口投与して血漿中クエチアピン濃度を測定しても，薬物動態パラメーターには有意差はみられない[2]．

150～600 mg/日のクエチアピンを3週間服用している統合失調症患者における positron emission tomography(PET)研究では，最終服薬12～14時間後には脳内 D_2 受容体占有率は0～27％とごくわずかであった[8]．一方，400～450 mg/日のクエチアピン服用患者では，服薬2～3時間後に約60％の脳内 D_2 受容体占有率が認められることから，クエチアピンは脳内においても D_2 受容体に一時的に結合した後，速やかに解離していることが示唆される．

クエチアピンは主に肝臓で代謝を受け，主代謝経路は側鎖水酸基が酸化されて代謝物 M10 に至る経路，および S-オキシド化されて代謝物 M4 に至る経路である[2]．その他の代謝経路として，脱アルキル化，芳香環の水酸化，および第二相抱合化(グルクロン酸抱合化)が認められる．ヒト肝ミクロソームによるクエチアピンの代謝に関与する P-450 分子種は CYP3A4 である．クエチアピンの M4 への代謝には CYP3A4 が関与し，M10 への代謝には非ミクロソーム酵素が関与すると考えられている[2]．

適応症と治療方針

1 適応

クエチアピンは，適度な静穏化作用をもつため，統合失調症急性期の激越症状(敵意や攻撃性)に有用である．近年，急性期患者の激越症状に対して，抗精神病薬とベンゾジアゼピン系抗不安薬の併用が推奨されているが，ベンゾジアゼピン系薬物によって逆説的な攻撃性や脱抑制が誘発されたり，長期使用で依存の問題が生じる可能性もあり，医師-患者間の良好な関係を阻害することがある．その点，クエチアピンは，

抗不安・抗うつ効果を有し，適度で一時的な鎮静作用を有するため，急性期の激越症状には有用である[9]．また，リスペリドンと同様に，服用後の最高血中濃度に達する時間（T_{max}）が短いことから，比較的速い効果発現が期待できる．医療観察法指定入院病棟からの報告として，クエチアピンが睡眠障害の改善だけではなく，敵意や攻撃性の改善にも有効であることが示唆されている[10]．また，ベンゾジアゼピン系睡眠薬に反応しない睡眠障害にも有効である．海外では，新規抗精神病薬の気分障害に対する適応拡大が次々に行われているが，クエチアピンも双極性障害の躁病やうつ病，リチウムやバルプロ酸との併用による病相予防に適応が認められている（日本では適応外）[11]．特に，双極うつ病に対してはクエチアピンが第1選択薬と位置づけられている[12]．

　従来型抗精神病薬や強力なD_2受容体遮断薬で無効，あるいは錐体外路症状を発現しやすい症例に，一度は試みる価値がある[13]．クエチアピンの最大の特徴は，錐体外路症状が新規抗精神病薬のなかでも最も少ないことにある．また，遅発性ジスキネジアや遅発性ジストニアに対して，クロザピンと同様に，治療効果のある可能性が指摘されている[14,15]．また，通常，抗精神病薬に反応しないといわれる緊張病症状にも有効であり[16]，緊張型統合失調症に対する抗精神病薬としては第1選択と考えられる．

　認知機能障害に対しては，ほかの新規抗精神病薬と同様に，有効であることが報告されている．クロザピン，オランザピン，リスペリドン，クエチアピンの認知機能障害に対する改善効果を各領域別にメタ解析した研究によると，クエチアピンは，覚醒度（ビジランス）・選択的注意や言語性流暢において，ほかの3剤より優れていることが明らかにされている[17]．統合失調症入院患者を対象に，8週間にわたって，種々の神経心理検査と生活技能・社会認知について，リスペリドンとクエチアピンを比較した検討では，両群で認知機能ならびに生活技能・社会認知に改善がみられ，特にクエチアピン群では，言語性学習ならびにTrail Making Testの改善と生活技能改善が有意に相関していた[18]．初発統合失調症患者を対象に施行された大規模比較試験（Comparison of Atypicals in First Episode of Psychosis：CAFE）では，慢性期統合失調症患者を対象としたClinical Antipsychotic Trial of Intervention Effectiveness（CATIE）studyで開発された認知機能バッテリーとBrief Assessment of Cognition in Schizophrenia（BACS）を用いて，リスペリドン，オランザピン，クエチアピンの認知機能改善効果について比較されている[19]．各薬剤の中断率，反応率には有意差はないことが示されている一方で，認知機能総合スコアは治療開始12週後のクエチアピンで最も顕著に改善されていた．52週後の機能予後評価（Heinrichs-Carpenter Quality of Life Scale）では，クエチアピンが職業機能尺度で，オランザピンが生活機能尺度において認知機能改善と有意な相関を示していることが特徴的である．

2 用量

　わが国で使われるクエチアピンの用量は，つい最近まで海外における報告に比べて

著しく少なかった[13]. 米国エキスパート・コンセンサスガイドラインでは, 初発エピソードならびに複数回エピソード患者の急性期治療におけるクエチアピンの標的平均1日用量は, それぞれ524 mg, 644 mgとなっている[20]. [^{18}F]fallyprideを用いたPET研究では, 側頭葉皮質において約60%のD_2受容体占有率を得るためには, 高用量(400～700 mg/日)のクエチアピンが必要であることが示唆された[21]. また, ニューヨーク州立病院でのクエチアピン平均使用量は年々増加傾向にあり, 1998年には314 mgであったのに対し, 2004年には620 mgと報告されている[22]. さらには, 500 mg以上の使用割合も, 1998年の10.1%から2004年には56.1%へと大幅に増加した. 慢性期統合失調症患者を対象とした大規模な無作為二重盲検比較試験(CATIE study)における各抗精神病薬の平均使用量をみても, リスペリドン3.9 mg, オランザピン20.1 mgに対して, クエチアピン543 mgであった[23]. 初発統合失調症患者を対象としたCAFE studyでは, リスペリドン2.4 mg, オランザピン11.7 mgと, 慢性期患者を対象とした際よりも用量が約2/3に抑えられていたのに対し, クエチアピンは506 mg使用されていた[24]. このことは, クエチアピンが初発患者に対しても錐体外路症状の発現の心配がなく十分量使用できること, これだけの量を用いれば, リスペリドンやオランザピンに匹敵する急性効果が期待できることを示唆している. 統合失調症の陽性症状に対するクエチアピンの効果を検証するために行われた日本における市販後臨床試験では, 陽性・陰性症状評価尺度(PANSS)の陽性尺度4点以上の項目が3つ以上の患者を対象として平均424 mg/日の用量が使用されたが, PANSS陽性尺度, 陰性尺度, 総合精神病理評価尺度, 総得点とも12週間の試験期間で有意な改善を示していた[25].

3 | 用法

海外では標準的な増量法として, 初日50 mg, 2日目100 mg, 3日目200 mg, 4日目300 mg, 5日目400 mg, 6～14日目までに400～800 mgの用量に調節する方法が行われる[13]. さらに急速増量法として, 初日200 mg, 2日目400 mg, 3日目600 mg, 4日目800 mg, 5～14日目までに400～800 mgに調節する方法が最近推奨されており[26], 標準法と比較して, 忍容性に差がなく, かつ効果発現(特に, 精神運動興奮症状に対して)が速いと報告されている[26-28].

わが国でも, 陽性症状の顕著な急性期症例に対する急速増量法の経験が報告されてきている[29]. ただし, クエチアピンはアドレナリン$α_1$受容体遮断作用が強いため, 特に初期投与段階では, 起立性低血圧の発現に注意を払う必要がある. したがって, 初回に100～200 mgを投与した場合には, その2時間後にバイタルサインをチェックして, 忍容性を確認することが提案されている[9].

副作用とその対策

クエチアピンの特徴は，錐体外路症状がきわめて少ないことにある．一方で，抗α_1作用が強いため，過鎮静や起立性低血圧発現の可能性があるので，特に投与初期においては注意が必要である．1,158例の市販後調査[2]では，頻度の多い副作用として，傾眠(4.3%)，高血糖(3.3%)，便秘(1.9%)，肝機能障害(1.6%)，倦怠感(1.3%)が挙げられている．また，臨床検査値異常では，ALT(GPT)上昇(2.0%)，CK(CPK)上昇(1.9%)，体重増加(1.3%)，コレステロール増加(1.1%)，γ-GTP上昇(1.0%)などであった．

新規抗精神病薬に共通の問題点として，体重増加，糖脂質代謝異常の誘発が挙げられる．特に，わが国においては，糖尿病の合併あるいは既往のある患者に対して，クエチアピンはオランザピンとともに禁忌となっている．市販後のクエチアピン使用実態特別調査における1,158例の解析では，高血糖の発現率が糖尿病危険因子なしで2.6%，危険因子ありで16.0%と報告されており[30]，クエチアピン投与開始前には糖尿病危険因子の有無を十分に確認し，投与中の体重増加に注意することが重要である．初発患者を対象としたCAFE studyでは，7%以上の体重増加，Body Mass Index(BMI)が1以上増加の割合とも，クエチアピンはリスペリドンと同程度であり，オランザピンより有意に少なくなっている[24]．北海道大学病院における調査(2002年11月から2003年1月までに新規抗精神病薬を使用された659例の追跡調査)でも，クエチアピンの体重増加ならびに新規糖尿病発症頻度は，リスペリドンやペロスピロンと同程度であり，オランザピンよりも少なかった[31]．米国精神医学会と米国糖尿病学会などの4学会が共同で提案した抗精神病薬使用中の糖脂質代謝障害予防のための指針でも，クエチアピンの体重増加や糖脂質代謝障害に対するリスクは，そのリスクが非常に高いクロザピンとオランザピン，比較的低いアリピプラゾールとziprasidoneの中間に位置し，リスペリドンとともに中程度と評価されている[32]．

これら糖代謝障害への対策として，わが国でも最近ようやく，糖尿病専門医らと共同で新規抗精神病薬を投与する際の血糖モニタリングガイダンスの提案がなされるに至っている[33]．その血糖モニタリングでは，ベースライン検査の結果に従って，患者を「正常型」「境界型」「糖尿病を強く疑う」の3型に分け，それぞれに応じたモニタリング方法が推奨されている．モニタリング項目は，血糖値(空腹時または随時)，血清脂質値(総コレステロール，HDLコレステロール，中性脂肪)，身長・体重(BMIの算出)，糖尿病を示唆する臨床症状(口渇，多飲，ソフトドリンク摂取，多尿，頻尿)，糖尿病の既往・家族歴であり，併せて可能な限りHbA1c値を測定することとなっている．患者が「正常型」の場合，新たな新規抗精神病薬開始後半年間は3か月ごと，それ以降は6か月ごとに検査を実施し，空腹時血糖値が正常高値(100 mg/dL以上

血糖モニタリングガイダンス：抗精神病薬の代謝性副作用をモニタリングするためのコンセンサスガイドライン．抗精神病薬を投与する際の一般的注意，糖尿病を診断する際の基準値，基準値に応じた血糖モニタリング方法の3部で構成されている．

110 mg/dL 未満）の場合は糖尿病への移行リスクがやや高いとされるので，治療薬開始1か月後に空腹時血糖値検査を追加し，適切に観察する．BMI が 25 以上になった場合は肥満と判定し，体重の変化に注意するとともに，食事療法および運動療法を行う．投与初期（3 か月以内）に体重が 7％以上増加し，かつ血糖値または HbA1c 値に異常を認めた場合は，内科医（糖尿病専門医）のコンサルティングを受けることが望ましい．「境界型」の患者の場合は，投与開始 1 か月ならびに 3 か月後に諸検査を行い，以降は 3 か月ごと（血清脂質値測定は 6 か月ごと）に検査を実施する．患者本人および家族に注意を喚起し，食事指導および運動療法を行い，口渇・多飲・頻尿などの糖尿病を疑わせる症状が認められた場合は，速やかに内科医（糖尿病専門医）のコンサルティングを受けることが必要である．「糖尿病を強く疑う」患者の場合，上記検査を毎月（血清脂質値の測定は 3 か月ごと）実施するとともに，速やかに内科医（糖尿病専門医）のコンサルティングを受け，糖尿病の診断が確定した場合は，クエチアピンを中止して，他の抗精神病薬に変更しなければならない．

相互作用とその対策

クエチアピンの主な薬物相互作用を**表 4-12** に示した．CYP3A4 誘導作用を有する薬剤（フェニトイン，カルバマゼピン，バルビツール酸誘導体，リファンピシンなど）ではクエチアピンの血中濃度が低下する[2]．一方，CYP3A4 阻害作用を有する薬剤（エリスロマイシン，イトラコナゾールなど）ではクエチアピンの血中濃度が上昇し，作用が増強し，副作用が現れやすくなる危険性がある[2]．一部の抗うつ薬やベンゾジアゼピン系薬剤，高脂血症治療薬である HMG-CoA 還元酵素阻害薬（スタチン系）など

表 4-12　クエチアピンの代表的な薬物相互作用

薬剤名など	臨床症状・措置方法	機序・危険因子
アドレナリン（ボスミン）	アドレナリンの作用を逆転させ，重篤な血圧降下を起こすことがある．併用禁忌	アドレナリンはアドレナリン作動性 α，β-受容体の刺激剤であり，クエチアピンの α-受容体遮断作用により，β-受容体刺激作用が優位となり，血圧降下作用が増強される
中枢神経抑制薬　アルコール	中枢神経抑制作用が増強することがあるので，個々の患者の症状および忍容性に注意し，慎重に投与	薬力学的相互作用を起こすことがある
CYP3A4 誘導作用を有する薬剤　フェニトイン　カルバマゼピンなど	クエチアピンの作用が減弱することがある	クエチアピンの主要代謝酵素である CYP3A4 の誘導により，クリアランスが増加することがある
チオリダジン	クエチアピンの作用が減弱することがある	外国人におけるクエチアピンの経口クリアランスが 1.7 倍に増加．C_{max} および AUC が 40〜50％低下
CYP3A4 阻害作用を有する薬剤　エリスロマイシン　イトリコナゾールなど	クエチアピンの作用を増強するおそれがあるので，個々の患者の症状および忍容性に注意し，慎重に投与	クエチアピンの主要代謝酵素である CYP3A4 を非競合的に阻害するため，クリアランスが減少する可能性がある

（アステラス製薬：セロクエル．医薬品インタビューフォーム，第 20 版．2010 年 6 月改訂より引用）

の CYP3A4 で代謝される薬物との併用では，競合阻害によってクエチアピンと併用薬剤の血中濃度がともに上昇する可能性があるため，注意が必要である．

臨床上のヒント・注意点

　統合失調症の薬物療法はきわめて長期にわたるため，副作用が少なく，服薬アドヒアランスの高い薬物を使用していくことが再発予防，社会的予後の改善につながると考えられる．そのためには，初発時あるいは急性期から維持期を意識して薬物療法を開始することがきわめて重要である．その意味では，クエチアピンは新規抗精神病薬のなかでも最も安全性が高く，積極的に試みられるべき薬剤の1つと考えられる．

　急性期において，クエチアピンは，錐体外路系副作用を最小限にしながら，適度な静穏化が得られることから，不安・焦燥感，情動不安定，睡眠障害の強い症例に適していると考えられる．また，病初期に神経症様症状（強迫症状，不安・抑うつ症状など）を呈した後に幻覚妄想を発現した症例では，強力なD_2受容体遮断薬を使用するよりも，効果ならびに安全性ともに有用である可能性が高い．一方，維持期において，クエチアピンは，急性期の幻覚妄想が軽減した後に出現する感情障害や認知機能障害にも有用であり，種々のリハビリテーションの導入に相加的効果を期待できる．

　クエチアピンは適用量の幅が広く（150〜750 mg/日），D_2受容体に結合した後の解離もきわめて速いため，これまでの抗精神病薬（持続的D_2受容体遮断薬）とは異なる使用法を構築していく必要がある[13]．再発予防効果には，薬剤のD_2受容体占有率が一時的であれ60〜70%を超えることが必要であると仮定すると，維持量の分割回数をなるべく少なくし，1回投与（夕食後または寝前）で十分量使用することが必要になる[11]．一方，急性期の不安や激越症状に対する効果を期待する場合は，半減期が短いことを勘案して，分割投与する方が適切であろう[13]．前薬からの切り替えに際しては，目標用量まで上乗せ後，前薬を漸減する方法が推奨される．

　一般論として，新規抗精神病薬は単剤で使用すべきであることは自明であるが，市販されているすべての新規抗精神病薬を十分量単剤で試みても効果が得られない場合にいかに対処すべきかは大きな課題である．あるいは，ある新規抗精神病薬単剤で長期間にわたって安定していた維持期症例が急性増悪した場合，どう対処すべきかも問題となる．第1に考えるべき方法は同薬剤の増量であろう．米国エキスパート・コンセンサスガイドラインでも，クエチアピン使用中に効果が不十分な場合，84%の専門家が増量を考慮し，その標的用量は650〜1,100 mgとしている[20]．わが国のように，保険適用上の制限（上限量）が問題となる場合には，実際の臨床場面において一時的な抗精神病薬併用も選択肢の1つとしてやむを得ないと考えられる．特に，ドパミンD_2受容体親和性の弱いクエチアピンの場合，他の新規抗精神病薬に比較しても，このような事態を生じやすい．海外では，同じくD_2受容体親和性の弱いクロザピン単剤では効果不十分な場合の選択肢として，他の抗精神病薬（例えば，高力価のD_2受容体遮断薬）を併用する方法が推奨されている[34]．クエチアピンを主剤（維持薬）とし

ていて急性増悪した場合に最高用量まで増量しても対処しきれない場合は，一時的にでも他の抗精神病薬を追加して乗り切ることは合理的であろう．大切なことは，症状が軽快後には，非主剤の追加薬を減量・中止することである．

これとは反対に，他の抗精神病薬が主剤として用いられている場合にも，クエチアピンは急性期の睡眠障害や不安・激越症状に対して，一時的な併用で症状軽減を図ることのできる有用な薬剤と考えられる．もちろん，一時的な併用にせよ，薬物相互作用などによる副作用の先鋭化に十分注意を払わなければならない．

● 臨床ケース

1 | 統合失調症急性期症例

わが国の現状では，急性期症例に対してクエチアピンを積極的に使用される機会が少ない印象であるが，適応と用量・用法を工夫すれば，有用なケースが多いと考えられる．急性期における情動不安定や不安・焦燥感の改善に有用であった2例[35]とクエチアピンが唯一有効性を示した治療抵抗性の緊張型統合失調症1例を以下に提示する．

情動不安定に対して効果のみられた例

〈症例①：37歳，女性，妄想型統合失調症（F20.0）〉

【家族歴】父の妹が精神科通院歴あり

【生活歴】地元の公立高校卒業．A市の専門学校卒業後，就職したが，短期間の転職を繰り返した．

【現病歴】元来，神経質な性格．20歳代から，強迫的な掃除や施錠の頻回な確認行為がみられた．X年（30歳時）頃から，「周囲に自分の真似をする人達がいる」「自分が他人に影響を与えてしまう」などと感じ，次第に，「利用されている」「監視されている」などの被害関係妄想に発展した．さらに，頭の中に種々の考えが脈絡なく浮かび，混乱して，仕事ができずに自宅に引きこもり，変装をして身を隠すような生活となった．X＋4年には両親と同居を始めたが，周囲に対する不信感と衝動制御が困難となり，多額の借金，物を壊すなどの逸脱行動が出現した．X＋6年3月，B病院を初診し，統合失調症の診断でペロスピロン（最大24 mgまで）を開始されたが，眠気と錐体外路症状が出現したため，通院・服薬は断続的であった．被注察感が強く，自閉的な生活に終始し，家庭内での興奮・暴力が続くため，X＋7年12月，紹介されて北海道大学病院精神科神経科（以下，当科）初診した．

初診時，被害関係妄想，作為体験，思考吹入，考想奪取などが認められ，クエチアピン50 mgから開始．軽度の眠気やふらつきはあるものの，いらいら感は軽減したため，徐々に200 mgまで増量した．X＋8年1月に当科閉鎖病棟に入院した

後は，2週間で600 mgまで増量．いらいら感と衝動制御困難感は自覚的に改善したが，被注察感，被害関係妄想などは持続したため，さらに750 mgまで増量した．これに伴い，情動が安定化し，被注察感，被害関係妄想も徐々に改善を示した．同年2月から外泊を開始し，家族と過ごしても安定していることを確認し，3月には病名告知とともに心理教育を施行した．本人の受け入れは良好であり，本人・家族ともに退院に前向きとなって，4月初旬に退院した．現在，外来でもクエチアピン750 mgを継続しながら安定を保っており，復職を目指している．

症例①では，入院後，クエチアピンを比較的急速に増量することにより，いらいら感と衝動性が自覚的に改善され，情動の安定化にきわめて有効であった．病的体験の改善は情動安定化の改善よりも遅れたが，徐々に確実に軽減されていった．急性期の治療では，本人が最も苦痛とする症状の改善が治療継続の動機づけに重要であることが多い．本症例では，精神病症状の改善はゆっくりであったが，情動の安定化が速やかにみられたことで，治療者も受療者もともに効果を待つ余裕ができたと考えられる．

不安・焦燥感に対して効果のみられた薬剤不耐性例

〈症例②：32歳，女性，妄想型統合失調症（F20.0）〉

【家族歴】特記すべきことなし

【生活歴】国立大学卒業後，地元を離れて事務職に就き，仕事ぶりも人間関係も良好で，その傍ら，語学教室にも通っていた．

【現病歴】元来，几帳面，神経質な性格．X年（28歳時）より，時々漠然とした対象のない不安感が出現．X＋1年から抑うつ気分，易疲労感とともに，追跡体験（被害念慮）が出現して不安感が増強．X＋2年10月，退職して実家に戻ったが，被害念慮が強まり，次第に外出が困難となり，X＋3年3月にAメンタルクリニック初診．統合失調症の診断で，リスペリドン（〜1.5 mg），スルピリド（〜250 mg），アリピプラゾール（〜24 mg），オランザピン（〜12.5 mg）と種々の抗精神病薬が試みられたが，眠気，月経不順，下肢の震え，アカシジアなどの訴えがあり，中止ないし減量された．オランザピン7.5 mgで治療継続されていたが，次第に被害妄想，注察妄想が顕著となり，本人は幻聴を否定するものの，思考途絶が目立つようになったため，X＋4年5月当科紹介受診となり，同月より当科閉鎖病棟に入院となった．

以後，オランザピンを20 mgまで漸増したが，被害妄想，不安・緊張感が強く，終日カーテンを締め切ったまま自室にこもりきりの状態であり，下肢の振戦，アカシジアも認められたため，ペロスピロンに変更．32 mgまで増量したが，症状の改善はみられず，下肢の振戦，上肢の固縮などが出現したため，クエチアピンに変更した．600 mgまでの増量で，不安・緊張感の他覚的改善が顕著であり，行動範囲の拡大，集中力・持続力の改善が認められた．クエチアピン750 mgまで増量して，表情が明るくなり，不安・緊張感の表出も激減したが，自覚的には被害妄想の軽減

は認めるものの，不安・緊張感が若干残存した．そのため，スルピリドを追加したところ，明らかに用量依存的な不安・緊張感の改善が観察され，結局 1,200 mg まで増量．病棟内での不安・緊張感は消失し，作業療法の開始，家族との院外外出と行動範囲を拡大しても安定しているため，同年 10 月退院した．当科に通院しながら作業療法を継続し，スルピリドは徐々に減量・中止となり，現在はクエチアピン 600 mg 単剤で経過は安定している．

症例②は，クエチアピンが用量依存的に不安・緊張感に対して非常に有効であった．併せて，いわゆる薬剤不耐性であるため，これまでどの抗精神病薬も十分量使用できず，病的体験を改善させることができなかったが，唯一クエチアピンが十分量まで用量を上げることができたことで，精神症状の改善に大きく寄与できた．最終的には，クエチアピン 750 mg でも不安・緊張感の改善が完全ではなかったため，スルピリドの追加を要したが，スルピリド単剤では 150 mg でも副作用（錐体外路症状）が出現したにもかかわらず，クエチアピンとの併用では 1,200 mg まで使用できた点も興味深い．クエチアピンの抗ヒスタミン H_1 作用が副作用を軽減した可能性も考えられる．

クエチアピンが唯一有効であった遅発緊張病例

〈症例③：56 歳，女性，緊張型統合失調症（F20.2）〉

【家族歴】特記すべきことなし

【生活歴】国立大学卒業後，小学校教諭として勤務．結婚後は専業主婦であったが，45 歳時から自宅で学習塾を経営．

【現病歴】元来，快活で社交的な性格．学習塾の仕事が多忙になった X 年（48 歳時）頃，閉経とほぼ同時期から抑うつ気分と意欲減退を自覚し，間もなく塾を辞めている．X＋1 年 9 月から A クリニックに通院して，パロキセチンを服用したが，むしろ症状は増悪し，周囲からみて不自然な言動が目立つようになった．X＋3 年 2 月頃からは意志発動性が亢進し，電話回数の増加や濫費が顕著となる一方，多飲で水中毒を呈して入退院を繰り返した．X＋4 年 4 月頃より，周囲の音に対して過敏になり，B 病院に転院したが，「食道が腫れている」「首が切れていて，舌だけでつながっている」などの体感幻覚や「私は醤油になった」などの妄想着想，自分に命令する幻聴，被害関係妄想が顕著となった．同院ではクエチアピン（～300 mg）やリスペリドン（～6 mg）が試みられたが，効果はみられず，次第に昏迷が周期的に繰り返され，突発的な行動化や尿便失禁が出現するようになった．X＋5 年 6 月に紹介されて当科初診となり，翌月に当科閉鎖病棟入院となる．

精査により器質的疾患が除外されたため，遅発性の緊張型統合失調症（遅発緊張病）と診断され，種々の薬物療法（オランザピン～30 mg，ゾテピン～250 mg，アリピプラゾール～30 mg，ブロナンセリン～24 mg，バルプロ酸～1,000 mg，レボチロキシン～150 μg，クロナゼパム～6 mg）と修正型電気けいれん療法（mECT）

のさまざまな組み合わせを試みたが，いずれもmECT後1週間程度昏迷の改善が持続するだけで，効果は一時的にとどまった．十分量のクエチアピンを試みる目的で，漸増したところ，700 mgを超える用量から昏迷の時間が用量依存的に短縮し，1,200 mg（適応外用量）では，ほぼ昏迷が消失し，家族のサポートで外出・外泊ができるまでに改善した．その後も外泊を繰り返しながら，慎重にクエチアピンの用量を調節し，クエチアピン950 mg（適応外用量）とバルプロ酸1,000 mgの併用で，X+7年4月に自宅退院となった．

症例③は，古茶[36]の提唱する遅発緊張病に相当すると考えられる．通常，このタイプは抗精神病薬が奏効しにくく，mECTが有効とされているが，本症例ではごく一時的な効果しか得られなかった．緊張型統合失調症に対する薬物療法でも，一般に抗精神病薬は無効で，mECTのみが有効であるとされているが，最近，クエチアピンの有効性が報告されており[16]，本症例でもほかの治療法に比較して唯一効果が認められた．しかしながら，欠陥症状が残存し，現在も家族の濃厚な介助に支えられての家庭内適応にとどまっており，今後のさらなる回復に向けて課題の残る症例である．

2 統合失調症維持期症例

統合失調症の維持期治療で重要なことは，再発を確実に予防し，リハビリテーションへの参加を促すことで，機能レベルを上げ，同時にQOLを向上させることにある．そのためには，長期的な副作用を最小限にして治療アドヒアランスを向上させることが不可欠である．維持期において，副作用軽減と陰性症状改善に有効であった2例[35]を提示する．

遅発性ジスキネジアに効果のみられた例

〈症例④：31歳，男性，残遺型統合失調症（F20.5）〉
【家族歴】特記すべきことなし
【生活歴】地元の私立高校を卒業後，4年間浪人して，私立大学夜間部に入学．
【現病歴】元来，真面目で正義感が強い性格．X年（高校2年時），担任の交代を機に，不安，視線恐怖が出現し，A病院精神科を受診し，抗うつ薬などを処方されて，なんとか高校を卒業した．浪人中のX+3年頃から，徐々に自宅に引きこもりがちとなり，確認行為が強まり，X+6年10月からBメンタルクリニック通院を開始．X+7年4月からC大学夜間部に入学したが，X+8年9月頃から特に誘因なく不安緊張感が強まり，X+9年1月からは不眠，食欲低下が加わり，2月にはD病院精神科に入院となる．入院時には，被害関係妄想，思考伝播，幻聴などが出現し，大量の抗精神病薬（ハロペリドール30 mg，レボメプロマジン100 mgなど）で加療されたが，両親の強い希望で，同年3月に退院となり，その翌日当科初診して，即日

当科閉鎖病棟に入院となった．入院時，幻覚妄想状態に加えて，著明なパーキンソン症状が認められ，ハロペリドールを順次減量し，最終的にリスペリドン6 mgに置換した．同年7月に退院となり，当科デイケアに通いながら通院を継続した．眠気，流涎，構音障害などのため，リスペリドンを徐々に3 mgまで減量したが，X＋11年2月頃から遅発性ジスキネジア（舌）が強まり，構音障害も顕著となった．

そのため，リスペリドンをペロスピロン（～24 mg）に置換したが，ジスキネジアは不変のため，同年5月より，ペロスピロンをクエチアピン400 mgに置換．その後，バルプロ酸600 mgを追加し，眠気を訴えるためにクエチアピンを250 mg（寝前1回投与）まで減量して経過観察したところ，X＋12年1月頃からジスキネジアは完全に消失した．以後，復学した大学夜間部の卒業試験などで精神症状が不安定になるため，クエチアピンを400～600 mgに調節しながら経過をみたが，ジスキネジアの再発はみられていない．X＋14年3月，大学を無事卒業した．

症例④では，リスペリドン使用中に発現した遅発性ジスキネジアに対してクエチアピンが有効であった．また，些細なことで不安感が増強し，思考が混乱して強迫的確認行動が増悪していたが，クエチアピンは不安や強迫症状の軽減にも有効であり，紆余曲折を経ながらもなんとか大学を卒業することができた．前述した通り，クエチアピンは遅発性ジスキネジアや遅発性ジストニアに対して，クロザピンと同様に治療効果のある可能性が指摘されているが，本症例でもその効果が確認された．

陰性症状・感情障害に効果のみられた例

〈症例⑤：27歳，男性，妄想型統合失調症（F20.0）〉

【家族歴】特記すべきことなし

【生活歴】高校1年時より強迫的な手洗いが出現．地元を離れて私立大学に入学したが，4年間で中退．

【現病歴】元来，内向的，神経質な性格．大学に進学後，人前での緊張感が強く，通学が困難であった．X年（19歳時）頃より，周囲から常に見られている，皆が自分に悪意をもっている，誰かにつけ狙われているなどの被害関係妄想や見知らぬ男女の被害的内容の幻聴が出現．次第に終日部屋に閉じこもるようになり，複数の心療内科病院で加療されたが，改善はみられなかった．X＋3年大学を中退し，地元に戻ったが，精神症状は変わらず，同年11月に右手を数か所刃物で傷つけるエピソードがあったため，当科初診．当科閉鎖病棟に入院となった．入院後，リスペリドン4 mgで加療され，幻聴，被害関係妄想はほぼ消失し，不安感，緊張感も軽減した．無為・自閉的傾向は持続したが，X＋4年2月退院となった．その後，外来作業療法，デイケアが導入されたが，持続的な悲哀感・憂うつ感，意欲低下に加えて，不安感，緊張感がしばしば出現するほか，上下肢の震え，頭痛・頭重感，全身倦怠感など身体症状にもしばしば固執した．この間，アモキサピン，イミプラミン，トラゾドン，

ミアンセリン，フルボキサミンなどの抗うつ薬，リチウムの併用，ピパンペロン，ゾテピンなどが試みられたが，全く無効か，一時的な効果にとどまった．

X+7年1月より意欲減退が増強し，外出ができなくなり，デイケアも長期欠席するようになった．周囲が気になり始め，関係妄想も増悪して，緊張感，漠然とした不安感も悪化してきたため，同年3月よりクエチアピン100 mgの上乗せを開始した．前薬のリスペリドンはクエチアピンの増量とともに漸減・中止した．クエチアピン200 mg増量時から日中の眠気が出現したが，増量1週後から軽快．クエチアピン400 mg増量2週後（開始10週後）までは特に大きな変化は認められなかったが，400 mg増量4週後（開始12週後）には，生き生きとした表情で来院し，意欲や集中力の著明な改善が認められた．デイケアも積極的に出席し，人前での緊張感・不安感が消失し，会話が抵抗なくできるようになったという．以前より併用していたビペリデンを漸減・中止し，さらに不安緊張感のため中止できなかったブロマゼパムもついに漸減・中止した．体重増加傾向はあるものの，現在も活動的な生活を送っている．

症例⑤は，陽性症状が比較的速やかに抑制されたものの，無為・自閉，不安・抑うつ症状が遷延し，種々の抗うつ薬やリチウムの併用，新規抗精神病薬の使用によっても改善が得られなかった例である．クエチアピンの使用によっても，少なくとも10週目まではほとんど改善の徴候がなかったが，12週目に至って著明な改善が認められた．多くの新規抗精神病薬が上市され，短期間で薬剤変更を行って，ついつい効果判定期間が短くなりがちであるが，感情障害やいわゆる陰性症状については特にそれぞれの薬剤の有効性を慎重に確かめていく必要があろう．

● 文献

1) アステラス製薬：セロクエル．添付文書，第21版．2010年6月改訂
2) アステラス製薬：セロクエル．医薬品インタビューフォーム，第20版．2010年6月改訂
3) 久住一郎，小山 司：ドパミンD_2受容体のfast dissociation仮説をめぐって．臨床精神医学 34：453-458, 2005
4) 久住一郎，小山 司：新規抗精神病薬の可能性—適応拡大．医学のあゆみ 213：683-688, 2005
5) Richelson E, Sounder T：Binding of antipsychotic drugs to human brain receptors focus on newer generation compounds. Life Sci 68：29-39, 2000
6) 竹内 崇，西川 徹：新規抗精神病薬quetiapineの薬理作用メカニズムについて—D_2以外の受容体に対する作用を中心に．臨床精神薬理 11：921-928, 2008
7) Jensen NH, Rodriguiz RM, Caron MG, et al：N-desalkylquetiapine, a potent norepinephrine reuptake inhibitor and partial 5-HT1A agonist, as a putative mediator of quetiapine's antidepressant activity. Neuropsychopharmacology 33：2303-2312, 2008
8) Kapur S, Zipursky R, Jones C, et al：A positron emission tomography study of quetiapine in schizophrenia：a preliminary finding of an antipsychotic effect with only transient high dopamine D_2 receptor occupancy. Arch Gen Psychiatry 57：553-559, 2000
9) Peuskens J, Kasper S, Arango C, et al：Management of acutely ill patients in the hospital setting：focus on quetiapine. Int J Pschiat Clin Pract 11：61-72, 2007
10) 黒木まどか，須藤 徹，中川伸明：医療観察法指定入院病棟における薬物療法．臨床精神薬理 10：735-740, 2007
11) 田中輝明，小山 司：第二世代抗精神病薬の双極性障害への対応．臨床精神病理 12：633-640,

2009
12) 山田和男：双極性障害の最新薬物治療ガイドライン．臨床精神病理 14：1001-1006, 2011
13) 久住一郎, 小山 司：統合失調症治療における quetiapine の位置づけと今後の課題．臨床精神薬理 10：1671-1677, 2007
14) Sasaki Y, Kusumi I, Koyama T：A case of tardive dystonia successfully managed with quetiapine. J Clin Psychiatry 65：583-584, 2004
15) 高橋三郎, 大曽根 彰, 松田晃武：遅発性ジストニア・ジスキネジアへの投与計画：12 症例の経験．精神医学 47：499-508, 2005
16) 吉村文太, 石津すぐる：緊張型統合失調症 24 例に対する quetiapine の使用経験―統合失調症における緊張病性昏迷に対する薬物療法の有効性について考える．臨床精神薬理 11：2265-2276, 2008
17) Woodward ND, Purdon SE, Meltzer HT, et al：A meta-analysis of neuropsychological change to clozapine, olanzapine, quetiapine, and risperidone in schizophrenia. Int J Neuropsychopharmacol 8：457-472, 2005
18) Harvey PD, Patterson TL, Potter LS, et al：Improvement in social competence with short-term atypical antipsychotic treatment：a randomized, double-blind comparison of quetiapine versus risperidone for social competence, social cognition, and neuropsychological functioning. Am J Psychiatry 163：1918-1925, 2006
19) Keefe RSE, Sweeney J, Gu H, et al：Effect of Olanzapine, Quetiapine, and Risperidone on Neurocognitive Function in Early Psychosis：A randomized, Double-Blind 52-week Comparison. Am J Psychiatry 164：1061-1071, 2007
20) Kane JM, Leucht S, Carpenter D, et al：Expert consensus guideline series：Optimizing pharmacologic treatment of psychotic disorders. J Clin Psychiatry 64(Suppl 12)：1-100, 2003
21) Kessler RM, Ansari MS, Riccardi P, et al：Occupancy of striatal and extrastriatal dopamine D_2 receptors by clozapine and quetiapine. Neuropsychopharmacology 31：1991-2001, 2006
22) Citrome L, Jaffe A, Levine J, et al：Dosing of quetiapine in schizophrenia：How clinical practice differs from registration studies. J Clin Psychiatry 66：1512-1516, 2005
23) Lieberman JA, Stroup TS, McEvoy JP, et al：Effectiveness of antipsychotic drugs in patients with chronic schizophrenia. N Engl J Med 353：1209-1223, 2005
24) McEvoy JP, Lieberman JA, Perkins DO, et al：Efficacy and tolerability of olanzapine, quetiapine, and risperidone in the treatment of early psychosis：A randomized, double-blind 52-week comparison. Am J Psychiatry 164：1050-1060, 2007
25) 上島国利, 小山 司, 村崎光邦：統合失調症に対する quetiapine fumarate（商品名：セロクエル）の市販後臨床試験―陽性症状を有する統合失調症に対する quetiapine fumarate の有効性および安全性の検討．臨床精神薬理 9：1629-1639, 2006
26) Pae C-U, Kim J-J, Lee C-U, et al：Rapid versus conventional institution of quetiapine in the treatment of schizophrenia：a randomized, parallel-group trial. J Clin Psychiatry 68：399-405, 2007
27) Kasper S, Konstantinidis A, Kindler J, et al：Rapid initiation of quetiapine in acutely ill patients with schizophrenia or schizoaffective disorder. Eur Psychiatry 21(Suppl 1)：S102, 2006
28) Smith MA, McCoy R, Hamer-Maansson J, et al：rapid dose escalation with quetiapine：A pilot study. J Clin Psychopharmacol 25：331-335, 2005
29) 古瀬 勉：陽性症状が顕著な急性期統合失調症に対する quetiapine 急速増量法について．臨床精神薬理 9：2263-2268, 2006
30) 中村圭吾, 曽我部啓三, 左海 清：統合失調症患者における quetiapine の血糖値に及ぼす影響に関する検討―使用実態における特別調査の症例を対象とした追跡調査．精神科治療学 21：755-763, 2006
31) 村下真理, 久住一郎, 井上 猛, ほか：非定型抗精神病薬使用患者における糖尿病発症頻度の検討．臨床精神薬理 7：991-998, 2004
32) American Diabetes Association, American Psychiatric Association, American Association of Clinical Endocrinologists, et al：Consensus development conference on antipsychotic drugs and obesity and diabetes. Diabetes Care 27：596-601, 2004
33) 村崎光邦, 小山 司, 渥美義仁, ほか：第二世代(非定型)抗精神病薬を投与する際の血糖モニタリングガイダンスの提案．臨床精神薬理 11：1139-1148, 2008

34) Miller AL, Hall CS, Buchanan RW, et al：The Texas medication algorithm project：antipsychotic algorithm for schizophrenia：2003 update. J Clin Psychiatry 65：500-508, 2004
35) 久住一郎, 橋本直樹, 伊藤侯輝, ほか：Quetiapine を使いこなす—薬剤選択. 臨床精神薬理 11：1749-1753, 2008
36) 古茶大樹：遅発緊張病について—自験例に基づく症状, 経過, 下位群, 治療の臨床精神病理学的検討. 精神経誌 100：24-50, 1998

● Further Reading

- Keefe RS, Bilder RM, Davis SM, et al：Neurocognitive effects of antipsychotic medications in patients with chronic schizophrenia in the CATIE Trial. Arch Gen Psychiatry 64：633-647, 2007
慢性期統合失調症患者を対象に行われたCATIE study における各薬剤の認知機能効果を比較した論文. クエチアピンでは, 持続的注意に対する効果が他剤に比べて高かったが, 有意差は認められていない.

- Kusumi I, Ito K, Honda M, et al：Screening for diabetes using Japanese monitoring guidance in schizophrenia patients treated with second-generation antipsychotics：a cross-sectional study using baseline data. Psychiatry Clin Neurosci 65：349-355, 2011
わが国の血糖モニタリング・ガイダンスを用いて, 新規抗精神病薬服用中の統合失調症患者を対象に行った, 糖脂質代謝障害に関する横断的検討.

- Kusumi I, Ito K, Uemura K, et al：Screening for diabetes using monitoring guidance in schizophrenia patients treated with second-generation antipsychotics：A 1-year follow-up study. Prog Neuropsychopharmacol Biol Psychiatry 35：1922-1926, 2011
新規抗精神病薬服用中の統合失調症患者を対象に, 1年間経過観察した糖脂質代謝障害に関する縦断的検討.

〈久住一郎〉

E アリピプラゾール

添付文書情報

【商品名】エビリファイ Abilify（大塚）
【剤型】錠：3・6・12 mg，散：1％，液：1 mg/mL（3・6・12 mL/包）
【適応】統合失調症，双極性障害の躁状態
【用法・用量】成人には1日6〜12 mgから投与開始して徐々に増量する．1日6〜24 mgを維持用量として1日1回または2回に分けて投与する．最高投与量は1日30 mgとする．
　本薬剤が定常状態に達するまでに2週間を要するために，2週間以内に増量しないことが望ましい．本薬剤の投与量は必要な限り少量となるようにする．患者ごとに慎重に観察しながら微調節すること．他の抗精神病薬から本薬剤に変更する患者よりも，新規のアリピプラゾールを開始する患者で副作用が出現しやすいので，新規開始例では少量から漸増することが好ましい．
【警告】1)糖尿病性ケトアシドーシス，糖尿病性昏睡などの死亡に至ることもある重大な副作用が発現するおそれがあるので，本剤投与中は高血糖の徴候・症状に注意すること．特に，糖尿病またはその既往歴もしくはその危険因子を有する患者には，治療上の有益性が危険性を上回ると判断される場合のみ投与することとし，投与にあたっては，血糖値の測定などの観察を十分に行うこと．2)投与にあたっては，あらかじめ上記副作用が発現する場合があることを，患者およびその家族に十分に説明し，口渇，多飲，多尿，頻尿，多食，脱力感などの異常に注意し，このような症状が現れた場合には，直ちに投与を中断し，医師の診察を受けるよう，指導すること．
【禁忌】1)昏睡状態(昏睡状態を悪化)．2)バルビツール酸誘導体・麻酔薬などの中枢神経抑制剤の強い影響下(中枢神経抑制作用が増強)．3)アドレナリンを投与中．4)本剤の成分に過敏症の既往歴．

概説

　ジヒドロキノリン系の抗精神病薬であるアリピプラゾールは日本で開発された抗精神病薬である．ドパミン(D_2)受容体アンタゴニスト作用をもつ従来型抗精神病薬はパーキンソニズム，アカシジア，急性ジストニア，遅発性ジスキネジアなどの錐体外路症状が出現しやすい．その後，D_2受容体アンタゴニストに加えて5-HT_2受容体アンタゴニスト作用も有するリスペリドン，オランザピン，クエチアピン，ペロスピロンなどの新規抗精神病薬が開発された．これらの新規抗精神病薬は①錐体外路症状，②プロラクチンの上昇，③陰性症状への作用の点で従来型抗精神病薬よりも優れている．アリピプラゾールは serotonin dopamine antagonist (SDA)ではなく D_2受容体の部分アゴニストというユニークな薬理作用をもつ．米国では2002年に米国医薬品局（FDA）から統合失調症の治療薬として承認された[1]．

薬理学的作用機序

アリピプラゾールは D_2 受容体，$5-HT_{1A}$ 受容体の部分アゴニストである．また，$5-HT_{2A}$ 受容体に対するアンタゴニスト作用も有する．その一方で，$α_1$, H_1, M_1 受容体に対しての親和性は弱い．D_2 受容体部分アゴニスト作用は脳内ドパミン濃度が高いときには D_2 阻害作用，低いときには D_2 刺激作用を発揮して脳内ドパミン動態のバランスをとる（ドパミンスタビライザー作用）ことが統合失調症の陽性症状および陰性症状の改善作用と関連すると考えられている．統合失調症患者では，中脳辺縁系のドパミン神経活動が過活動状態にあると考えられており，アリピプラゾールは D_2 受容体に対してアンタゴニストとして作用することで陽性症状を改善する．一方，中脳皮質系，黒質線条体系，隆起漏斗系のドパミン神経活動はむしろ正常-低活動となっている．したがって，アリピプラゾールはこれらの部位の D_2 受容体へはアゴニストとして作用する．このことが，アリピプラゾールの陰性症状改善作用，錐体外路症状出現の軽減および高プロラクチン血症の抑制とそれぞれ関連している可能性がある．また，$5-HT_{1A}$ 受容体のアゴニスト作用は抗不安作用と関連している．$α_1$, H_1, M_1 受容体に対する親和性の低さは，アリピプラゾールでは過鎮静，起立性低血圧，体重増加，便秘，口渇などが生じることが少ないことに関係している[2]．

薬物動態

アリピプラゾールの血漿蛋白結合率はほぼ100%であり，生体内利用率（バイオアベイラビリティ）は87%である．アリピプラゾールは投与後3〜4時間で最高血中濃度に達し，消失半減期は61時間である．アリピプラゾールを経口投与した場合，消化管からほぼ完全に吸収されて，肝臓でチトクローム P450（CYP）3A4 と CYP2D6 により主に代謝される．主要代謝産物である OPC-14857 は親物質とほぼ同等の薬理学的活性を有する[3]．

適応症と治療方針

アリピプラゾールは米国医薬品局（FDA）から，統合失調症，急性双極性障害躁病・混合性エピソード，大うつ病性障害の追加薬，自閉症の易刺激性に対しての承認を受けている．しかし，わが国での適応症は現在までのところ統合失調症のみである．精神興奮や幻覚妄想状態が激しくない患者では6 mg/日から開始し漸増する．しかし，興奮・攻撃性などが顕著である患者に対しては，6〜12 mg/日からの開始後，なるべく短い間隔で増量することも必要な場合もある．初期にはロラゼパムなどのベンゾジ

自閉症の易刺激性：自閉症の患者では，情動の不安定性があり，しばしば癇癪，パニック，興奮，気分易変性，易怒性，攻撃性，自傷行為などの症状が出現する．FDA では，小児の自閉症（6〜17歳）の興奮性に対するアリピプラゾールの適応を2009年11月に追加承認した．

アゼピン系薬物の併用も有効である．最近の PET 研究の結果によると，統合失調症の陽性症状改善に対する至適 D_2 受容体占拠率は従来の報告よりも高く 85％ であるといわれている．これをアリピプラゾールに当てはめた場合，アリピプラゾールの血中濃度を 150 ng/mL 以上に保つ必要がある．アリピプラゾールの血中濃度が 150 ng/mL 以上に達する症例は 10 mg/日投与群で 50％，20 mg/日投与群でわずか 65％ であった．したがって，精神症状の改善が不十分である症例に対しては，24～30 mg/日まで増量すべきである[4,5]（図 4-14, 15）．いずれにせよ，アリピプラゾールは統合失調症急性期患者に対して，リスペリドンやオランザピンと同等の有効性をもつ薬物である．2007 年に発表された米国のエキスパートコンセンサスパネル[6]では統合失調症の急性期の精神症状に対してアリピプラゾールはリスペリドンと並んで最も好ましい薬物の 1 つに挙げられている（図 4-16）．また，英国のモーズレイ処方ガイドライン[7]でもアリピプラゾールは高く評価されている（表 4-13）．

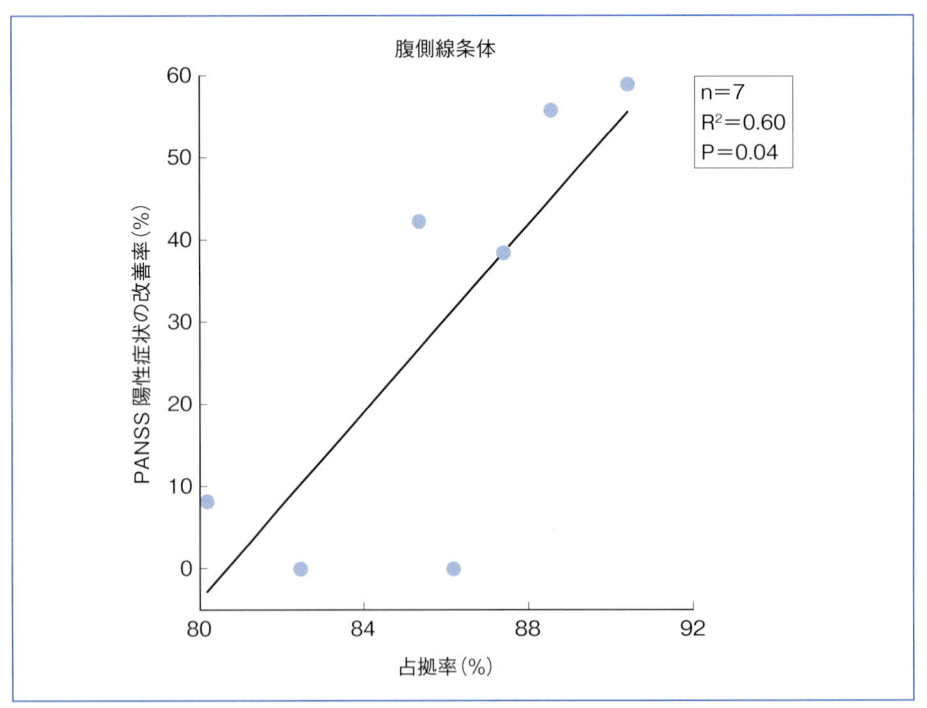

図 4-14 アリピプラゾールの脳内占拠率と PANSS 陽性症状の改善
(Kageles LS, Slifstein M, Frankle WG, et al：Dose-occupancy study of striatal and extrastriatal dopamine D2 receptors by aripiprazole in schizophrenia with PET and［18F］fallypride. Neuropsychopharmacol 33：3111-3125, 2008 より)

🔑 エキスパートコンセンサスパネル：米国の精神科薬物療法の専門家による，精神障害の薬物療法に関する治療ガイドライン．
🔑 モーズレイ処方ガイドライン：英国での精神科治療薬の使用法を詳細かつ実践的に解説した処方ガイドライン．

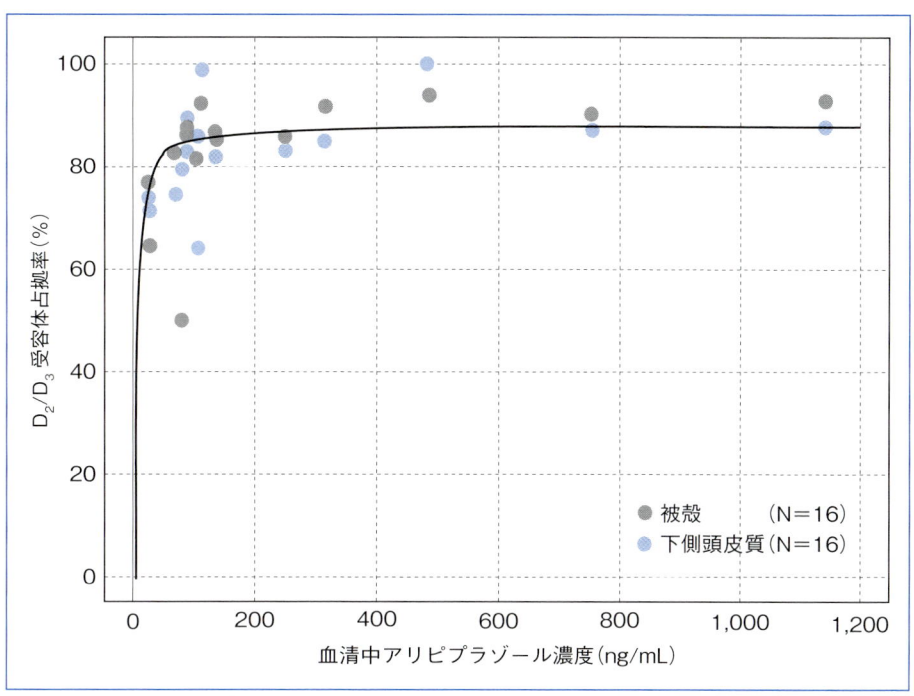

図 4-15　アリピプラゾールの血清中濃度と D_2/D_3 受容体占拠率
(Gründer G, Fellows C, Janouschek H, et al：Brain and plasma pharmacokinetics of aripiprazole in patients with schizophrenia：an [18F]fallypride study. Am J Psychiatry 165：988-995, 2008 より)

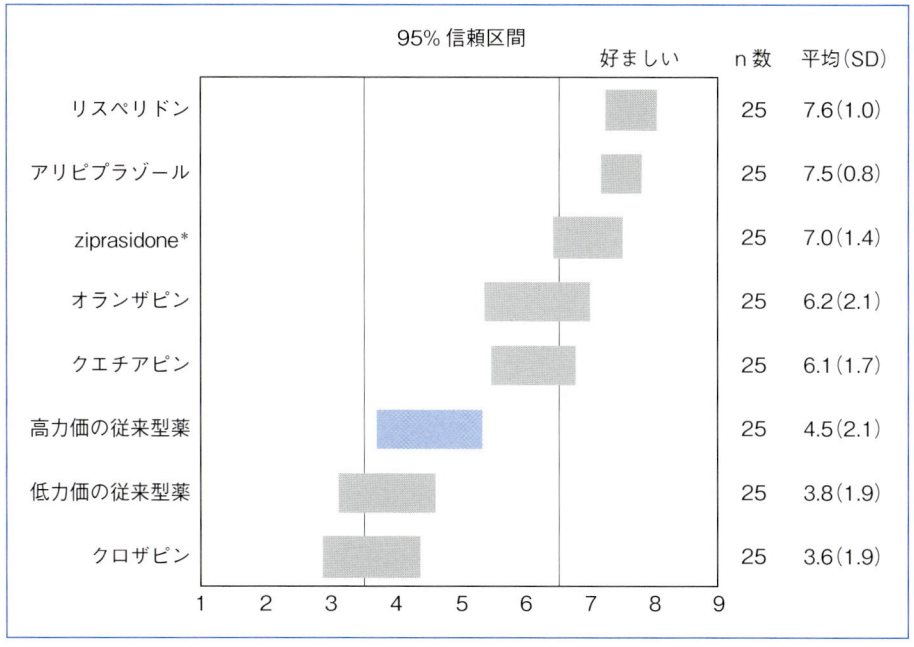

図 4-16　エキスパートコンセンサスパネル 2007：A Roadmap 統合失調症の急性期の精神症状について
＊本邦未承認
〔Weiden PJ, Preskorn SH, Fahnestock PA, et al：Translating the psychopharmacology of antipsychotics to individualized treatment for severe mental illness：a Roadmap. J Clin Psychiatry 68(suppl 7)：1-48, 2007 より〕

表 4-13　モーズレイ処方ガイドライン第10版：切り替え時に推奨される抗精神病薬の一覧

副作用の種類	推奨される抗精神病薬	代替となる抗精神病薬
急性の錐体外路症状	アリピプラゾール オランザピン クエチアピン	クロザピン リスペリドン（＜6 mg/日） ziprasidone*
脂質異常症	amisulpride* アリピプラゾール ziprasidone*	
糖代謝異常	amisulpride* アリピプラゾール† ziprasidone*	リスペリドン
高プロラクチン血症	アリピプラゾール† クエチアピン	クロザピン，オランザピン，ziprasidone*
起立性低血圧	amisulpride* アリピプラゾール ハロペリドール スルピリド トリフロペラジン	
QT 延長	アリピプラゾール （心電図モニタリングを行う）	QT 延長の禁忌のない薬剤の単剤低量投与 （心電図モニタリングを行う）
鎮静	amisulpride* アリピプラゾール リスペリドン スルピリド	ハロペリドール トリフロペラジン ziprasidone*
性機能障害	アリピプラゾール†，クエチアピン	クロザピン
遅発性ジスキネジア	クロザピン	アリピプラゾール オランザピン，クエチアピン
体重増加	amisulpride* アリピプラゾール† ハロペリドール トリフロペラジン	クエチアピン リスペリドン ziprasidone*

†アリピプラゾールへの切り替えおよび併用は，体重，プロラクチン，脂質異常症，境界型糖尿病の改善において有用というエビデンスあり
＊本邦未承認

（Taylor D：The Mausley Prescribing Guideline 10th Edition. p24, Informa Healthcare, 2009 より）

1　アリピプラゾールの神経保護作用

　われわれは drug-naive な統合失調症患者 50 症例を対象に 8 週間のアリピプラゾール単剤による治療を行い，臨床症状の改善と脳由来神経栄養因子（brain-derived neurotrophic factor：BDNF）の血漿濃度との関連を検討した．BDNF は神経可塑性や神経新生と深く関連しており神経保護作用の観点から注目されている神経栄養因子の 1 つである．近年，うつ病や統合失調症との病態と関連も推測されている．われわれの検討は対象症例がわずか 50 例でありオープン試験でもあるために予備的な結果ではあるが，アリピプラゾールの 8 週間投与は血漿 BDNF 濃度を有意に増加させた（図 4-17）．そして，血漿 BDNF 濃度の増加は陰性症状の改善と相関傾向が認められた[8]（図 4-18）．以上の結果は，アリピプラゾールの統合失調症の陰性症状の改善には BDNF

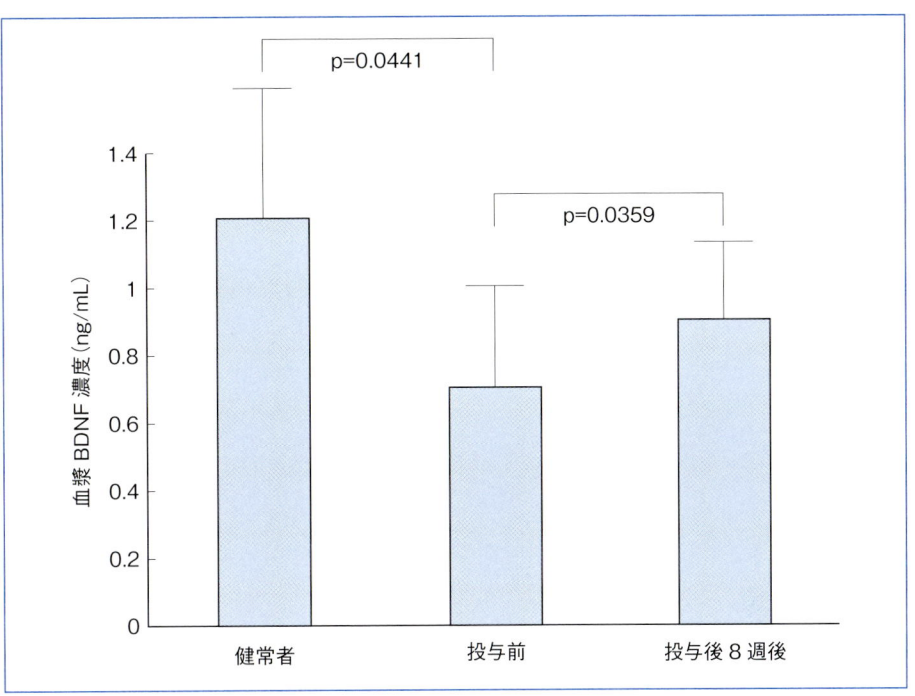

図 4-17　健常者と統合失調症者でのアリピプラゾール投与前後での血漿中 BDNF

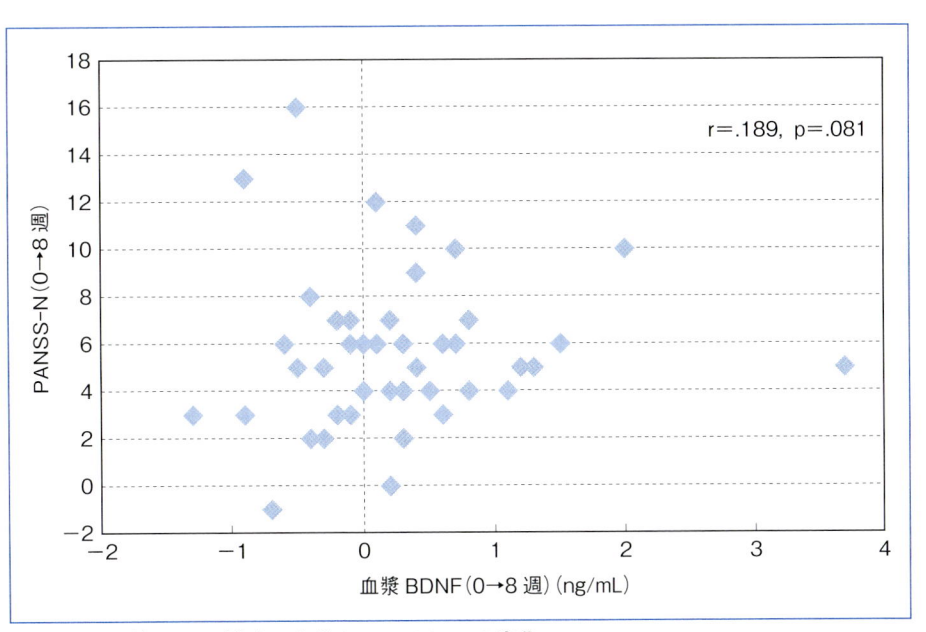

図 4-18　血漿 BDNF 濃度の変化と PANSS-N の変化
(Yoshimura R, Hori H, Ikenouchi-Sugita A, et al : Aripiprazole altered plasma levels of brain-derived neurotrophic factor, and catecholamine metabolites in first-episode untreated Japanese schizophrenia patients. in press より)

などの神経栄養因子を介した神経保護作用が関係している可能性を示唆すると考えている.

2 アリピプラゾールの認知機能への影響

投与量を考慮する必要もあるが，一般的に新規抗精神病薬は従来型抗精神病薬と比較して認知機能を悪化させることが少ないと考えられている．われわれは，リスペリドン，オランザピン，アリピプラゾールの3種類の薬物で単剤治療を少なくとも3か月以上受けている慢性期の統合失調症患者を対象に各薬剤の投与量と認知機能との関連を検討した．認知機能の評価は Brief Assessment Cognition in Schizophrenia Japanese Language Version(BACS-J)を用いて行った．リスペリドンとオランザピンは投与量が増加すると BACS-J 得点が低下したが，アリピプラゾールは投与量と BACS-J 得点との関連が認められなかった．また，アリピプラゾール投与群ではオランザピン投与群と比較して有意にワーキングメモリーの得点が高かった．また，アリピプラゾール投与群の BACS-J の composites スコアおよび各項目(言語性記憶・ワーキングメモリー・運動機能・言語流暢性・注意と処理速度・遂行機能)と Positive and Negative Syndrome Scale(PANSS)陰性症状得点との間に負の相関を認めた．特にアリピプラゾールの認知機能への影響が投与量(今回測定はしていないが，多分血中濃度とも)の影響を受けないという非常に興味深い結果は，アリピプラゾールの他の2剤の新規抗精神病薬との薬理学的プロフィールの違いが関与しているのかもしれない[9]．

● 副作用とその対策

アリピプラゾールは D_2 部分アゴニストという薬理学的特徴により，その投与初期に不安・焦燥やアカシジアなどの症状が出現する場合がある．その際には，ロラゼパムの併用が有効である．非定型抗精神病薬のなかでは，高 LDL-コレステロール血症，高脂血症，体重増加，高プロラクチン血症などをきたしにくいが，血糖値の上昇には注意する．アリピプラゾール投与中には定期的に空腹時血糖をモニタリングすることが望ましい．

● 相互作用とその対策

アリピプラゾールの代謝は前述したように，主に CYP3A4 と CYP2D6 で行われる．したがって，CYP3A4 を阻害する抗真菌薬や CYP2D6 を阻害するパロキセチン，シメチジン，キニジンなどとの併用によりアリピプラゾールの血中濃度が増加する可能性がある[3]．その対策としては，これらの薬物との併用を避けるか，アリピプラゾールの投与量を減量する．日本人では CYP2D6 の poor metabolizer(*10)が約50％程度存在する．これらの患者では，アリピプラゾールの代謝能力が低下しているために同じ量のアリピプラゾールを投与しても血中濃度が高値を示す可能性がある[10]．

アリピプラゾールの主な薬物との相互作用を表4-14 にまとめた．

表 4-14 アリピプラゾールと他の薬物との相互作用

主な CYP2D6 阻害薬	主な CYP3A4 阻害薬
これらの薬物との併用でアリピプラゾールの血中濃度が上昇する可能性. ・パロキセチン ・セルトラリン ・シメチジン ・ランソプラゾール ・メトクロプラミド ・キニジン ・リトナビルなどの抗 HIV 薬	これらの薬物との併用でアリピプラゾールの血中濃度が上昇する可能性. ・イトコナゾール ・ケトコナゾール ・エリスロマイシン ・クラリスロマイシン ・ジルチアゼム ・リトナビル，インジナビルなどの抗 HIV 薬

表 4-15 アリピプラゾールが有効な症例

1) 幻覚妄想状態
2) 精神運動興奮（ロラゼパムの併用や急速増量を考慮する）
3) 双極性障害の躁状態
4) 抗うつ薬に治療が不十分なうつ病患者に対する併用療法（適応外使用）
5) せん妄（適応外使用）
6) 自閉性障害の易刺激性（適応外使用）

臨床上のヒント・注意点

　これまでの抗精神病薬になかった D_2 受容体部分作動薬という薬理学的特徴をもつアリピプラゾールの臨床上の特徴は，統合失調症の陽性症状のみならず，陰性症状や認知機能改善効果が期待できる点にある．精神運動興奮が激しい急性期症例に対しては，少量投与では不十分な場合があるために，ロラゼパムの併用や速い速度で投与量の増量を行うことが推奨される．しかし，急性期症状が改善後にはほかの新規抗精神病薬と同様，必要最小量での治療を心がけるべきである．ほかの新規抗精神病薬と比較して，アリピプラゾールの最大の利点は，高プロラクチン血症や体重増加をきたしにくい点である．
　アリピプラゾールが有効な症例を表 4-15 にまとめる．

臨床ケース

アリピプラゾールにより改善が認められた初期統合失調症の症例

〈症例①：20 歳，男性，アルバイト，統合失調症〉
　高校を卒業して，しばらくのブランクがありスーパーの店員として，働き始める．就業 3 か月後より，注察妄想，不眠，漠然とした不安感，独語が認められた．両親に付き添われて A 病院精神科を受診．アリピプラゾール（6 mg）1 錠を朝食後に開始する．2 週間後には 12 mg/日に増量を行った．上記で認められていた症状は 4 週間でほぼ寛解した．

アリピプラゾールの急速増量が統合失調症の精神運動興奮に有効であった症例

〈症例②：22歳，男性，大学生，統合失調症〉
　イライラして集中できない．自分の考えが外部に伝わる．電子音のような人工的な声が終始聞こえてくる．警察が自分を捕まえにくると訴えた．自宅では大声を出し，制止しようとした両親に暴力を振るうこともあった．A病院精神科を受診し入院となる．アリピプラゾール6 mg/日から開始となり，3日後には12 mg/日に増量，1週間後には24 mg/日まで増量した．幻覚・妄想状態や精神運動興奮はアリピプラゾール開始10日後には改善する．3週間後に退院し，現在大学復学に向けて準備中である．本症例では，治療開始1週間はロラゼパムを併用した．

リスペリドンからアリピプラゾールへ変更することにより，デイケア参加が可能となった症例

〈症例③：48歳，女性，統合失調症〉
　B病院に2年以上入院しており，間歇的に幻覚妄想は出現するが，精神運動興奮はない．しかし，1日中自室で臥褥傾向にあり，めったにデイルームやレクレーションにも参加しなかった．抗精神病薬はリスペリドン4 mg/日が投与されていた．活動性の改善を目標にリスペリドンを減量・中止して，アリピプラゾールを6 mg/日より開始して18 mg/日まで増量した．その結果，臥褥している時間が大幅に減少し，病棟内のレクレーションに促すと参加するようになった．また，この症例では幻覚妄想状態の増悪は認められなかった．

双極Ⅰ型障害躁状態に対して，リチウムとアリピプラゾールの併用が有効であった症例

〈症例④：30歳，男性，会社員，双極Ⅰ型障害〉
　24歳のときに，うつ病エピソードを経験する．そのときには近くのメンタルクリニックを受診して，抗うつ薬と精神療法で寛解．その後順調に経過していたが，仕事上の過労が契機で不眠，多弁・多動，浪費，易怒性，誇大思考などの症状が出現した．躁状態と診断され，A病院精神科を紹介受診．リチウム600 mg/日，アリピプラゾール6 mg/日が開始されて，最終的にはリチウム800 mg/日（血中濃度0.7 mEq/L），アリピプラゾール18 mg/日まで増量され，躁状態は約2週間で寛解した．現在，リチウム600 mg/日（血中濃度0.5〜0.6 mEq/L）で維持されている．

治療抵抗性うつ病に対してアリピプラゾールの追加投与が奏効したうつ病の症例

〈症例⑤：48 歳，女性，主婦，大うつ病性障害〉

新居に引っ越したことを契機に発病したうつ病．3 か月前に家を新築した．新しい土地に移ったことや近所付き合いによる気疲れから，不眠，全身倦怠感，食欲不振，体重減少，楽しめない，気分が 1 日中沈んである，人に会うのが億劫で恐怖を感じる，新居のローンで破産する（貧困妄想）などの抑うつ症状が出現したために夫に連れられて A 病院精神科を受診した．大うつ病性障害の診断でパロキセチンが開始され 40 mg/日まで増量されるも抑うつ状態に改善はなかった．抗うつ薬もパロキセチンからセルトラリンへと変更となり，100 mg/日まで増量されたが効果は不十分であった．そこで，先行投与薬のセルトラリンにアリピプラゾール 6 mg/日を追加投与した．アリピプラゾールの追加 1 週間後より，抑うつ状態の改善が認められ始め，2 週間後には，ほぼ寛解状態になった．

難治性のうつ病に対して，抗うつ薬とアリピプラゾールの追加併用療法の有効性に関する Nelson と Papakostas のメタ解析[11]の結果から，その有効性が証明されている．一方，Arbaizar ら[12]の行った 4 編の RCT をメタ解析した結果では，残念ながらアリピプラゾール単独でのうつ病に対する効果は証明されなかった．

手術後せん妄に対してアリピプラゾールが有効であった症例

〈症例⑥：78 歳，男性，大腸癌〉

血便を主訴に C 病院消化器内科を受診する．下行結腸癌（Stage Ⅲ）の診断．C 病院消化器外科で手術を受ける．術後 2 日目より，不眠，「死んだ父親の顔が天井に見える・自分を迎えにきた・まだ死にたくない」など幻視と精神運動興奮を呈し，過活動性せん妄の出現と考えられた．アリピプラゾール 6 mg/日とロラゼパム 1 mg/日を投与開始，翌日にはアリピプラゾールを 12 mg/日に増量した．その後，せん妄は速やかに改善し，手術後 2 週間後には退院となった．

アルツハイマー型老年期認知症に伴う易刺激性に対して有効であった症例

〈症例⑦：80 歳，女性〉

A 病院神経内科でアルツハイマー型老年期認知症の診断を受ける．頭部 MRI で両側内側側頭葉の萎縮が認められる．MMSE 得点は 18 点．ドネペジル 5 mg/日が投与中．介護の中心となっている嫁に対する易刺激性や攻撃性が次第に激しくなった．アリピプラゾールを 6 mg/日より開始して 12 mg/日まで増量した．アリピプラゾール投与開始時にはアカシジアを認めたためにビペリデンを 1 週間使用した．

アリピプラゾールは統合失調症の急性増悪期にも慢性期の意欲低下などの陰性症状が前景である症例に対しても奏効する薬物である．また，われわれの横断的研究結果から，投与量と認知機能低下との間には相関がない．過鎮静作用が少ないために患者も概してアリピプラゾールの服薬に対して好印象をもっている場合が多く，コンプライアンスの向上が期待できる．さらに，アリピプラゾールの最大の長所として，体重増加や高プロラクチン血症などを生じにくい．しかし，投与初期にアカシジアや焦燥感などが生じる場合があるので，その際には抗パーキンソン薬やロラゼパムを一時的に併用することが好ましい．

● 文献

1) 吉村玲児：アリピプラゾール．兼子 直，尾崎紀夫（総監訳）：精神神経薬理学大辞典（日本語訳），西村書店，2009
2) Stahl SM：Stah's Essential Psychopharmacology Third Edition. Cambridge University Press, New York, 2008
3) Sandson NB：Drug Interactions Casebook. American Psychiatric Publishing Inc, Washington DC, 2003
4) Kageles LS, Slifstein M, Frankle WG, et al：Dose-occupancy study of striatal and extrastriatal dopamine D2 receptors by aripiprazole in schizophrenia with PET and [18F]fallypride. Neuropsychopharmacol 33：3111-3125, 2008
5) Gründer G, Fellows C, Janouschek H, et al：Brain and plasma pharmacokinetics of aripiprazole in patients with schizophrenia：an [18F]fallypride study. Am J Psychiatry 165：988-995, 2008
6) Weiden PJ, Preskorn SH, Fahnestock PA, et al：Translating the psychopharmacology of antipsychotics to individualized treatment for severe mental illness：a Roadmap. J Clin Psychiatry 68(suppl 7)：1-48, 2007
7) Taylor D：The Mausley Prescribing Guideline, 10th Edition. p24, Informa Healthcare, 2009
8) Yoshimura R, Hori H, Ikenouchi-Sugita A, et al：Aripiprazole altered plasma levels of brain-derived neurotrophic factor, and catecholamine metabolites in first-episode untreated Japanese schizophrenia patients. in press.
9) Hori H, Yoshimura R, Katsuki A, et al：Cognitive functions and dosage of antipsychotic drugs in Japanese schizophrenia patients. Eur Neuropsychopharmacol, Abstr*, 2010
10) Mrazek DA：Psychiatric Pharmacogenetics. Oxford University Press, New York, 2009
11) Nelson JC, Papakostas GI：Atypical antipsychotic augmentation in major depressive disorder：a meta-analysis of placebo-controlled randomized trials. Am J Psychiatry 166：980-991, 2009
12) Arbaizar B, Dierssen-Sotos T, Gomez-Acebo I, et al：Aripiprazole in major depression and mania：meta-analyses of randomized placebo-controlled trials. Gen Hosp Psychiatry 31：478-483, 2009

● Further Reading

- Schatzberg AF, Nemeroff CB(eds)：Textbook of Psychopharmacology, 3rd ed. The American Psychiatric Publishing, 2004
- Stahl SM(著)，仙波純一，松浦雅人，中山和彦，宮田久嗣(監訳)：精神薬理学エセンシャルズ—神経科学的基礎と応用．第3版．メディカル・サイエンス・インターナショナル，2010
- 藤井康男(編)，稲垣 中(編集協力)：統合失調症の薬物療法100のQ&A．星和書店，2008

（吉村玲児，堀 輝）

F ペロスピロン

添付文書情報[1]

【商品名】ルーラン Lullan（大日本住友）
【剤型】錠：4・8・16 mg
【適応】統合失調症
【用法・用量】通常，ペロスピロン塩酸塩として成人1回4 mg 1日3回より始め，徐々に増量する．維持量として1日 12～48 mg を3回に分けて食後経口投与する．なお，年齢，症状により適宜増減する．ただし，1日量は48 mg を超えないこと．
【禁忌】1)昏睡状態（悪化）．2)バルビツール酸誘導体などの中枢神経抑制薬の強い影響下にある患者（中枢神経抑制作用が増強）．3)本剤の成分に過敏症の既往歴．4)アドレナリン投与中．

概説

ペロスピロン塩酸塩水和物（以下ペロスピロン）は，錐体外路系副作用の弱い新規抗精神病薬の探索合成研究において，大日本住友製薬が1985年に見出した．1989年より臨床試験を開始し，二重盲検比較対照試験を含む各種臨床試験において統合失調症に対する有用性が確認され，2000年12月に承認を取得した．

ペロスピロンはアザピロン系化合物に属する新規抗精神病薬であり，従来の抗精神病薬と全く異なる化学構造（ベンズイソチアゾール骨格）を有する（図4-19）．脳内の

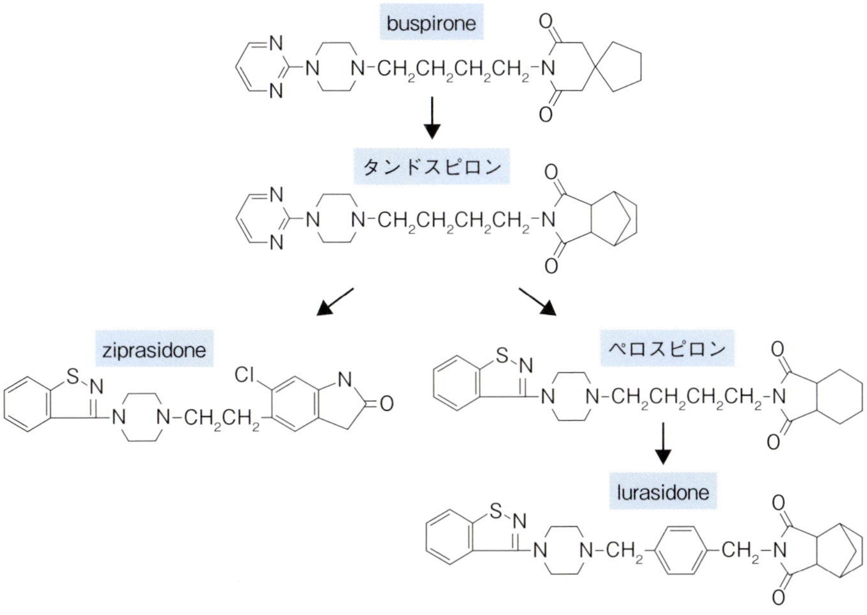

図4-19　ペロスピロンおよび関連する 5-HT$_{1A}$ 受容体部分作動薬の構造式と合成経路

ドパミン(DA)-D_2受容体およびセロトニン(5-HT)-5-HT_{2A}受容体に強力な拮抗(アンタゴニスト)作用を示す．特に5-HT_{1A}受容体に対する強い結合親和性を有し，部分作動薬(パーシャルアゴニスト)として作用する[2-4]（表2-5参照⇒28頁）．以上の薬理学的特性により，ハロペリドールなどの従来型抗精神病薬と比較すると錐体外路系副作用を惹起しにくいなどの長所が説明される[5]．図4-19にタンドスピロン，lurasidone(上市予定)など，ペロスピロンに関連する5-HT_{1A}受容体部分作動薬の合成経路を示す．

薬理学的作用機序

以上のようなペロスピロンの"比較的強力な5-HT_{1A}パーシャルアゴニスト＋D_2アンタゴニスト"という特性は，不安・抑うつ，および認知機能(記憶，注意，実行機能など)の障害の軽減に有利とされる[3,4,6,7]．特に，患者の社会的予後など転帰を左右する認知機能の回復は，統合失調症を対象とした創薬における最大のunmet needsである[5]．

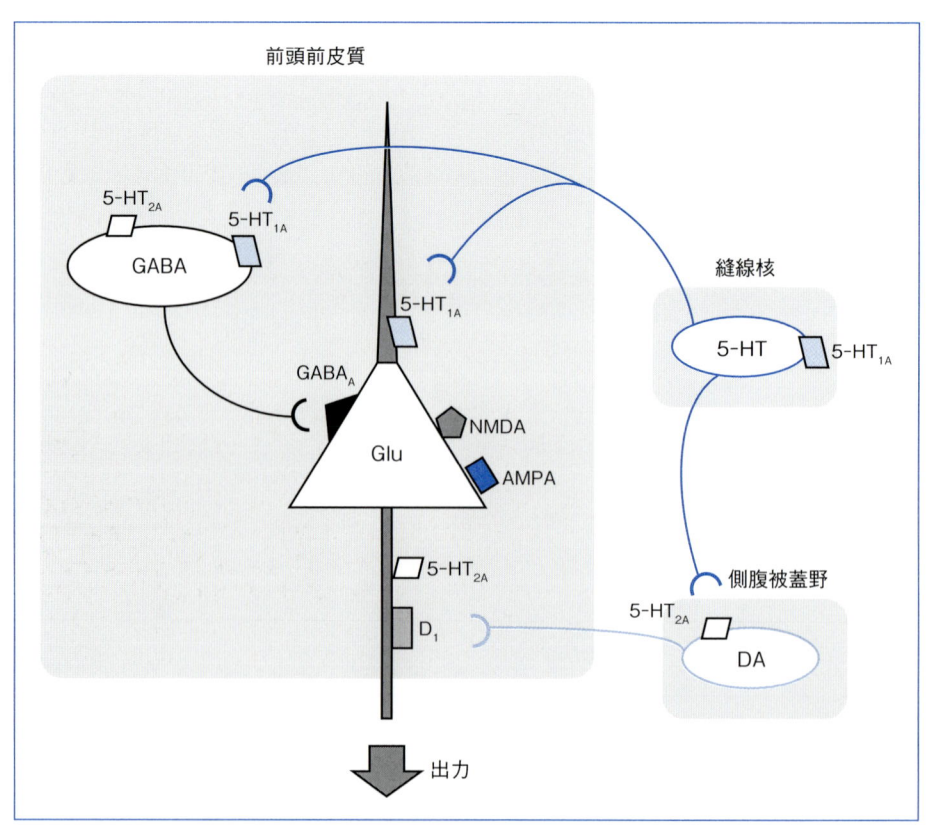

図4-20 前頭前皮質におけるグルタミン酸(Glu)，GABAおよびDA神経系と5-HT_{1A}受容体
認知機能障害や陰性症状に対する5-HT_{1A}アゴニストの効果の一部は，主にGABA介在ニューロン上の5-HT_{1A}受容体の刺激により発現すると考えられる．
(Llado-Pelfort L, Santana N, Ghisi V, et al：5-HT_{1A} receptor agonists enhance pyramidalcell firing in prefrontal cortex through a preferential action on GABA interneurons. Cereb Cortex, in press より引用)

5-HT$_{1A}$受容体は前頭前皮質,海馬などにおけるグルタミン酸(Glu)ニューロンおよびGABAニューロン上に分布しており,5-HT$_{1A}$アゴニストの認知機能に対する作用点としてこれらの神経系が注目される[3,8,9](図4-20).これと関連する統合失調症モデル動物を用いた行動薬理学的所見として,フェンサイクリジン(GluのNMDA受容体に対する拮抗薬)投与マウスにおける記憶障害をペロスピロンが改善し,その効果が5-HT$_{1A}$受容体刺激作用によることが示されている[10](図4-21).

前頭前皮質におけるDA放出促進作用は,ペロスピロンや他の新規抗精神病薬(AAPDs:クロザピン,リスペリドン,オランザピンなど)の認知機能障害や陰性症状改善効果の神経化学的基盤とされる[11-14].特に,リスペリドンのDA放出促進作用がタンドスピロンの追加で増強され,ペロスピロンと同等の強度になるのは興味深い[15](図4-22).さらに,新規抗精神病薬のDA放出促進作用は,5-HT$_{1A}$受容体ノックアウト・マウスでは消失する[13,14]が,5-HT$_{2A}$受容体のノックアウトでは変化しない[14].これらの結果は,認知機能障害や陰性症状に対する治療薬開発における5-HT$_{1A}$受容体の重要性[3,16]を支持する.

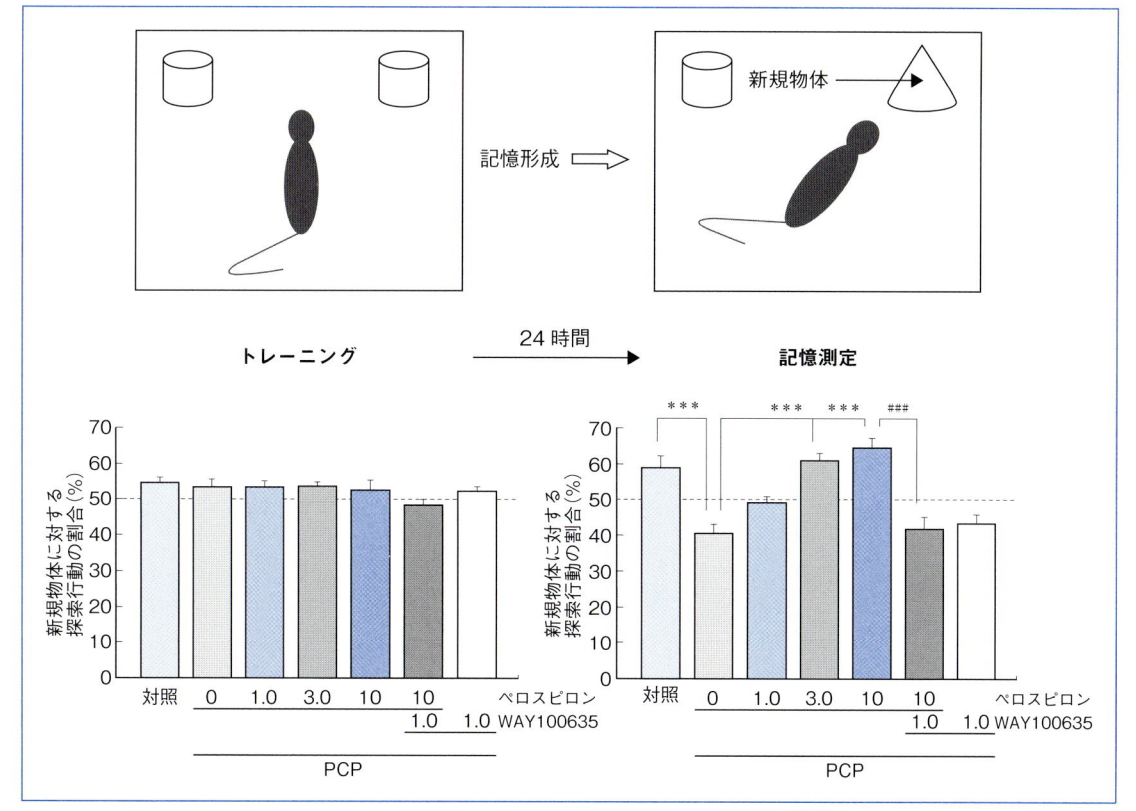

図4-21 統合失調症モデルマウスにおける学習記憶障害とペロスピロンの改善効果
右図(retention test session)において,フェンサイクリジン(PCP)投与によりObject Recognition Testで測定される学習記憶が障害され,ペロスピロンにより用量依存的に回復する.この改善効果はWAY100635(5-HT$_{1A}$拮抗薬)前投与により消失する.
(Hagiwara H, Fujita Y, Ishima T, et al:Phencyclidine-induced cognitive deficits in mice are improved by subsequent subchronic administration of the antipsychotic drug perospirone:role of serotonin 5-HT$_{1A}$ receptors. Eur Neuropsychopharmacol 18:448-454, 2008より一部改変)

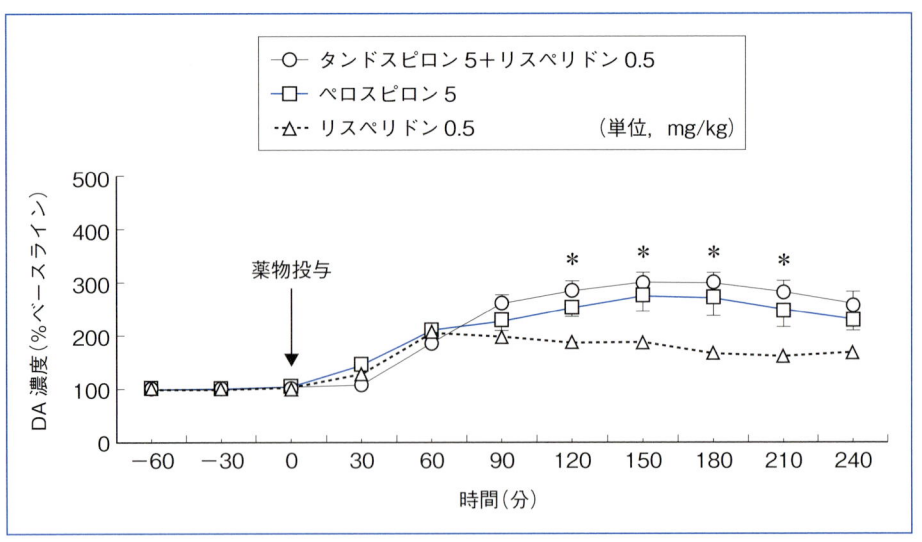

図 4-22 リスペリドン，ペロスピロン，タンドスピロン＋リスペリドンのラット前頭前皮質における細胞外ドパミン(DA)濃度に対する効果
各プロットは6匹のラットにおける平均値±標準誤差を示す．
*$P<0.01$，リスペリドン投与群との比較．
(Yoshino T, Nisijima K, Shioda K, et al：Perospirone, a novel atypical antipsychotic drug, potentiates fluoxetine-induced increases in dopamine levels via multireceptor actions in the rat medial prefrontal cortex. Neurosci Lett 364：16-21, 2004 より一部改変)

"5-HT/DA 安定薬"とされるアリピプラゾールも，ペロスピロンと同様5-HT$_{1A}$受容体に対する親和性が強く(表 2-5，⇒28頁)，言語記憶など認知機能の改善に有利であることが説明される[2,5,17]．今後，これらの薬物と同様に5-HT$_{1A}$/D$_2$受容体に対する適切な作用強度バランスを有する化合物の探索(図 4-23)が，次世代の抗精神病薬の開発の鍵となろう[7,16]．

● 薬物動態[1]

健常成人にペロスピロンを単回投与(食後)した場合，血清ペロスピロン濃度の最高到達時間は約1.4～1.7時間である．ペロスピロン投与後1時間で最も血清濃度が高い代謝物(主代謝物)は，CYP3A4により産生される1-水酸化ペロスピロン(ID-15036)で，ペロスピロンの約3倍の濃度に達する．ID-15036の血清中濃度の最高到達時間も約1.4～1.7時間である．

ペロスピロンおよびID-15036のC$_{max}$およびAUCは，投与量に依存して増加する．さらに，ID-15036の血清中濃度のC$_{max}$およびAUCは，ペロスピロンの血清中濃度に比較して高い値を示す．

また，反復投与(1日1回3日間，食後)した場合の濃度推移は，1日目と3日目で大きな差はみられず，反復投与による血清中濃度の上昇や低下はないと考えられる．

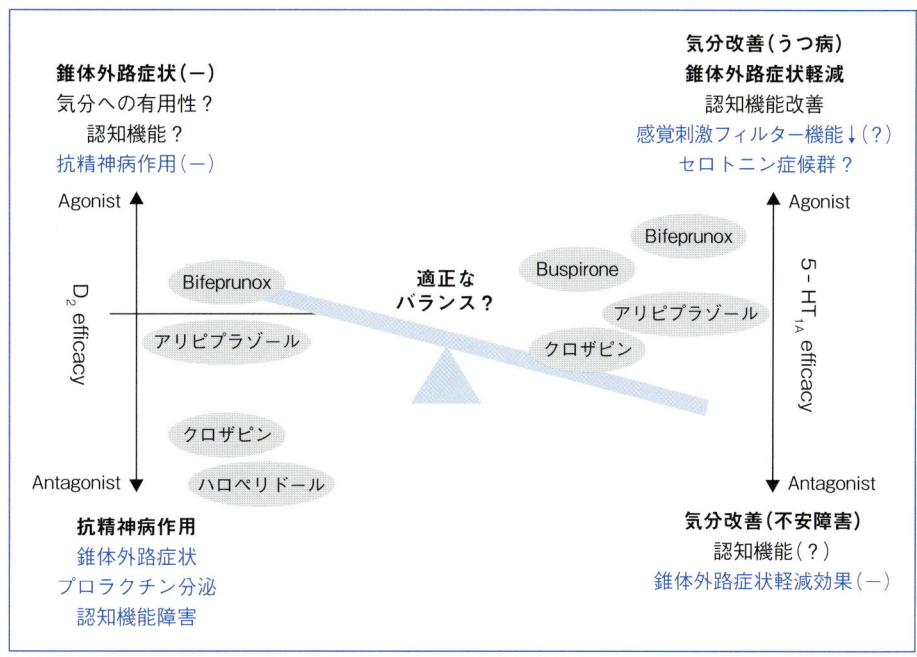

図 4-23 　各種向精神薬の D_2，$5-HT_{1A}$ 受容体への作用と効果に関する概念図
(Newman-Tancredi A：The importantce of 5-HT_{1A} receptor agonism in antipsychotic drug action：Rationale and perspectives. Curr Opin Investig Drugs 11：802-812, 2010 より一部改変)

適応症と治療方針

適応症：統合失調症．

治療方針：通常は添付文書情報に従い，1 回 4 mg 1 日 3 回より始め，徐々に増量し，維持量として 1 日 12〜48 mg を 3 回に分けて食後経口投与する(成人の場合)．年齢，症状により適宜増減する．一方，1 日 12 mg よりも少量で有効な場合や，1 日 1 回投与(眠前など)により良好な臨床効果が得られる場合もある．

ペロスピロンは本邦でのみ使用可能なため，海外からの知見が得られる他の新規抗精神病薬のような大規模な臨床研究に基づくエビデンスは，これまでほとんどなかった．Takekita ら[18]は，統合失調症患者にペロスピロンあるいはアリピプラゾール(flexible dose)を 8 週間投与する無作為化対照比較試験を行い，いずれの薬物も陽性・陰性症状を同程度に改善すると報告した．この所見は，国内外で first line として用いられる一部の新規抗精神病薬と同等な efficacy をペロスピロンが有することを示唆する．

一方，ペロスピロンに関する症例報告や比較研究は多くなされ，不安・抑うつを改善させ，錐体外路症状や高プロラクチン血症は生じにくいとされる[19](増強療法や認知機能への効果については後述)．また，就労状況など社会機能の向上効果も報告されている[6]．

副作用とその対策

注意を要する副作用と対策として,以下が挙げられる[1].

(1) 悪性症候群(syndrome malin) (0.1〜1%未満)

無動緘黙,強度の筋強剛,嚥下困難,頻脈,血圧の変動,発汗などが発現し,それに引き続く発熱がみられる.投与を中止し,体冷却,水分補給などの全身管理とともに適切な処置を行う.

(2) 遅発性ジスキネジア(0.1〜1%未満)

長期投与により,口周部などの不随意運動が現れることがある.出現時は減量または中止を考慮する.なお,投与中止後も症状が持続することがある.

(3) 麻痺性イレウス(0.1〜1%未満)

腸管麻痺(食欲不振,悪心・嘔吐,著しい便秘,腹部の膨満あるいは弛緩および腸内容物のうっ滞などの症状)をきたし,麻痺性イレウスに移行することがある.腸管麻痺をきたした場合は,投与を中止する.

(4) 抗利尿ホルモン不適合分泌症候群(SIADH) (0.1〜1%未満)

低ナトリウム血症,低浸透圧血症,尿中ナトリウム排泄量の増加,高張尿,痙攣,意識障害などを伴う.投与を中止し,水分摂取の制限など適切な処置を行う.

(5) 痙攣(頻度不明)

痙攣が現れた場合,投与を中止するなど適切な処置を行う.

(6) 横紋筋融解症(頻度不明)

筋肉痛,脱力感,CK(CPK)上昇,血中および尿中ミオグロビン上昇などが認められた場合は投与を中止し,適切な処置を行う.また,横紋筋融解症による急性腎不全の発症に注意する.

(7) 無顆粒球症,白血球減少(頻度不明)

これらが現れた場合は,観察を十分に行い,投与を中止するなど適切な処置を行う.

(8) 高血糖,糖尿病性ケトアシドーシス,糖尿病性昏睡(頻度不明)

高血糖や糖尿病の悪化から,糖尿病性ケトアシドーシス,糖尿病性昏睡に至ることがある.口渇,多飲,多尿,頻尿などの症状の発現に注意するとともに,血糖値の測定を行うなど十分な観察を行う.異常が認められた場合には投与を中止し,インスリン製剤の投与などの適切な処置を行う.

表 4-16　各抗精神病薬の副作用プロフィール

	1日投与量(mg)	EPS	TD	高PRL血症	体重増加	耐糖能異常
従来型						
クロルプロマジン	50〜450	++	++	+	++	++
ハロペリドール	3〜6	+++	++	++	+	+
ペルフェナジン	6〜48	++/+++	++	+	++	++
新規						
クロザピン	150〜600	±	±	±	+++	+++
リスペリドン	2〜6	±〜+	+	++	+	+
オランザピン	10〜20	±〜+	+	±	+++	+++
クエチアピン	150〜750	±	+	±	+	++
ziprasidone	80〜200	±〜+	+	+	±	±
amisulpride	50〜800	±〜+	+	++	+	+
アリピプラゾール	6〜30	±〜+	+	±	±	±
ペロスピロン	12〜48	±〜+	N/A	±	±	±
ブロナンセリン	8〜24	±〜+	N/A	±	±	+

EPS：錐体外路症状，PRL：プロラクチン，TD：遅発性ジスキネジア，N/A：情報なし
(Sumiyoshi T：A possible dose-side effect relationship of antipsychotic drugs：Relevance to cognitive function in schizophrenia. Expert Rev Clin Pharmacol 1：791-802, 2008 より一部改変)

(9) 肺塞栓症，深部静脈血栓症（頻度不明）

抗精神病薬投与により，肺塞栓症，静脈血栓症などの血栓塞栓症が報告されている．観察を十分に行い，息切れ，胸痛，四肢の疼痛，浮腫などが認められた場合には，投与を中止するなど適切な処置を行う．

表 4-16 に示すように，ペロスピロンはアリピプラゾールと同様，他の抗精神病薬と比較すると錐体外路症状，高プロラクチン血症，体重増加，耐糖能異常をきたしにくい．その理由として，同薬の 5-HT_{1A} パーシャルアゴニスト作用[5]や，主要活性代謝物である ID-15036 が弱い抗 D_2 作用と強力な抗 5-HT_{2A} 作用を有すること[20]，などが挙げられる．

相互作用とその対策

CYP3A4 の特異的阻害剤であるケトコナゾールにより，ペロスピロンのヒト肝ミクロソームにおける代謝が強く阻害される[1]．逆にカルバマゼピンの併用は，CYP3A4 によるペロスピロンから ID-15036 への代謝を促進するため，未変化体によるアカシジアなどの副作用を軽減することが指摘されている[21]（その他，表 4-17 を参照）．

臨床上のヒント・注意点

ペロスピロンの 5-HT_{1A} アゴニスト作用増強を目的とするタンドスピロンの併用投

表 4-17　ペロスピロンの代表的な薬物相互作用

薬剤名など	臨床症状	機序・危険因子
アドレナリン ボスミン	アドレナリンの作用を逆転させ，血圧降下を起こすことがある． 併用は禁忌	アドレナリンはアドレナリン作動性 α，β 受容体の刺激剤であり，本剤の α 受容体遮断作用により，β 受容体刺激作用が優位となり，血圧降下作用が増強される．
中枢神経抑制剤（バルビツール酸誘導体など）	相互に中枢神経抑制作用を増強することがあるので，減量するなど慎重に投与する．	ともに中枢神経抑制作用を有する．
ドパミン作動薬（レボドパ製剤，ブロモクリプチン）	相互に作用が減弱することがあるので，減量するなど慎重に投与する．	ペロスピロンはドパミン受容体遮断作用を有する．
降圧薬	相互に降圧作用を増強する可能性があるので，減量するなど慎重に投与する．	ともに降圧作用を有する．
ドンペリドン，メトクロプラミド	内分泌機能調節異常または錐体外路症状が発現しやすくなることがある．	ともにドパミン受容体遮断作用を有する．
アルコール	相互に中枢神経抑制作用を増強することがある．	ともに中枢神経抑制作用を有する．
H_2 受容体遮断薬（シメチジンなど）	相互に胃液分泌抑制作用を増強する可能性があるので，観察を十分に行い，慎重に投与する．	ともに胃液分泌抑制作用を有する．
マクロライド系抗生物質など	ペロスピロンによる副作用が強く現れる可能性があるので，観察を十分に行い，慎重に投与する．	ペロスピロンの代謝が阻害され，血中濃度が上昇する可能性がある．
シサプリド，トリアゾラム	ペロスピロンによる副作用が強く現れる可能性があるので，観察を十分に行い，慎重に投与する．	ペロスピロンとこれらの併用薬剤の代謝酵素が同じ（P450 の分子種 3A4）であるため，代謝を競合的に阻害する可能性がある．

与により，統合失調症および双極性障害における精神病症状，興奮，疎通性，不安・抑うつが改善すると報告されている[22]．筆者らも，ペロスピロン＋タンドスピロンによりQOLの変化を伴う程度まで言語記憶や記憶の体制化が改善した統合失調症の症例を報告し，認知機能障害の治療における 5-HT_{1A} アゴニストの有用性[23-26]を示した[27]．

他の抗精神病薬からペロスピロンへの切り替え（switching）により，統合失調症患者における記憶の体制化[28]や言語性社会認知機能[29]など高次認知機能が向上する．これらの所見も，タンドスピロンを用いた増強療法が統合失調症の記憶の体制化を改善すること[23]と同様，5-HT_{1A} 受容体刺激の効用を支持する．

認知機能改善作用のメカニズムを電気生理学的に解明するため，事象関連電位 P300 のペロスピロンによる変化が，統合失調症患者を対象に検討された．そして，慢性統合失調症患者における P300 の振幅はペロスピロン投与前後で変化しないことが示された[29,30]（ただし，発症早期においては変化する可能性あり；「臨床ケース」症例②参照）．一方，精神病症状[30]や社会認知障害[29]の改善は P300 振幅の増大と相関する．さらに，P300 発生源電流密度の三次元的分布を脳画像的に解析したところ，ペロスピ

> 事象関連電位 P300：脳波活動から抽出される事象関連電位の1つ．P300 の振幅の減弱や潜時の延長は，統合失調症の認知機能障害の生物学的マーカーとされる．

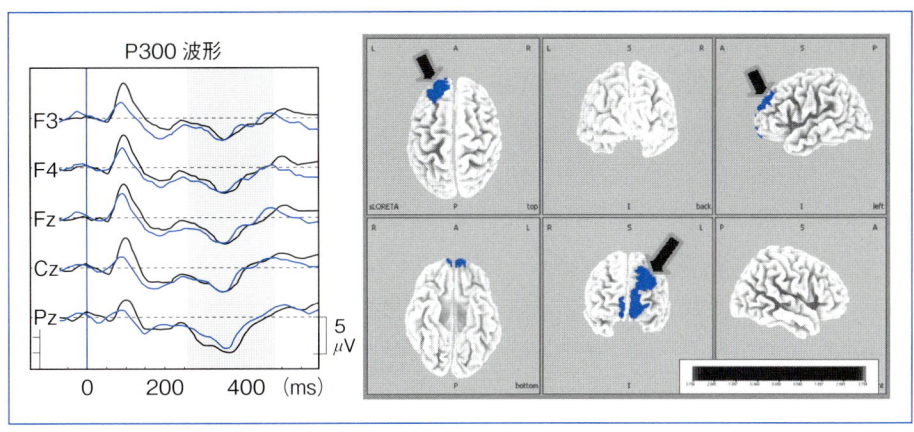

図 4-24　ペロスピロンの P300 発生源電流密度に対する効果
慢性統合失調症患者ではペロスピロン投与により P300 振幅自体は変化しない（左図）．一方，sLORETA 法を用いた三次元脳画像解析により，P300 発生源電流密度が左側前頭前野で増加した（矢印）．
(Sumiyoshi T, Higuchi Y, Itoh T, et al：Effect of perospirone on P300 electrophysiological activity and social cognition in schizophrenia：a three-dimensional analysis with sLORETA. Psychiatry Res 172：180-183, 2009 より一部改変)

ロン投与により左側前頭前皮質の神経活動が増すことが示された[29]（図 4-24）．ちなみに，オランザピンは左側側頭葉（上側頭回）の P300 電流密度を増加させ，その程度は言語記憶の改善と相関する[31]．これらの所見は脳波測定により簡便に得ることができ，認知機能障害の性質に応じた薬物選択の客観的かつ実用的な指標として期待される[32]．

臨床ケース

ペロスピロンへの切り替えで月経異常が改善した例

〈症例①：29 歳，女性，妄想型統合失調症〉

　発達歴：特記なし，既往歴：バセドウ病（17 歳），現在甲状腺機能は正常，家族歴：妹が統合失調症にて通院中．

　【現病歴】A 音楽大学在学中（22 歳時），情動不安定，易疲労感，「人の気持ちが声になって聞こえる」「自分の考えが相手に伝わる」「敵対心をもたれる」などの症状が持続し，B 精神科クリニックを受診した．妄想型統合失調症と診断され，治療を受けた．1 年半の休学を経て大学を卒業した．その後は地元に戻り，C クリニックに通院しながら演奏活動，音楽教室などのパートをして生活していた．

　【治療経過】X 年 3 月（27 歳時），仕事が忙しくなったことを機に「気が散って疲れる」「テレビを見ていても集中できない」「敵視されている」という感じが強くなり，悪口の幻聴が増悪した．このため主治医に相談したところ，アリピプラゾール（用量不明）からハロペリドール 9 mg への切り替えがなされた．精神症状は軽快したが，眼球上転発作により苦痛が増した．このため通っていたクリニックに対して不信感

を抱き，X年4月，T大学病院神経精神科に転院した．

初診時，精神症状は軽減していたが，眼球上転発作，知覚変容発作がみられていた．錐体外路症状が生じやすいと判断され，X年5月，リスペリドン5 mgへの切り替えを行った．これにより「意欲が出た」「発作が少なくなった」「人に悪く思われることが少なくなった」など精神状態，副作用の改善を認めた．しかし不安感は変わらず強く，常にせかせかと焦っている状態であった．仕事中にパニック発作を起こしたこともあり，タンドスピロン60 mgの追加投与を行った．その後パニック発作は消失し，診察中も落ち着いた態度を示し，日常生活がほぼ正常に送れるようになった．

X＋1年6月，結婚の希望を主治医に報告した．また，転院後より持続的に月経が停止しており，入浴中に母乳が出る悩みを明かした．リスペリドンによるプロラクチン上昇に起因する月経停止が疑われた．そこで，リスペリドンを減量し，ペロスピロンへの切り替えを開始した．X＋1年9月，リスペリドン2 mg＋ペロスピロン16 mgとした時点で月経が再来した．10月にはリスペリドンを中止し，ペロスピロン24 mg単剤に切り替えたところ，安定した状態を保つようになった．12月に婚約者とともに来院した際，結婚式を行うことを主治医に報告した．そこで，婚約者に対しても疾患教育を行い，今後の支援をお願いした．

【考察】錐体外路症状の生じやすい結婚を控えた女性患者で，月経停止は重大な副作用であった．ペロスピロンへの切り替えにより速やかに月経が再来したことで，パートナーにも安心感を与えることができた．また，本症例では5-HT$_{1A}$受容体アゴニストであるタンドスピロン併用も行われ，ペロスピロン自体が有する同受容体刺激作用の増強が，これらの臨床効果に関与したと考えられる．

統合失調症前駆期にペロスピロン投与を開始し，直後の発症に際し投与量を調整して加療を続けた結果，認知機能の正常化を伴う良好な社会転帰を得た症例

〈症例②：16歳，男性，アット・リスク精神状態（統合失調症前駆期の疑い）〉

家族歴に特記事項なし．発育発達に特記すべき事項はない．有名進学高校の2年生．

【現病歴】生来無口でおとなしい性格であった．高校1年1学期(X－1年春頃)より家族，教師より会話がまとまらないことに気づかれた．同年12月ごろより突然「アー」と笑ったり，ソファーを叩き足を踏み鳴らしたりするなど奇妙な動作が目立つようになった．勉強に集中できなくなり，X年4月に県立精神保健福祉センターで行われている「こころのリスク相談」を訪れ，紹介によりT大学病院神経精神科外来を受診した．

【治療経過】初診時，思考障害，独語，空笑がみられ，疎通がとりにくい状態であった．幻聴，被害関係妄想は否定したが，自我障害(思考察知，考想化声)については「過去に経験がある，まれにある」などと答えた．「頭がまとまらない」ため勉強ができず，

意欲が涌かないなど，本人自ら苦痛を訴えた．これらの所見より，いわゆるアット・リスク精神状態（閾値下の精神病状態）が強く疑われ，ペロスピロン 8 mg の投与を開始した．投与開始時の陽性症状評価尺度（SAPS）は 21 点，陰性症状評価尺度（SANS）は 62 点であった（図 4-25）．

同年 7 月より，週 2～3 回の幻聴や「同じ学校の人を不快に感じる」などの被害妄想が出現し，自我障害体験も週 1～3 回に増加した．ペロスピロン投与開始 3 か月後の SAPS は 58 点，SANS は 78 点であった．この時点で統合失調症と診断され，ペロスピロンを 24 mg に増量した．その後，陽性症状が徐々に軽快し，物事に集中できるようになった．経過中眠気の訴えのため，20 mg，14 mg と漸減したが精神症状の悪化は認められず，その他の副作用は認めなかった．学校には休まず通学し，ペロスピロン投与開始 9 か月後（X+1 年）には，SAPS 34 点，SANS 41 点まで精神病症状が改善した（図 4-25）．入試前には「勉強に集中できる，成績が 20 番上がりました」と報告する状態で，X+2 年 3 月に国立大学工学部に無事現役合格した．

ペロスピロン投与開始 3 年後の X+3 年 8 月には，SAPS 1 点，SANS 47 点であった．症状の再燃はなく，休日には友人との交流や映画鑑賞を楽しむなど充実した大学生活を送っていた．

【神経認知機能検査】本症例では症状評価と同時に統合失調症認知機能評価尺度（BACS-J）を用いた認知機能，および事象関連電位 P300 が測定された（図 4-25, 26）．BACS-J の Z スコアは，初診時（X 年 4 月）は－0.60（標準偏差）と低下していた．精神病症状が顕在化したペロスピロン投与開始 3 か月後（X 年 7 月）には－1.05 とさらに低下したが，9 か月後（X+1 年 1 月）には－0.64 と，発症前のレベルに回復した．さらに 3 年後には，0.02 と健常者レベルにまで達した（図 4-25）．

初診時の P300 振幅は各誘導で減弱していたが，ペロスピロン投与 3 か月後には Fz，Cz 誘導（前頭部）の振幅はすでに改善しており，その状態は 3 年後においても保たれていた（図 4-26）．

【考察】初診時に明らかな幻覚妄想は認めず，思考の解体と機能低下，注意集中困難などの症状が主体であった．統合失調症前駆期にあり，かつ発症が逼迫している状態と判断され，速やかに少量のペロスピロン投与を開始した．3 か月後には幻聴，自我障害を伴う明らかな幻覚妄想状態を呈し（発症），認知機能障害も精神症状と並行して一時的に増悪した．その後，ペロスピロン増量による精神症状の軽快に伴い改善し，3 年後には健常レベルにまで改善した．この時点では陽性症状は消失しており，QOL・機能レベルも良好であった．

本症例は，精神病への早期介入を目指す地域の臨床サービスを通じ，幻覚妄想が顕在化する直前に医療機関を受診した．そして，速やかにペロスピロンが投与され，認知機能の正常化を伴う良好な転帰を示した．同薬は副作用が少なく（表 4-16），アドヒアランスが保たれたことも，このような治療効果に貢献したと思われる．

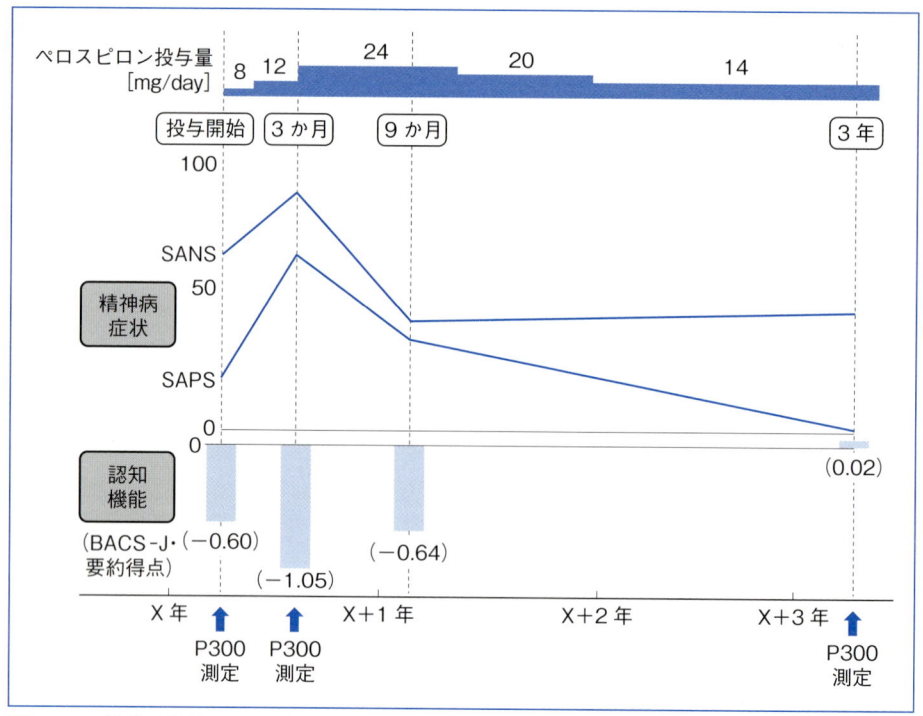

図 4-25 統合失調症の前駆期〜発症初期にペロスピロン投与が開始された症例の臨床経過図
SANS：陰性症状評価尺度，SAPS：陽性症状評価尺度，BACS-J：統合失調症認知機能簡易評価尺度-日本語版．

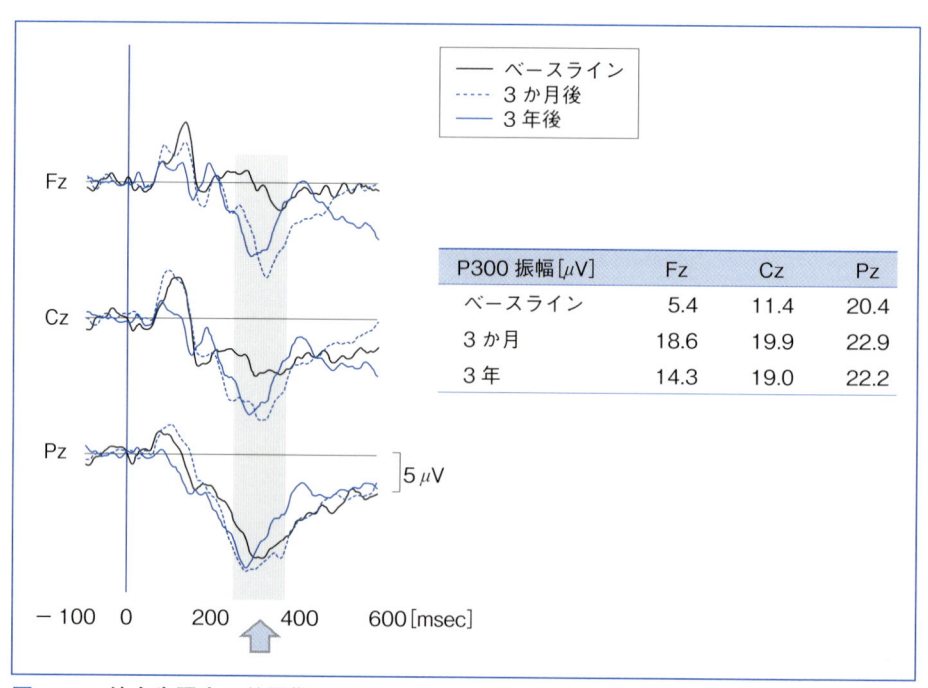

P300 振幅 [μV]	Fz	Cz	Pz
ベースライン	5.4	11.4	20.4
3 か月	18.6	19.9	22.9
3 年	14.3	19.0	22.2

図 4-26 統合失調症の前駆期〜発症初期にペロスピロン投与が開始された症例におけるP300 波形の縦断的変化
3 か月後に前頭部（Fz，Cz 誘導）における P300 振幅が増大し，3 年後も持続している．

ペロスピロンによる前頭部を中心としたP300振幅の改善は，同薬による統合失調症患者の前頭前野におけるP300発生源電流密度の増大[29]と類似する所見である．本症例では，P300振幅の変化が神経心理学的検査で測定される認知機能の改善に先んじており，このような電気生理学的所見は治療反応性の予測に有用と思われた．「臨床上のヒント」で述べたように，慢性期統合失調症患者ではP300振幅はペロスピロンの影響を受けにくい[29,30]．これに対し，前駆期〜病初期にペロスピロン投与が開始された本症例では，前頭部のP300振幅が増大した．以上より，電気生理学的指標の治療に対する感受性は，精神病の臨床病期に依存すると考えられる．

● 文献

1) ルーラン：医薬品インタビューフォーム．大日本住友製薬，2010
2) 融 道男：5-HT$_{1A}$受容体アゴニストによる精神障害の治療．精神医学 51：6-14, 2009
3) 住吉太幹：セロトニン1A受容体と統合失調症の認知機能および治療．臨床精神薬理 14：349-356, 2011
4) 住吉太幹：非定型抗精神病薬の認知機能に対する効果．石郷岡純，ほか（編）：統合失調症治療の新たなストラテジー，pp165-172, 2011
5) Sumiyoshi T：A possible dose-side effect relationship of antipsychotic drugs：Relevance to cognitive function in schizophrenia. Expert Rev Clin Pharmacol 1：791-802, 2008
6) 融 道男：5-HT$_{1A}$受容体アゴニストの増強療法により改善した8症例．精神科治療学 24：1145-1149, 2009
7) Newman-Tancredi A：The importance of 5-HT$_{1A}$ receptor agonism in antipsychotic drug action：Rationale and perspectives. Curr Opin Investig Drugs 11：802-812, 2010
8) Higuchi Y, Sumiyoshi T, Kawasaki Y, et al：Effect of tandospirone on mismatch negativity and cognitive performance in schizophrenia：a case report. J Clin Psychopharmacol 30：732-734, 2010
9) Llado-Pelfort L, Santana N, Ghisi V, et al：5-HT$_{1A}$ receptor agonists enhance pyramidalcell firing in prefrontal cortex through a preferential action on GABA interneurons. Cereb Cortex, in press
10) Hagiwara H, Fujita Y, Ishima T, et al：Phencyclidine-induced cognitive deficits in mice are improved by subsequent subchronic administration of the antipsychotic drug perospirone：role of serotonin 5-HT$_{1A}$ receptors. Eur Neuropsychopharmacol 18：448-454, 2008
11) Kuroki T, Meltzer HY, Ichikawa J：Effects of antipsychotic drugs on extracellular dopamine levels in rat medial prefrontal cortex and nucleus accumbens. J Pharmacol Exp Ther 288：774-781, 1999
12) Ichikawa J, Ishii H, Bonaccorso S, et al：5-HT$_{2A}$ and D$_2$ receptor blockade increases cortical DA release via 5-HT(1A) receptor activation：a possible mechanism of atypical antipsychotic-induced cortical dopamine release. J Neurochem 76：1521-1531, 2001
13) Diaz-Mataix L, Scorza MC, Bortolozzi A, et al：Involvement of 5-HT$_{1A}$ receptors in prefrontal cortex in the modulation of dopaminergic activity：role in atypical antipsychotic action. J Neurosci 25：10831-10843, 2005
14) Bortolozzi A, Masana M, Diaz-Mataix L, et al：Dopamine release induced by atypical antipsychotics in prefrontal cortex requires 5-HT$_{1A}$ receptors but not 5-HT$_{2A}$ receptors. Int J Neuropsychopharmacol 13：1299-1314, 2010
15) Yoshino T, Nisijima K, Shioda K, et al：Perospirone, a novel atypical antipsychotic drug, potentiates fluoxetine-induced increases in dopamine levels via multireceptor actions in the rat medial prefrontal cortex. Neurosci Lett 364：16-21, 2004
16) Meltzer HY, 小山 司, 住吉太幹：統合失調症におけるセロトニン神経系の役割．臨床精神薬理 11：2175-2185, 2008
17) Meltzer HY, Sumiyoshi T：Does stimulation of 5-HT$_{1A}$ receptors improve cognition in schizophrenia? Behav Brain Res 195：98-102, 2008

18) Takekita Y, Kato M, Wakeno M, et al：Perospirone and aripiprazole showed equal efficacy for Japanese schizophrenia. 第19回日本臨床精神神経薬理学会／第39回日本神経精神薬理学会・抄録集：200, 2009
19) 渡邊衡一郎：Perospirone—エビデンスの少ないこのSDAについて検討する．臨床精神薬理10：1679-1688, 2007
20) 久住一郎, 高橋義人, 小山 司：Perospironeの適応と用量反応性．臨床精神薬理8：1219-1225, 2005
21) Masui T, Kusumi I, Takahashi Y, et al：Efficacy of carbamazepine against neuroleptic-induced akathisia in treatment with perospirone：case series. Prog Neuropsychopharmacol Biol Psychiatry 29：343-346, 2005
22) 山本健治, 原田研一, 吉川憲人, ほか：Perospironeとtandospironeの併用投与が奏効した3例．精神医学45：81-83, 2003
23) Sumiyoshi T, Matsui M, Yamashita I, et al：The effect of tandospirone, a serotonin$_{1A}$ agonist, on memory function in schizophrenia. Biol Psychiatry 49：861-868, 2001
24) Sumiyoshi T, Matsui M, Nohara S, et al：Enhancement of cognitive performance in schizophrenia by addition of tandospirone to neuroleptic treatment. Am J Psychiatry 158：1722-1725, 2001
25) Sumiyoshi T, Matsui M, Yamashita I, et al：Effect of adjunctive treatment with serotonin-1A agonist tandospirone on memory functions in schizophrenia. J Clin Psychopharmacol 20：386-388, 2000
26) Sumiyoshi T, Meltzer HY：Serotonin 1A receptors in memory function. Am J Psychiatry 161：1505, 2004
27) Sumiyoshi T, Higuchi Y, Matsui M, et al：Effective adjunctive use of tandospirone with perospirone for enhancing verbal memory and quality of life in schizophrenia. Prog Neuropsychopharmacol Biol Psychiatry 31：965-967, 2007
28) Araki T, Yamasue H, Sumiyoshi T, et al：Perospirone in the treatment of schizophrenia：effect on verbal memory organization. Prog Neuropsychopharmacol Biol Psychiatry 30：204-208, 2006
29) Sumiyoshi T, Higuchi Y, Itoh T, et al：Effect of perospirone on P300 electrophysiological activity and social cognition in schizophrenia：a three-dimensional analysis with sLORETA. Psychiatry Res 172：180-183, 2009
30) Araki T, Kasai K, Rogers MA, et al：The effect of perospirone on auditory P300 in schizophrenia：a preliminary study. Prog Neuropsychopharmacol Biol Psychiatry 30：1083-1090, 2006
31) Higuchi Y, Sumiyoshi T, Kawasaki Y, et al：Electrophysiological basis for the ability of olanzapine to improve verbal memory and functional outcome in patients with schizophrenia：A LORETA analysis of P300. Schizophr Res 101：320-330, 2008
32) Sumiyoshi T, Higuchi Y, Itoh T, et al：Electrophysiological imaging evaluation of schizophrenia and treatment response. In：Risner MS(ed) Handbook of Schizophrenia Spectrum Disorders, VolⅢ. pp135-148, Springer, 2001

● Further Reading
- Newman-Tancredi A, Albert PR：Gene polymorphism at serotonin 5-HT$_{1A}$ receptors：moving towards personalized medicine for psychosis and mood deficits？In：Sumiyoshi T(ed)：Schizophrenia Research：Recent Advances. Nova Science Publishers, New York, 印刷中
抗精神病薬の臨床効果における5-HT$_{1A}$受容体の役割が，気鋭の研究者によりわかりやすく概説されている．特に，同受容体をコードする遺伝子多型にもとづくテイラー・メイド治療の可能性についての最新情報が盛り込まれている．

（住吉太幹，樋口悠子）

G ブロナンセリン

添付文書情報[1]

【商品名】ロナセン Lonasen（大日本住友）
【剤型】錠：2・4・8 mg，散：2%
【適応】統合失調症
【用法・用量】通常，成人にはブロナンセリンとして1回4 mg，1日2回食後経口投与より開始し，徐々に増量する．維持量として1日8～16 mgを2回に分けて食後経口投与する．年齢，症状により適宜増減するが，1日量は24 mgを超えないこと．なお，ブロナンセリンの吸収は食事の影響を受けやすく，有効性および安全性は食後投与により確認されているため，食後に服用するよう指導が必要である．また，本薬剤の投与量は必要最小限となるよう，患者ごとに慎重に観察しながら調節する必要がある．
【禁忌】1) 昏睡状態（悪化）．2) バルビツール酸誘導体などの中枢神経抑制剤の強い影響下（中枢神経抑制作用が増強）．3) アドレナリン，アゾール系抗真菌薬，HIVプロテアーゼ阻害剤を投与中．4) 本剤の成分に過敏症の既往歴．

概説

ブロナンセリンは大日本住友製薬株式会社が創製し，2008年1月に製造販売承認を取得した本邦で6番目の新規抗精神病薬である．創薬の研究開始は，4-phenyl-2-(1-piperazinyl)pyridine骨格の化合物の中に，セロトニン5-HT_2受容体に対して高い親和性を有する化合物（プロトタイプ）を発見したことに端を発する[2]．この化合物にハロペリドールに匹敵する強いドパミンD_2受容体遮断作用を有するよう修飾を加え，さらに不快な副作用に関与するアドレナリン$α_1$受容体，ヒスタミンH_1受容体，ムスカリン性アセチルコリンM_1受容体などへの親和性が低い化合物が探索された．その結果，プロトタイプの発見から約半年でブロナンセリン（開発コード：AD-5423）の開発に至った．ほとんどの新規抗精神病薬は，D_2受容体より5-HT_{2A}受容体への結合親和性が高いため，セロトニン–ドパミンアンタゴニスト（serotonin-dopamine antagonist：SDA）と呼ばれるが，ブロナンセリンは5-HT_{2A}受容体よりもD_2受容体に親和性が高いため，ドパミン–セロトニンアンタゴニスト（dopamine-serotonin antagonist：DSA）と称され，既存の新規抗精神病薬とは異なるプロファイルを有している[3]．

薬理学的作用機序

ブロナンセリンは前述のように，D_2受容体への結合親和性（Ki値＝0.142 nmol/L）が5-HT_{2A}受容体への親和性（Ki値＝0.812 nmol/L）よりも約6倍高いという特徴を有する[4]．また，D_2受容体のサブファミリーであるD_3受容体にも比較的高い親和性（Ki

値＝0.494 nmol/L）を有する．欧州で新規抗精神病薬として評価が高いベンザマイド系の amisulpride は，$D_{2/3}$ 受容体遮断作用を有してその非定型性（臨床用量域内で錐体外路症状を生じにくい特性）を保持すると推定されているが，ブロナンセリンの非定型性は，$D_{2/3}$・$5-HT_{2A}$ 受容体拮抗作用で説明できる可能性がある[3]．また，本邦で使用可能な新規抗精神病薬やハロペリドールと同一試験下で受容体結合親和性を比較検討した村崎ら[5]の報告によると，ブロナンセリンは既存の抗精神病薬のなかで，D_2 受容体への親和性が最も高かった．こういった $D_{2/3}$ 受容体に対する強い拮抗作用から，ブロナンセリンは陽性症状に対する安定した効果が期待できる．

ブロナンセリンはさらに，$α_1$ 受容体，H_1 受容体，$5-HT_{2C}$ 受容体，M_1 受容体などへの親和性が低いため（表2-5 参照⇒28頁），それらの受容体の阻害作用に起因する起立性低血圧，過度鎮静，体重増加，消化器系障害，認知機能障害などの副作用の軽減も期待できる[6]．また，認知機能障害の改善に関与すると推定される $5-HT_6$ 受容体にも，比較的高い親和性（Ki 値＝11.7 nM）を有する[5]．

ラットを使った動物実験では，ブロナンセリンの単回投与により一過性にノルエピネフリン作動性ニューロンの起始核である青斑核と，ドパミンニューロンの起始核である中脳腹側被蓋野の神経発火率を増加させ，前頭前皮質においてノルエピネフリンとドパミンの細胞外濃度を持続的に増加させることが最近報告された[7]．さらに，ブロナンセリンは NMDA 受容体拮抗薬のフェンサイクリジンを用いたマウスの強制水泳負荷試験において，無動時間の延長抑制作用を示した[4]．また，ドパミン受容体アゴニストであるアポモルフィン誘発プレパルス抑制障害に対する改善作用も示されている．これらの作用は，ブロナンセリンが陰性症状や認知機能障害に対する改善効果を示す可能性を示唆する．

● 薬物動態

ブロナンセリンは胃を除く消化管全域から吸収される．第Ⅰ相試験では，健康成人男性にブロナンセリン（4 mg，8 mg，12 mg）を空腹時単回経口投与したところ，T_{max} は 1.5 時間で，半減期は 11～16 時間であったため，添付文書上は 1 日 2 回投与が推奨されている[3]．また，朝食後 30 分に 2 mg を単回投与した場合，空腹時単回投与と比較して C_{max}（最高濃度）が 2.68 倍，AUC（血漿濃度時間曲線下面積）が 2.69 倍に上昇し，ブロナンセリンの薬物動態が食事の影響を受けることが示された[1]．また，ブロナンセリン 2 mg 錠を朝食および夕食後の 1 日 2 回（4 mg/日），10 日間反復投与したところ，血漿中未変化体濃度は，投与 5 日目までに定常状態に達し，半減期は 67.9 時間に延長した．このデータからは，本剤の 1 日 1 回投与の可能性も示唆される．

ブロナンセリンは，主に肝臓の CYP3A4 により代謝され，代謝物として M-1（N-脱エチル体），M-2（N-オキシド体），M-3（7OH 体），M-3（8OH 体），M-3（9OH 体）（シクロオクタン環の酸化）などが生成される[3]．このうち，M-1 は $D_{2/3}$ 受容体および $5-HT_{2A}$ 受容体に高い親和性を示すが，代謝産物の薬理活性は低く，ブロナンセリン

の主作用は未変化体にあると考えられている．

適応症と治療方針

1 適応症

ブロナンセリンの保険適応のある適応症は統合失調症に限られる．しかし，短期精神病性障害，統合失調感情障害や妄想性障害など，幻覚や妄想を呈する精神病圏の疾患全般にわたって治療対象となりうる．また，保険適応外使用であるが，リスペリドンで効果が不十分だった高齢者のせん妄[8,9]やアルツハイマー型認知症に伴う BPSD (behavioral and psychological symptoms of dementia)[10,11]やせん妄[12]，さらにレビー小体型認知症の幻視に対して，ドネペジルとの併用が有効であったという症例報告[13,14]がある．

2 ブロナンセリンの位置づけ

現在，欧米の主要な統合失調症治療ガイドラインやアルゴリズムでは，初回エピソード精神病の第1選択は，クロザピンを除く新規抗精神病薬である[15-17]．本邦の精神医学講座担当者会議による治療ガイドライン[18]でも，初回エピソードの第1選択は新規抗精神病薬とされている．再発エピソードの場合でも新規抗精神病薬が第1選択であるが，従来型抗精神病薬がそれまでの治療で有効で副作用がなく，患者が服薬の継続を希望する場合には，第1選択となる[18]．新規抗精神病薬を第1選択とするのは，従来型とほぼ同等の急性期の症状に対する有効性をもち，錐体外路症状 (extrapyramidal symptoms：EPS)，遅発性ジスキネジア，過鎮静などの副作用が少ないため，アドヒアランスの向上や quality of life (QOL) の改善に役立つ可能性が高いためである[18]．

ブロナンセリンは，国内の第Ⅲ相短期臨床試験の成績からは，陽性症状に対してはハロペリドールやリスペリドンと同程度の効果をもち，陰性症状に対してはリスペリドンと同等で，ハロペリドールよりは優れた改善効果を示した[19,20]．また，過度鎮静，起立性低血圧，体重増加，耐糖能異常，高プロラクチン血症，QTc 延長などの副作用のリスクが低く，高い安全性を有する薬剤であることが報告されている．したがって，ブロナンセリンは，初回エピソードと複数エピソード統合失調症の急性期および維持期の第1選択薬として位置づけてよいと考える．

3 治療方針

ブロナンセリンを実際に処方する場合は，単剤で使用するのを原則とし，個々の患者の病相や身体状況に応じた用量調節が重要である．投与量に関して，2009年7月に約200名の精神科医が出席して開催されたブロナンセリン発売1周年記念講演会で

実施されたボーティングの結果[21]を表4-18に示した．急性期と維持期を比べると，米国のエキスパートコンセンサスガイドライン[22]と同様に，急性期の投与量が若干高い傾向にある．初回エピソードの急性期の用量は8～16 mg/日とあり，添付文書でも開始用量は，8 mg/日とされている[1]．しかし筆者らは，初発例に対して8 mg/日の開始用量ではアカシジアが出現する頻度が高いという印象をもっているため，2～4 mg/日から開始し，12 mg/日程度までは1～2週間ごとに2 mg/日ずつ慎重に増量している．その場合も，アカシジアや不眠の可能性について十分に説明し，抗コリン薬やベンゾジアゼピン系抗不安薬の頓服を処方しておくと，患者の安心感につながり，万一有害事象が生じても，冷静な対応が可能となる場合が多い．

　ブロナンセリンは鎮静作用が弱い薬剤である（図4-27）．したがって，精神運動興奮を伴う激越症例や不眠の強い症例，さらに鎮静作用の強い抗精神病薬からの切り替え（スイッチング）の際には，不眠や興奮の程度が増したり，陽性症状が一時的に増悪したりする可能性もある．その際には，ベンゾジアゼピン系抗不安薬やバルプロ酸ナトリウムなどの気分安定薬を補助薬として短期間併用して対処していくのが望ましい[21]．

表4-18　ブロナンセリンの投与量

	急性期(mg/日)	維持期(mg/日)
初回エピソード(外来)	8～16	8～12
初回エピソード(入院)	12～24	8～16
複数エピソード(外来)	8～16	8～16
複数エピソード(入院)	16～24	12～24

（宮本聖也，渡邊衡一郎，村崎光邦，ほか：Blonanserinを使いこなすには．臨床精神薬理13：570-583，2010より一部改変）

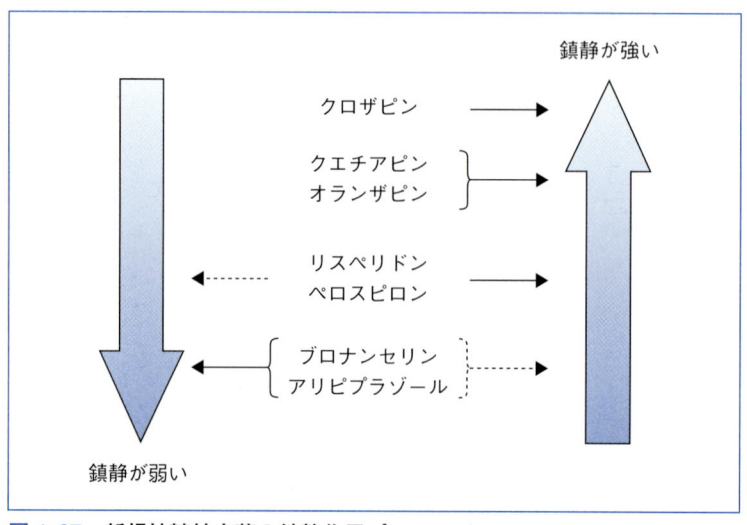

図4-27　新規抗精神病薬の鎮静作用プロファイル

副作用とその対策

1 | 高頻度に出現する副作用

　ブロナンセリンは，前述したように副作用に関連する受容体への結合親和性が低く安全性の高い薬剤である．しかし，ブロナンセリンとリスペリドンとの8週間の二重盲検比較試験[20]では，アカシジア(28.8%)と易興奮性(7.7%)は，ブロナンセリン群がリスペリドン群より有意に高かった．

　統合失調症の薬物治療は長期間にわたることが多いため，長期投与後の副作用が問題となる．現在(2011年12月)までに，ブロナンセリンの長期投与試験が4本実施されているので，それらで報告された副作用を提示したい．

　まず，後期第Ⅱ相試験の対象患者のなかから，「中等度改善以上」で忍容性に問題なかった52症例を対象にして，26～52週間オープンで実施された継続試験[23,24]では，副作用は65.4%に発現し，EPSは46.2%にみられた．頻度の高かった副作用は，アカシジア(28.8%)，不眠(25.0%)，振戦(15.4%)，流涎(13.5%)，眠気(13.5%)などであった．

　神奈川県の15医療機関で実施された26～56週間の多施設共同オープン試験[25]では，解析対象61例のうち，28週以上投与されたのは41例(67.2%)，52週以上が38例(62.3%)であった．副作用は72.1%の症例で発現し，EPSは52.5%にみられた．頻度の高かった副作用は，高プロラクチン血症(34.4%)，アカシジア(32.8%)，振戦(21.3%)，不眠(18.0%)，傾眠(16.4%)であった．

　全国の91医療機関で実施された26～56週間の多施設共同オープン試験[26]では，解析対象321例のうち，28週以上投与されたのは264例(82.2%)，52週以上が155例(48.3%)であった．副作用は68.5%の症例で発現し，EPSは35.8%にみられた．頻度の高かった副作用は，高プロラクチン血症(20.9%)，不眠(17.4%)，アカシジア(17.1%)，振戦(15.9%)，傾眠(12.8%)，便秘(12.8%)であった．

　われわれの施設で実施した長期投与試験後の被験者の要請による長期投与試験[27]では，21例が組み入れられ，9例が試験を完了し，最長投与期間は，約8年6か月であった．発現頻度の高かった副作用は，高プロラクチン血症(12例)，アカシジア(11例)，傾眠(11例)，口渇(9例)などであった．

　以上の臨床試験結果をまとめると，ブロナンセリンの短期・長期投与で特に問題となる副作用は，約20～30%の頻度で出現するアカシジアと高プロラクチン血症，さらに20%前後の頻度で出現する不眠，および約10～20%の頻度で出現する傾眠と振戦である．ブロナンセリン発売1周年記念講演会で実施されたボーティングの結果[21]では，ブロナンセリンで発現頻度の高い副作用として，アカシジア(35%)，パーキンソン症候群(31%)，不安・焦燥・易刺激性(10%)，眠気(9%)，不眠(9%)が挙げられた．プロラクチン値に及ぼす影響については，「影響を及ぼさない」(48%)と「やや上昇させる」(46%)が大部分を占めた．

2 副作用への対策

1周年記念講演会では，副作用に対する対処法も尋ねられている．まずアカシジアに対しては，「ブロナンセリンを減量する」(39%)，「抗パーキンソン薬を投与する」(37%)，「ベンゾジアゼピン系薬剤を投与する」(14%)という回答が得られた．米国精神医学会のガイドライン[28]では，アカシジアへの対処として，まず抗精神病薬を減量し，それでも改善しなければベンゾジアゼピン系薬剤やβ遮断薬を投与することが推奨されている．次に，パーキンソン症候群に対する対処としては，「ブロナンセリンを減量する」(73%)，「抗コリン薬を併用する」(21%)というボーティング結果であり，まずは減量することが推奨される．

全国区の多施設共同オープン試験[26]では，ブロナンセリン長期投与による高プロラクチン血症の発現率は20.9%であったが，投与前と比較した最終評価時のプロラクチン値の変化量は−4.7 ng/mLと減少しており，臨床症状としても月経異常は1.9%，乳汁分泌が0.6%，女性化乳房が0.3%，射精障害が0.3%と発現頻度は低かった．未服薬初回エピソード統合失調症患者13名(男性9名，女性4名；平均年齢25±5歳)を対象にしたわれわれの予備的な研究結果[29]では，8週間のブロナンセリン投与(平均投与量：7.4 mg/日)により，プロラクチン値は13.1 ng/mLから30.1 ng/mLに上昇したが，臨床的に問題となる症状はみられなかった．したがって，もし高プロラクチン血症が疑われた場合には，血中プロラクチン値を測定したうえで乳汁分泌や性機能障害などの有無を問診した後に，薬剤の減量や他剤への切り替えを検討すべきである．

ブロナンセリンの投与中，不安・焦燥・易刺激性がみられた場合，アカシジアの可能性を念頭において，自覚症状について丁寧に問診すべきである．もし他剤からの切り替えの際に生じた場合には，抗コリン性の離脱症状，離脱性のEPS，過敏性の精神病や目覚め現象，およびブロナンセリンによる賦活効果などの可能性を考慮すべきである[21]．いずれの場合でも，ベンゾジアゼピン系抗不安薬の短期間の使用が推奨される．不眠を伴う場合は，睡眠薬を投与して，十分な睡眠を確保する必要がある．日中の眠気や傾眠がみられた場合には，朝食後にブロナンセリンが投与されていれば夕食後にまとめたり，減量したりすることが推奨される．

● 相互作用とその対策

ブロナンセリンは，主としてCYP3A4で代謝される．したがって，CYP3A4を強く阻害する薬剤であるアゾール系抗真菌薬やHIVプロテアーゼ阻害薬は，本剤の血中濃度が上昇するリスクがあるため，併用禁忌となっている(表4-19)[1]．また，アドレナリンはブロナンセリンと併用すると，アドレナリンの作用を逆転させ，重篤な血圧降下を起こす可能性があり，併用禁忌である．その他添付文書では，CYP3A4阻害作用を有するエリスロマイシン，クラリスロマイシン，シクロスポリン，ジルチアゼムおよびグレープフルーツジュースは，併用注意に挙げられている．もし併用する

表 4-19 ブロナンセリンの代表的な薬物相互作用

薬剤名など	臨床症状・措置方法	機序・危険因子
アドレナリン 　ボスミン	アドレナリンの作用を逆転させ，重篤な血圧降下を起こすことがある 併用を行わない	アドレナリンはアドレナリン作動性α，β-受容体の刺激剤であり，ブロナンセリンのα-受容体遮断作用により，β-受容体刺激作用が優位となり，血圧降下作用が増強される
CYP3A4 を強く阻害する薬剤 　アゾール系抗真菌薬（外用剤を除く） 　　ケトコナゾール（経口剤：国内未発売） 　　イトラコナゾール 　　　など 　HIV プロテアーゼ阻害薬 　　リトナビル 　　サキナビル 　　　など	ブロナンセリンの血中濃度が上昇し，作用を増強 併用を行わない	ブロナンセリンの主要代謝酵素であるCYP3A4 を阻害するため，経口クリアランスが減少する可能性がある
中枢神経抑制薬 アルコール	相互に作用を増強 ブロナンセリンを減量するなど注意を要する	ブロナンセリンおよびこれらの薬剤などの中枢神経抑制作用による
ドパミン作動薬 　レボドパ製剤 　ブロモクリプチン 　　など	相互に作用を減弱	ブロナンセリンはドパミン受容体遮断作用を有していることから，ドパミン作動性神経において，作用が拮抗することによる
降圧薬	降圧作用を増強	ブロナンセリンおよびこれらの薬剤の降圧作用による
エリスロマイシン	ブロナンセリンの血中濃度が上昇し，作用を増強 ブロナンセリンを減量するなど慎重に投与	ブロナンセリンの主要代謝酵素であるCYP3A4 を阻害するため，経口クリアランスが減少する可能性がある
グレープフルーツジュース	ブロナンセリンの血中濃度が上昇し，作用を増強 ブロナンセリンを減量するなど慎重に投与	ブロナンセリンの主要代謝酵素であるCYP3A4 を阻害するため，経口クリアランスが減少する可能性がある
CYP3A4 阻害作用を有する薬剤 　クラリスロマイシン 　シクロスポリン 　ジルチアゼムなど	ブロナンセリンの血中濃度が上昇し，作用を増強 ブロナンセリンを減量するなど慎重に投与	ブロナンセリンの主要代謝酵素であるCYP3A4 を阻害するため，経口クリアランスが減少する可能性がある
CYP3A4 誘導作用を有する薬剤 　フェニトイン 　カルバマゼピン 　バルビツール酸誘導体 　リファンピシンなど	ブロナンセリンの血中濃度が低下し，作用を減弱	ブロナンセリンの主要代謝酵素であるCYP3A4 を誘導するため，経口クリアランスが増加する可能性がある

場合には，観察を十分に行い，必要に応じて減量するなど慎重な投与が求められる．一方，CYP3A4 誘導作用を有する薬剤であるフェニトイン，カルバマゼピン，バルビツール酸誘導体，リファンピシンなどは，ブロナンセリンの血中濃度が低下する可能性があるため，併用には注意が必要である．

　中枢神経抑制薬やアルコールは，ブロナンセリンと併用すると相互に作用を増強することがあるので，減量するなど慎重な投与が必要である．また，レボドパ製剤やブ

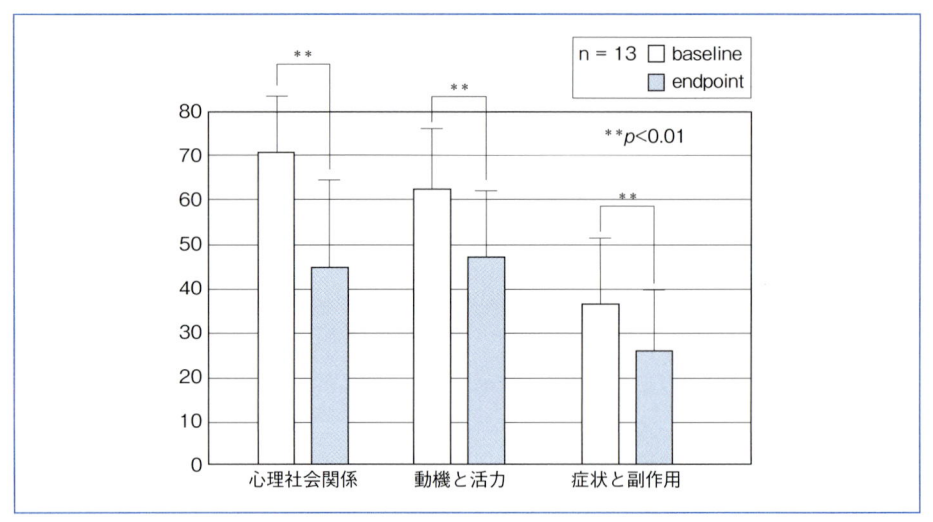

図 4-28 ブロナンセリン投与前後の主観的 QOL（SQLS-J）評価得点
SQLS-J：The Schizophrenia Quality of Life Scale-Japanese version, 統計解析：対応のある t 検定.

ロモクリプチンなどのドパミン作動薬は，相互に作用が減弱することがあるので，併用に注意が必要である．さらに降圧薬も，降圧作用が増強することがあるので併用注意に挙げられている[1]．

臨床上のヒント・注意点

1 ブロナンセリンの好適症例とは

　ブロナンセリン発売1周年記念講演会に参加した精神科医の74％は，ブロナンセリンを処方する目的として，陽性症状の改善を挙げた．また，本剤投与が最も有効な症例として，88％が幻覚・妄想が前景に出現する症例と考えている[21]．一方，本薬剤の投与が最も期待し難い症例として，興奮状態（56％），神経症様症状・うつ状態が前景（15％），昏迷状態（13％）を挙げた．本薬剤は，鎮静作用が弱いため，興奮の強い患者には単剤で対処するのが難しいと感じている臨床医が多いためと思われる．

　われわれは前述したように，未服薬初回エピソード統合失調症患者を対象にして8週間のブロナンセリンのオープン試験を実施している．13例の解析結果では，陽性症状や陰性症状は4週間目から著明に改善し，主観的ウェルビーイングや主観的QOLも有意に改善した（図4-28）[30]．また，統合失調症認知機能簡易評価尺度日本語版（Brief Assessment of Cognition in Schizophrenia in a Japanese-language version：BACS-J）を用いて認知機能に与える影響を検討したところ，言語流暢性や遂行機能が有意に改善した（図4-29）．したがって，興奮を伴わない初回エピソード統合

　主観的ウェルビーイング：患者自身による薬物治療に対する健康感の自己評価である．医師と患者の治療関係の質とともに，薬物治療におけるアドヒアランスの主要な決定要因となる．

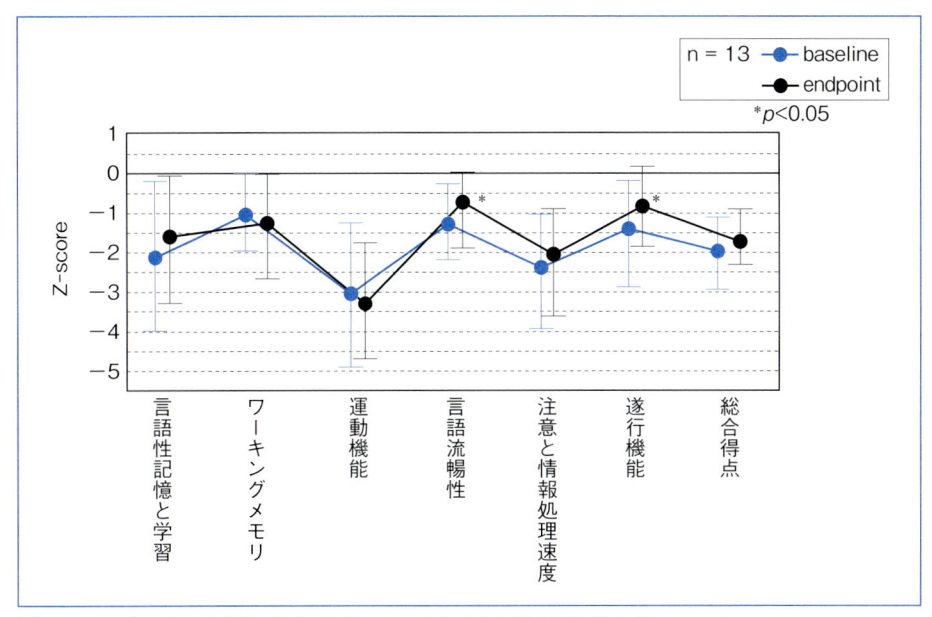

図 4-29 ブロナンセリン投与前後の BACS-J 各評価項目得点（Z-score）
統計解析：対応のある t 検定．

失調症患者で，陽性症状はもちろん陰性症状や認知機能障害が強く認められる場合は，ブロナンセリンの好適症例と考える．また，半年〜1 年程度社会的引きこもりが続いた患者が，ブロナンセリン投与後比較的短期間で就労や復学が可能となったケースを多数経験しており，陰性症状や認知機能障害に対する優れた効果が，社会的・職業的機能の向上につながる可能性が期待できる．さらに，従来型抗精神病薬やリスペリドン投与後にしばしば認められる精神病後抑うつは，本薬剤ではほとんどみられなかった．ブロナンセリンの少量投与では，ベンザミド系のスルピリドのように，ドパミンの放出増加による抗うつ効果や賦活効果が期待できるかもしれない．さらにわれわれは，本薬剤の高い安全性も確認しており[29]，高齢患者も好適症例と考える．

2 使い方の注意点

ブロナンセリンの薬理特性や臨床効果を活かすためには，以下に述べるように使い方に注意が必要である[31]．まず初回エピソード症例に対しては，単剤で少量から投与を開始するのが原則である．初発例は EPS に対して感受性が高いので，投与初期のアカシジアやパーキンソン症候群のために，服薬自己中断に至らないような配慮が必要である．患者にとってアカシジアは，われわれの想像以上に辛い体験であり，著しい不安・焦燥感のために自傷行為に結びついたり，精神症状の悪化と思われたり，長期的なアドヒアランス悪化の原因になったりする可能性がある．またブロナンセリン投与後，不眠や興奮が生じる可能性があるので，睡眠薬やベンゾジアゼピン系抗不安薬の頓服を処方しておくと，症状出現時の夜間の対応や家族の懸念も払拭できると思われる．

もしEPSが出現して抗コリン薬を使用せざるをえない場合でも，長期間漫然と投与しないことが大切である．EPSは，通常抗精神病薬の使用開始後3か月をすぎれば徐々に軽減してくる場合が多いので，この時期をめどに抗コリン薬をゆっくり漸減していくのが望ましい．しかし，ブロナンセリンの長期投与試験における抗パーキンソン薬の併用率は，44.2～93.1%とかなり高頻度で使用されていた[23,25,26]．抗パーキンソン薬のなかで使用頻度の高い抗コリン薬は，不快な末梢性抗コリン性副作用のみならず，言語性記憶力や注意力の低下といった認知機能障害を惹起することが報告されている[32]．われわれは，慢性患者を対象としたリスペリドンとの二重盲検比較試験で，ブロナンセリンの認知機能への効果を検討した結果，ブロナンセリンは，言語性記憶力や注意力を改善する効果に優れることを報告した[33]．したがって，抗コリン薬を長期投与すると，ブロナンセリンの認知機能面でのベネフィットを，直接的に相殺する可能性が高い．われわれは，ブロナンセリンを含む新規抗精神病薬に長期併用投与された抗コリン薬を前向きに緩徐に減量・中止することによって，全般的認知機能と注意力・情報処理速度および主観的QOLが改善することを最近報告した[34]．ブロナンセリンの認知機能面での利点を活かすためにも，抗コリン薬の使用は最小限にとどめるのが望ましい．

3 ブロナンセリンへの切り替えに際しての注意点

次に，ブロナンセリンへの切り替えの好適症例としては，従来型抗精神病薬や新規抗精神病薬を現在使用していて，EPS，過鎮静，眠気，体重増加，起立性低血圧，高プロラクチン血症，およびQTc延長などの副作用面で困っている患者が挙げられる[31]．症状面からは，現在使用している薬では陽性症状や陰性症状，あるいは認知機能障害に対して効果が不十分な患者や現状以上の社会的機能の改善を目指す患者，さらには治療抵抗例も切り替えを試みる価値はあると思われる．

切り替えにおいては，切り替え前後の薬剤のプロフィールの相違から，種々の離脱症状や精神症状の一時的増悪などのリスクを伴う可能性について注意が必要である．ここでは，前薬の違いによるブロナンセリンへの切り替え方法について記しておきたい．

まず，リスペリドンなどのSDAやハロペリドールといった高力価の従来型抗精神病薬から切り替える場合，上乗せ後漸減法か漸減・漸増法が推奨される[21]．これらの薬剤は，D_2受容体へ高い親和性を示す一方で，抗コリン作用がほとんどないか弱いため，抗コリン性の離脱症状のリスクは小さいと考えられる．そのため，前薬の力価に応じた漸減・漸増法も可能と考えられる[35]．次に，オランザピンやクエチアピンといったいわゆるMARTA(multi-acting receptor targeted antipsychotics)系抗精神病薬からの切り替えは，上乗せ後漸減法が推奨される．特にオランザピンは，抗コリン作用が強いため，抗コリン性の離脱症状に注意が必要で，EPSの回避という点でもブロナンセリンをいったん上乗せしたほうが安全と思われる[35]．最後に，D_2受容体

の部分アゴニストであるアリピプラゾールからの切り替え方法に関しては，上乗せ後漸減法か漸減・漸増法が安全である．しかし岡田[35]は，アリピプラゾールはブロナンセリンと同様 D_2 受容体への親和性が高く鎮静作用が弱いために（図 4-27），急速中断漸増法も可能であると述べている．ちなみに，ブロナンセリン発売 1 周年記念講演会では，アリピプラゾールからの切り替え方法として，漸減・漸増法（43％），上乗せ後漸減法（34％），急速中断漸増法（23％）の順に支持された．

ブロナンセリンは鎮静作用が弱いため，多剤大量処方や鎮静作用の強い薬剤からの切り替えの際は，目覚め現象（awakening）に注意が必要である[35]．すなわち，精神症状や認知機能の改善に伴って現実感が急速に回復し，不安や抑うつが出現したり，時には切迫した希死念慮を生じたりする場合がある．この場合には，切り替えの速度を落としたり，抗不安薬を追加したりするとともに，心理社会的なサポートが重要である．可能であれば患者を取り巻く環境要因の整備に努め，当事者と医療者との信頼関係の構築に，最大限の治療的エネルギーを注ぐべきである．

臨床ケース

初回エピソード症例

〈症例①：19 歳，男性，統合失調症〉

X 年 10 月より大学受験によるストレスから焦燥感が生じ，幻聴を認めるようになった．同年 11 月，「体の中でハエが飛んでいる，鐘の音が鳴っている」といった主訴で当科外来を受診．幻聴と体感幻覚を認め，同年 12 月，急性期治療目的に当院に入院となった．統合失調症と診断され，ブロナンセリン 8 mg/日が開始された．投与後，速やかに幻聴と体感幻覚は改善した．経過中，下肢の違和感などアカシジアを疑わせる訴えがあったため，ビペリデン 2 mg/日を併用したところ症状は改善した．軽快退院後，当科外来にてビペリデンを徐々に漸減中止したが，アカシジアは出現しなかった．現在も通院中であるが，ブロナンセリンの単剤投与にて良好な経過をたどっている．

アリピプラゾールからの切り替え症例

〈症例②：18 歳，男性，統合失調症〉

X－1 年（17 歳）より，通学中の電車内で「自分の体臭が周囲に広がっている，皆がじろじろ見て噂している」と感じるようになった．自己臭恐怖が強く，いくつもの皮膚科を受診したが，特に問題は指摘されなかった．その後徐々に通学や学校生活に支障をきたすようになり，混雑する電車内や，教室内で自分の臭いが気になると，学校を欠席するようになった．同年 5 月当科を受診し，抗不安薬の投与にて，一時的に症状の改善は得られた．しかし，再び自我漏洩症状，被害妄想や注察妄想が強

くなったため，同年11月よりアリピプラゾール3 mg/日を投与したところ，陽性症状は次第に改善した．しかし，意欲低下など陰性症状が持続するため，アリピプラゾールを6 mg/日に増量したところ手指振戦やアカシジアを認めた．そこで，X年1月よりブロナンセリン4 mg/日に変更したところ副作用は消失し，陽性・陰性症状ともに改善した．同年4月からは大学へ進学しており，現在は抗不安薬を減量中で，ブロナンセリン4 mg/日にて，日常生活機能は保たれている．

複数の新規抗精神病薬からの切り替え症例

〈症例③：25歳，男性，統合失調症〉

X−2年1月より，「職場で意地悪される，悪口を言われている，自分の心が周りの人に読まれている」と感じるようになった．4月頃より，不眠，抑うつ気分，意欲低下，集中力低下を認め当科受診．オランザピン5 mg/日が開始され，自宅療養となった．症状は速やかに軽減したため，5月より職場復帰したところ，幻聴と被害関係妄想が再燃し，情動が不安定になったため，オランザピンを10 mg/日に増量し，再び自宅療養となった．その後症状は改善したため，職場復帰したが，午前中の眠気と体重増加（10 kg/3か月）を訴えた．そこでペロスピロンへの変更を試みるため，オランザピンを7.5 mg/日に減量し，ペロスピロン4 mg/日を上乗せした．しかし，傾眠傾向となったためペロスピロンを中止し，アリピプラゾールを3 mg/日開始した．その後オランザピンを漸減中止したところ，体重は5 kg減少し，順調に就労を続けていた．X−1年4月，職場の配置転換があり，多忙になった7月頃より，思考察知，被害関係念慮が再燃したため，アリピプラゾールを徐々に18 mg/日まで増量したところ，嘔気とアカシジアが生じた．制吐剤を投与したが，嘔気は改善せず，抗パーキンソン薬の投与は拒否し，思考察知も持続したため，患者は薬剤の変更を強く望んだ．X年2月よりアリピプラゾール6 mg/日から，ブロナンセリン4 mg/日に急速に切り替えた．その後嘔気とアカシジアは消失し，思考察知も軽減し，意欲的になった．その後ブロナンセリンを8 mg/日まで増量したが，副作用はまったくなく，陽性症状・陰性症状も著明に改善して順調に経過している．

全国区の長期投与試験[26]では，ブロナンセリンの単剤投与率はわずか10.9%にとどまっている．本薬剤の効果・副作用両面の利点を最大限に活かすためには，単剤で各患者に適切な用量で使用し，抗パーキンソン薬の使用は最小限にとどめるべきである[36]．DSAとしてのブロナンセリンが，長期投与によってQOLや認知機能および社会的・職業的機能にいかなる効果を示すのかは，今後の重要な研究課題と思われる．

●文献
1) 大日本住友製薬：ロナセン添付文書．第7版，2010

2) 久留米 聰, 釆 輝昭：Blonanserin 誕生の研究経緯と基礎薬理. 臨床精神薬理 11：807-815, 2008
3) 村崎光邦：Blonanserin の基礎と臨床. 臨床精神薬理 11：855-868, 2008
4) 釆 輝昭, 久留宮 聰：Blonanserin の薬理学的特徴. 臨床精神薬理 10：1263-1272, 2007
5) 村崎光邦, 西川弘之, 石橋 正：ドパミン-セロトニン拮抗薬—新規統合失調症治療薬 blonanserin の受容体結合特性. 臨床精神薬理 11：845-854, 2008
6) 村崎光邦：Blonanserin の薬理学的特徴と臨床的位置付け. 臨床精神薬理 11：461-476, 2008
7) Ohoyama K, Yamamura S, Hamaguchi T, et al：Effect of novel atypical antipsychotic, blonanserin, on extracellular neurotransmitter level in rat prefrontal cortex. Eur J Pharmacol 653：47-57, 2011
8) 久馬 透, 高橋 淳, 山田尚登, ほか：遷延したせん妄に対して blonanserin が奏功した高齢者の一例. 精神科治療学 24：1523-1528, 2009
9) Andoh H, Kato K, Sato R, et al：Case of delirium complicated with pneumonia that improved with blonanserin administration. Psychiatry Clin Neurosci 64：588-589, 2010
10) 青木岳也, 土屋直隆：認知症における不穏興奮状態に対して少量の blonanserin 投与が有効であった1例. 臨床精神薬理 13：411-414, 2010
11) 品川俊一郎, 中山和彦：他剤での治療が困難であった BPSD に対し, blonanserin が有効であった2例. 精神医学 52：823-825, 2010
12) Okugawa G：Effect of blonanserin on delirium in a patient with Alzheimer disease. The Open Psychiatry Journal 4：25-26, 2010
13) 西尾影泰, 植木啓文：レビー小体型認知症の幻視に対してブロナンセリンが著効した1例. 精神医学 51：561-564, 2009
14) 網野賀一郎, 片山成仁, 飯森眞喜雄：塩酸 donepezil と blonanserin の併用により幻視等の精神・行動障害(BPSD)の著明な改善を認めたレビー小体型認知症の一例. 精神科治療学 25：819-823, 2010
15) Falkai P, Wobrock T, Lieberman J, et al：World Federation of Societies of Biological Psychiatry (WFSBP) guidelines for biological treatment of schizophrenia, Part 1：acute treatment of schizophrenia. World J Biol Psychiatry 6：132-191, 2005
16) Lehman AF, Lieberman JA, Dixon LB, et al：Practice guideline for the treatment of patients with schizophrenia, second edition. Am J Psychiatry 161：1-56, 2004
17) Moore TA, Buchanan RW, Buckley PF, et al：The Texas Medication Algorithm Project antipsychotic algorithm for schizophrenia：2006 update. J Clin Psychiatry 68：1751-1762, 2007
18) 佐藤光源：薬物・身体療法. 佐藤光源, 丹羽真一, 井上新平(編)：統合失調症治療ガイドライン第2版. pp60-76. 医学書院, 2008
19) 村崎光邦：統合失調症に対する blonanserin の臨床評価—Haloperidol を対照とした二重盲検法による検証的試験. 臨床精神薬理 10：2059-2079, 2007
20) 三浦貞則：統合失調症に対する blonanserin の臨床評価—Risperidone を対照とした二重盲検比較試験. 臨床精神薬理 11：297-314, 2008
21) 宮本聖也, 渡邊衡一郎, 村崎光邦, ほか：Blonanserin を使いこなすには. 臨床精神薬理 13：570-583, 2010
22) Kane JM, Leucht S, Carpenter D, et al：Expert consensus guideline series. Optimizing pharmacologic treatment of psychotic disorders. Introduction：methods, commentary, and summary. J Clin Psychiatry 64：5-19, 2003
23) 大日本住友製薬：AD-5423 治験薬概要書, 第16版. 2007
24) 石郷岡 純：わが国における blonanserin の臨床試験成績. 臨床精神薬理 11：817-833, 2008
25) 村崎光邦：統合失調症に対する blonanserin の長期投与試験—神奈川県臨床精神薬理試験グループ多施設共同オープン試験. 臨床精神薬理 10：2241-2257, 2007
26) 木下利彦：統合失調症に対する blonanserin の長期投与試験—多施設共同オープン試験(全国区). 臨床精神薬理 11：135-153, 2008
27) 長田賢一, 宮本聖也, 丸田智子, ほか：統合失調症に対する blonanserin の長期投与試験—被験者の要請による長期投与試験の継続. 臨床精神薬理 12：2337-2351, 2009
28) American Psychiatric Association. Practice guideline for the treatment of patients with schizophrenia, 2nd ed. American Psychiatric Publishing Inc, Washington DC, 2004
29) 小島和晃, 宮本聖也, 荒井 淳, ほか：未服薬初発エピソード統合失調症患者に対する blonanserin の安全性の検討. 第20回日本臨床精神神経薬理学会, 2010

30) 天神朋美，宮本聖也，荒井 淳，ほか：未服薬初発エピソード統合失調症患者の認知機能および QOL に対する blonanserin の有効性．第 20 回日本臨床精神神経薬理学会，2010
31) 宮本聖也：Blonanserin の好適症例―長期投与，認知機能面から．臨床精神薬理 12：577-587, 2009
32) Minzenberg MJ, Poole JH, Benton C, et al：Association of anticholinergic load with impairment of complex attention and memory in schizophrenia. Am J Psychiatry 161：116-124, 2004
33) 三宅誕実，宮本聖也，竹内 愛，ほか：統合失調症患者の認知機能障害対する新規抗精神病薬 blonanserin の効果―Risperidone との無作為化二重盲検比較．臨床精神薬理 11：315-326, 2008
34) Ogino S, Miyamoto S, Tenjin T, et al：Effects of discontinuation of long-term biperiden use on cognitive function and quality of life in schizophrenia. Prog Neuropsychopharmacol Biol Psychiatry 35：78-83, 2011
35) 岡田 俊：ブロナンセリンへの切り替え方法．精神科 13：478-482, 2008
36) 宮本聖也，三宅誕実，荻野 信，ほか：ブロナンセリンの長期投与．精神科 13：472-477, 2008

● Further Reading
- 村崎光邦(編)：ブロナンセリンブック．星和書店，2008
「臨床精神薬理」誌上に掲載されたブロナンセリンの初期の全試験と，ブロナンセリン特集号に掲載された論文が収録されており，ブロナンセリンの基礎的・臨床的エビデンスを知るのに最適である．
- 村崎光邦(編)：ブロナンセリン 100 の報告―100 人の臨床家による DSA の臨床経験．星和書店，2009
104 例にわたるブロナンセリンの症例報告をまとめた書．初発急性期から再発・再燃，他剤からの切り替え，慢性期・維持期，アドヒアランスの改善や副作用回避など，ブロナンセリンの特徴が浮き彫りになっている内容である．

（天神朋美，宮本聖也）

第5章

統合失調症の病態仮説と将来の抗精神病薬開発の動向

　統合失調症の治療に薬物療法は不可欠であり，現在では多くの抗精神病薬が開発され臨床使用されている．しかしながら，これらの薬剤が奏効しない治療抵抗性患者が存在すること，統合失調症の中核症状と考えられる認知機能障害に対する効果は不十分であることも事実である．これは，統合失調症の病態がいまだ完全には解明されていないこととも関係する．統合失調症の病態仮説はこれまでに数多くのものが提出されている．神経伝達物質に関するものとしては，ドパミン仮説，グルタミン酸仮説，セロトニン仮説，GABA（γアミノ酪酸）仮説などがあり，脆弱性に関するものとして胎生期異常仮説，自己免疫仮説，ストレス逆耐性仮説，情報処理機構に関するものとして視床フィルター機能不全仮説，認知障害仮説，注意障害仮説などがある[1]．これらの多数の仮説の存在は，統合失調症の病態の多様さと研究者の努力を表すものであろう．

　現時点において，創薬と関係する病態仮説は，神経伝達物質に関するものが中心であり，創薬コンセプトは，神経伝達物質をコントロールすることに集中している．ここでは創薬と関係するドパミン仮説，グルタミン仮説について確認し，これと関連する創薬の状況について確認する．

統合失調症のドパミン仮説と新薬の開発

1 ドパミン仮説について

　統合失調症のドパミン仮説は，中脳辺縁系におけるドパミンの過剰伝達が病態生理であると考える仮説である．詳細は他章に譲るが，ドパミン仮説に基づく創薬という視点から若干記述する．1952年にクロルプロマジン（chlorpromazine）の統合失調症に対する有効性が発見され，1963年にCarlssonがドパミン遮断作用と抗精神病作用の関連を指摘し，統合失調症のドパミン仮説が生まれた．つまり，有効な薬剤の発見に基づいて病態仮説が提唱されたという順序である．その後，統合失調症と類似の幻覚妄想状態，ストレス脆弱性，易再燃性などを呈するアンフェタミンやメタンフェタミンなどの精神作用物質がドパミン放出促進作用をもつという事実も，ドパミン仮説を支持した．1976年，ドパミン受容体結合親和性と1日有効臨床用量が相関するこ

とが示され，1992年，ドパミン受容体サブタイプ研究の進展を受けて，ドパミン D_2 受容体との親和性だけが抗精神病作用と相関することが示されたが，クロザピン（clozapine）だけは例外とされた．1998年，D_2 受容体を75％占拠する濃度が抗精神病作用と相関することが示され，クロザピンも例外ではなくなった[2]．

　最近では，画像研究により，精神病症状を呈する統合失調症患者において，ドパミン伝達が過剰になっていることが示された[3]．さらに，これまで蓄積された統合失調症の知見から，組織レベルでのグリオーシスの欠如，錐体細胞の大きさ，樹状突起棘の密度の減少などの知見から生まれた神経発達障害仮説や，抑制性のGABA作動性ニューロンの活動低下，グルタミン酸シグナルの機能異常，ニコチン性アセチルコリン受容体の機能低下など，さまざまな仮説が提案されたが，これらも最終的にはドパミンの過剰な放出を引き起こす可能性があり，ドパミン仮説と矛盾しない．現在も，過剰なドパミン伝達を抑制もしくは安定化するというコンセプトでの統合失調症治療薬の創薬は，有用だと考えられる．これまでのところ，抗精神病薬の作用機序は，後シナプスのドパミン D_2 受容体を遮断することで過剰なドパミン伝達を抑制し，作用を発揮すると考えられているため，ドパミン D_2 受容体遮断が最も有力な抗精神病薬の創薬の概念であり続けている．しかし，近年，新規抗精神病薬やドパミンパーシャルアゴニストであるアリピプラゾール（aripiprazole）の開発に伴って，ドパミンの「放出」に対する作用の知見が蓄積され，ドパミンシステム安定化薬（dopamine system stabilizer）というドパミン仮説を踏襲し，かつ新しい創薬概念が浮上し，注目されている．

2 抗精神病薬の開発経緯

　1950年，フランスの製薬会社 Rhône-Poulenc 社（現 Sanofi-Aventis）によって最初の抗精神病薬であるクロルプロマジンが開発された．当初は，抗ヒスタミン剤として開発されたため，鎮静作用が強すぎ，抗ヒスタミン作用が少ないという評価であったが，その後，1952年に精神科医 Jean Delay と Pierre Deniker が，統合失調症に対する治療効果を初めて正しく評価し，精神病に対する薬物療法の時代が幕を開けた．同じ頃，Henri Laborit によりクロルプロマジンのドパミン受容体遮断効果が発見された．抗精神病作用のほかに，過鎮静，眠気，錐体外路症状，高プロラクチン血症による月経不順，女性化乳房，乳汁分泌，自律神経系症状，抗コリン作用による便秘，鼻づまり，口渇などの副作用が問題視され，当時から現代まで続く，副作用が少なく有効な抗精神病薬の開発が始まった．1958年，ベルギーの薬理学者ポール・ヤンセン Paul Janssen がハロペリドール（haloperidol）を開発した．ハロペリドールはフェノチアジン系と異なりブチロフェノン系の化学構造をもっており，やがてブロムペリドール（bromperidol）など，同系統の薬剤が多く開発された．このような経緯のなかで，1958年にクロザピンが開発されたが，臨床試験において高熱，流涎，ときに痙攣発作を起こすなどの副作用を呈しながらも，陽性症状への効果を維持しつつ，錐体外路

症状を起こさず、高プロラクチン血症を呈さないことが注目された。やがてクロザピンは、ドパミン D_2, D_1, D_4 遮断作用に加えて、セロトニン系では 5-HT_2 受容体の拮抗作用があることが判明した。ポール・ヤンセンは、ブチロフェノン系抗精神病薬であるピパンペロン (pipamperone) も、クロザピンと同様に、ドパミン受容体よりも強いセロトニン 5-HT_2 受容体拮抗作用をもち、かつ錐体外路症状を呈しにくいことに注目し、選択的なセロトニン 5-HT_2 受容体拮抗薬であるリタンセリン (ritanserin) を開発した。リタンセリンは、単剤では臨床効果は示さなかったが、従来の抗精神病薬と併用すると、錐体外路症状を軽減し、陰性症状を改善することがわかったため、ポール・ヤンセンは、ドパミン D_2 受容体遮断作用とセロトニン 5-HT_2 受容体遮断作用の両方をもつ抗精神病薬であるリスペリドン (risperidone) を 1984 年に合成した。リスペリドンが臨床試験で有効性が証明されたことを機に、各社のセロトニン・ドパミン拮抗薬 (serotonin-dopamine antagonist) の開発が始まり、現在まで至っている。

3 | 治療の限界と副作用

現在の抗精神病薬による治療の限界は、第1に、いずれの抗精神病薬にも反応しない治療抵抗性の統合失調症が存在することである。第2に、認知機能の改善を得られないことが挙げられる。統合失調症患者の社会生活を障害する要因は、情動障害や認知機能障害であることがわかってきたため、重要な治療標的であるが、新規抗精神病薬が、従来型抗精神病薬と比して情動機能や認知機能を改善するというエビデンスがあるものの[4]、社会復帰を治療の最終点に設定するなら、いまだ不十分である。これらは、後シナプスでのドパミン D_2 受容体の遮断という抗精神病薬による治療機序コンセプトの限界を示唆している。

副作用としては、新規抗精神病薬は、従来型抗精神病薬と同等の抗精神病作用を有し、さらに錐体外路症状や高プロラクチン血症が少ないが、体重増加、高脂血症、耐糖能異常などの代謝性の副作用が、新たな問題となっている。また、クロザピンは無顆粒球症という致死性の副作用を有している。ドパミン D_2 受容体のほか、セロトニン 5-HT 受容体、α_1 および α_2 受容体、ムスカリン M_1 受容体への親和性をもつことは、ドパミン放出に対する作用をもつことから新規抗精神病薬の「非定型性」を生むと考えられているが、逆にそのことが上記の副作用を生むという矛盾を含んでいる。

4 | ドパミン仮説に基づいた新たな創薬コンセプト

まず、すでに市販されている薬剤の投与経路を変えたものがある。近年、持効性注射剤や徐放製剤など、既存の薬剤の投与経路を変更し、血中への移行を緩徐にするというコンセプトの開発が行われている。このような薬剤は、服薬アドヒアランスが不良であるために再発を繰り返す場合などに有用であり、有効域でのドパミン D_2 受容体遮断を安定して得られるという生化学的な意義があり、内服治療より優れた治療効

果を生む可能性がある[5]．

　次に，ドパミン放出安定を期待したドパミン受容体遮断薬がある．新規抗精神病薬は，従来型抗精神病薬に比較して，認知機能や情動機能に優れた効果が示唆されている[6]．このような新規抗精神病薬の特徴は，セロトニン 5-HT_{1A}，5-HT_{2A}，5-HT_{2C} 受容体やムスカリン M_1 受容体への強い親和性による中前頭前皮質（m-PFC：medial prefrontal cortex）や，線条体，海馬などの辺縁系に対するドパミン放出促進作用を機序としていると考えられている[7]．ドパミン D_2 受容体のパーシャルアゴニストであるアリピプラゾールの成功により，ドパミンシステムの安定化というドパミン仮説を踏襲し，かつ新しい概念での創薬コンセプトが浮上し，注目されている．

　さらに，ドパミン受容体遮断薬以外にもドパミン放出を安定する薬剤が理論上考えられるが，このような意味では，すでに抗精神病薬との併用で使用されているベンゾジアゼピン系抗不安薬や，抗てんかん薬も当てはまるかもしれない[8]．そのほか，ドパミン神経上の受容体に作用しドパミン放出を調節することが予測される薬剤として，5-HT_{2C} 受容体のインバースアゴニストがあるが，まだ基礎研究の段階である[9]．

5 │ 2011 年までに承認・上市された新規抗精神病薬

　米国では 1988 年に，新規抗精神病薬のプロトタイプであるクロザピンが，治療抵抗性統合失調症に対して有効であることが実証され[10]，再認可されて以降，次々に新しい新規抗精神病薬が開発され承認された．非定型抗精神病薬とも称されるこの新規抗精神病薬は，Meltzer らが提唱する，「非定型性」に関わるドパミン D_2 受容体と 5-HT_2 受容体へ強い親和性をもち，これまでの従来型抗精神病薬と比して錐体外路症状や高プロラクチン血症が少なく忍容性が優れていたため，その後 10 年間で統合失調症の薬物治療に使用される薬剤が劇的に変化した．わが国でも，新規抗精神病薬は，1996 年のリスペリドンをはじめとして，2001 年にはクエチアピン（quetiapine），ペロスピロン（perospirone），オランザピン（olanzapine）が，2006 年にはアリピプラゾール（aripiprazole），2008 年にはブロナンセリン（blonanserine）が使用可能となった．また，2009 年には，厳密な血液モニタリングシステムのもとでのクロザピンが承認され，治療抵抗性統合失調症の治療に使用され，知見が蓄積されつつある．さらに，近年では，持効性注射剤や徐放製剤など，既存の薬剤の投与経路を変更し，血中への移行を緩徐にするというコンセプトの開発が行われている．2002 年から欧米で承認され，わが国でも 2009 年に承認されたリスペリドンの持効性注射剤は，リスペリドンをマイクロスフィアと呼ばれる生物学的ポリマーで包んだ製剤で，注射後約 3 週間後から水酸化され徐々に遊離される．また，米国で 2006 年，わが国では 2010 年 10 月に承認されたパリペリドン（paliperidone）は，リスペリドンの主要活性代謝物である 9-hydroxy-risperidone が OROS（osmotic controlled-released oral delivery system）というプッシュプルシステムを用いて徐放化されたものである．本剤は内服するとカプセル表面のコーティング層が溶け，内部に水分が浸透して充填剤が緩徐に膨

張し，薬剤成分をカプセル外に徐々に長時間にわたり放出する．このような薬剤は，服薬アドヒアランスが不良であるために再発を繰り返す場合などに有効であるという臨床的な意義と，有効域でのドパミン D_2 受容体遮断を安定して得られるという生化学的な意義があり，内服治療より優れた治療効果を生む可能性がある[5]．

6 申請・臨床試験（治験）中のドパミン関連の抗精神病薬

(1) 米国で承認・申請中の抗精神病薬

a イロペリドン iloperidone

Vanda 社が開発し，Novartis 社が米国，カナダで販売している．短時間作用の内服剤と，長時間作用型の注射剤がある．セロトニン 5-HT_{2A}，$α_1$，$α_{2C}$，ドパミン D_2，D_3 受容体に対して高い親和性をもち，セロトニン 5-HT_{1A}，5-HT_{2C}，ドパミン D_1，ヒスタミン H_1 受容体への親和性が低い．6週間の二重盲検試験が実施されており，4～24 mg/日のイロペリドンはプラセボより有効で，ハロペリドールやリスペリドンより錐体外路症状の発現が少なかった．しかし，リスペリドンと比較した効果が十分ではないため 2008 年 7 月にオランザピンとリスペリドンを用いた比較対照試験の追加実施と安全性の確認を求めて，FDA が一時承認申請を却下した経緯があったが，2009 年 5 月に承認された．わが国での導入計画は，2011 年 12 月現在のところない．

b ロキサピン loxapine

Alexza 社が開発している抗精神病薬である．投与経路が吸入製品となっている点が特徴的で，2011 年 7 月に FDA に対して再度承認申請する予定となっている．

(2) 本邦で承認申請中の抗精神病薬

a オランザピン速効型筋注射剤

新規抗精神病薬のなかでわが国では初めての速効型筋注射製剤である．激越あるいは精神運動興奮を呈し非経口的薬物療法を必要とする急性期統合失調症患者が適応となる．本剤は注射後 30 分以内で最高血中濃度に達し，速やかな鎮静効果を示すとされている．二重盲検比較試験では，ハロペリドールの筋注と同等の臨床効果を示す一方で，錐体外路症状は有意に少ない結果が報告されている[11]．本剤はすでに欧米ほか 70 か国以上で承認されている．

治験：新しい薬の効果や安全性を確認して国の承認を得ることを目的に実施される臨床試験．以下の4段階からなる．第Ⅰ相試験：健常成人を対象に，薬物動態や安全性について検討する．第Ⅱ相試験：少数例の患者を対象に，有効性・安全性・薬物動態などの検討を行う．第Ⅲ相試験：多数例の患者を対象に，有効性の検証や安全性の検討を行う．第Ⅳ相試験：市販後に，有害事象や副作用情報を収集する．

(3) 海外で臨床治験中(第Ⅲ相以降)の抗精神病薬

a ビフェプルノクス bifeprunox

アリピプラゾールに続く,ドパミン D_2 受容体作動薬かつドパミンシステム安定化薬として注目されていた新規抗精神病薬である.第Ⅲ相試験の長期(6 か月間)他施設無作為化二重盲検比較試験において,ビフェプルノクスはプラセボに対して有効性があったが,対照薬のリスペリドンに対して劣っており,さらに臨床試験中に死亡例が発生したため,2007 年 8 月に FDA は申請を却下し,2009 年 7 月に第Ⅲ相試験が中止された.

(4) 本邦で臨床治験中(第Ⅲ相以降)の抗精神病薬

a アセナピン asenapine

Organon(現 MSD)社が合成したミアンセリン mianserin に似た四環系構造のセロトニン・ドパミン遮断薬である.ドパミン D_1,D_2,D_3,D_4,セロトニン $5\text{-}HT_{1A}$,$5\text{-}HT_{1B}$,$5\text{-}HT_{2A}$,$5\text{-}HT_{2B}$,$5\text{-}HT_{2C}$,$5\text{-}HT_5$,$5\text{-}HT_6$,$5\text{-}HT_7$,α_1,α_{2A},α_{2C},ヒスタミン H_1 といった幅広い受容体への親和性が高く,ムスカリン M_1 受容体への親和性が低いという特徴をもつ.2009 年 8 月に FDA が承認している.

b ルラシドン lurasidone

旧住友製薬が開発したセロトニン・ドパミン拮抗薬.強力な D_2,$5\text{-}HT_{2A}$ 受容体遮断作用以外にも,$5\text{-}HT_{1A}$,$5\text{-}HT_7$,α_{2C} 受容体に高い結合親和性を示す.一方,α_1,H_1,$5\text{-}HT_{2C}$ 受容体に対する親和性は他の新規抗精神病薬に比較して弱く,M_1 受容体にはほとんど親和性を示さないため,体重増加,過鎮静,循環器系および抗コリン性の副作用が弱い可能性が示唆される.陰性症状と認知機能障害に対する改善効果が確認されている.米国では 2010 年 10 月に承認されている.

c ジプラシドン ziprasidone

Pfizer 社が開発したセロトニン・ドパミン拮抗薬である.これまでの新規抗精神病薬と比べて体重増加や代謝系の異常を生じにくいという特徴がある.海外ではすでに 85 か国で使用されている.

(5) その他

MP-214(ゲデオンリヒター社,D_3,D_2 受容体アンタゴニスト)はわが国で第Ⅱ相臨床治験中である.OPC-34712(大塚製薬の新しいドパミンパーシャルアゴニスト,DSS),MT-210(Index 社,$5\text{-}HT_{2A}$ 受容体アンタゴニスト,σ_2 受容体アンタゴニスト)などが,現在欧米で第Ⅱ相臨床治験中である.

表 5-1　グルタミン酸受容体の分類

イオンチャネル型	NMDA 受容体	NR1, NR2, NR3	
	AMPA 受容体	GluR1, GluR2, GluR3, GluR4	
代謝型	代謝型受容体	グループⅠ	mGlu1, mGlu5
		グループⅡ	mGlu2, mGlu3
		グループⅢ	mGlu4, mGlu6, mGlu7, mGlu8

統合失調症のグルタミン酸仮説と新薬の開発

1│神経伝達物質としてのグルタミン酸とグルタミン酸受容体

　グルタミン酸は脳内に豊富に存在する興奮性アミノ酸の1つで，グルタミン酸受容体に作用することにより脳内の興奮性神経伝達に深く関与し，ドパミンやセロトニンを含む神経伝達物質の制御にも関与している．

　グルタミン酸受容体はイオンチャネル型グルタミン酸受容体とG蛋白質共役型受容体である代謝型グルタミン酸（metabotropic glutamate：mGlu）受容体に分類される．

　イオンチャネル型グルタミン酸受容体はその薬理学的性質により NMDA（N-メチル-D-アスパラギン酸）型受容体（NR1～3）と AMPA（α-アミノ-3-ヒドロキシ-5-メチル-4-イソオキサゾールプロピオン酸）型受容体（GluR1～4）に分類される．いずれの受容体も陽イオン透過性チャネルであるが，AMPA受容体リガンド結合に対してミリ秒相当の速い応答を示し，速い神経伝達を担う．一方の NMDA 受容体は，静止膜電位状態においてはチャネルポア近傍にマグネシウムが結合し，その活性化を阻害している．このマグネシウムは膜の脱分極に伴い受容体より解離し，NMDA 受容体はイオンチャネル活性を示す．さらに，NMDA 受容体は AMPA 受容体と異なりカルシウム透過性も示し，シナプス修飾のスイッチの役割を担う．また，NMDA 受容体はグリシン結合部位を有し，NMDA 受容体複合体を形成している．

　mGlu 受容体は，8種類のサブタイプをもつことが知られているが，シグナル伝達および化合物に対する親和性の違いから3つのグループ，8つのサブタイプに分類される．その分類とは，グループⅠ（mGlu1，mGlu5），グループⅡ（mGlu2，mGlu3）およびグループⅢ（mGlu4，mGlu6，mGlu7，mGlu8）に分類される．グループⅠmGlu 受容体は Gq/G11 と共役し，ホスホリパーゼCを活性化する．一方，グループⅡおよびグループⅢ mGlu 受容体は Gi/Go と共役し，アデニレートシクラーゼ活性を抑制する．それぞれの受容体分類を表 5-1 に示す．

2│統合失調症のグルタミン酸仮説

　統合失調症のグルタミン酸仮説は次のような経緯から導出され，多くの研究者に支持されている[12-14]．

まず，1950年代に麻酔薬として開発されたフェンサイクリジン(phencyclidine：PCP)の投与を受けた患者の症状が観察された．PCPは初期の臨床試験において，小手術に対応できる程度の麻酔深度で，蝋屈症やアキネジアを含む，カタトニア様の状態，焦燥や幻覚，興奮，奇異な行動，妄想，思考の解体などを呈した．その後の検討において，健常成人に対して，非麻酔深度の用量(0.05～0.1 mg/kg，静注)で統合失調症にきわめて類似した急性精神病症状，すなわち奇異な姿勢，会話と思考の貧困を呈し[15-17]，神経心理学的試験においては，統合失調症に特徴的とされる注意，認知，抽象思考の障害を引き起こした[18]．さらに統合失調症患者にPCPを投与すると，思考障害は悪化し，敵意や頑固さが増悪した．安定期にある統合失調症患者においては，数日から数週間にわたって，身体イメージの障害，離人感，疎通不良，思考障害，感情表出障害などが引き起こされた[19]．その後，PCPの臨床作用は，PCP乱用者について詳しく検討がなされ，PCPは統合失調症にきわめて類似した症状，すなわち幻覚，妄想，思考内容の貧困，意欲，情動の障害，社会的な回避などを呈することが明らかとなった[20]．特に注目されたのは，PCPは統合失調症における陽性症状のみならず，陰性症状も引き起こすということであった[21]．

1983年になりPCPの薬理作用がグルタミン酸受容体の1つであるNMDA受容体に対する拮抗作用であることが見出され[22]，ほかのNMDA受容体拮抗薬の精神症状についても検討されるようになった．例えば，NewcomerらはPCP同様にNMDA拮抗作用をもつケタミンの精神症状の発現について，健常成人男性15名を対象として二重盲検比較試験を行った．それによると，血中濃度と相関して用量依存的に陰性症状評価尺度(Scale for the Assessment of Negative Symptoms：SANS)の総点数は増加していた[23]．

以上のような臨床的な観察からNMDA受容体の機能低下は統合失調症の陽性症状のみならず陰性症状とも関係しているという仮説が提唱されるようになった[13]．

3 │ PCPに関する行動薬理学的な研究

PCP精神病についての基礎的研究は，主にPCPを動物に投与し，その行動を評価する行動薬理学的手法により行われてきた．統合失調症のモデル動物における行動評価とは，陽性症状と関連する行動として，アンフェタミン誘発性による諸運動亢進，常同行動，陰性症状と関連する行動としては強制水泳試験，社会回避行動などが知られている[12]．

例えば，陰性症状の評価である社会反応行動の指標として，個別飼育したマウス同士を引き合わせた場合の行動と，グループ飼育されたマウスを個別飼育されたマウスと引き合わせた場合の行動比較がある．個別飼育されたマウスは引き合わされるとお互いを警戒しあったのちに，探索行動や攻撃行動を始める．このとき陰性症状に効果がある抗精神病薬であるクロザピンを投与しておくと，マウス同士の示す警戒反応時間は有意に低下し，速やかに探索行動や攻撃的行動に移行する[24]．このような行動観

察により陰性症状のモデルが考案され，薬剤の効果が検証されてきた．

最近では，薬理学的操作ではなく，遺伝子操作により受容体を特異的に障害したモデルマウスを作成し，機能解析が行われている．NMDA 受容体 NR1 サブユニットの発現を遺伝子操作により野生型の 5〜10％に抑制した NMDA-NR1 ノックダウンマウスの行動学的研究も行われている[25]．このノックダウンマウスにおいては，統合失調症モデルと考えられる PPI 障害，アンフェタミン誘発性行動異常のほか，マウス同士で探索行動をとろうとせず，物理的な距離をとって過ごすといった社会反応回避行動もみせていた[26-29]．

これらの行動薬理学的観察と遺伝子操作による行動観察から，NMDA 受容体機能低下は統合失調症の陽性症状と陰性症状の両者と関連すると考えられている．

4 | グルタミン酸仮説に基づいた治療薬の開発

以上のような経緯から統合失調症にはグルタミン酸神経伝達，特に NMDA 受容体機能低下が関与していると考えられ，グルタミン酸神経伝達あるいは NMDA 受容体機能を亢進させることで統合失調症を治療しようという試みがなされている．

ところで，NMDA 受容体は統合失調症のみならず，てんかん，アルツハイマー病，神経変性性疾患，虚血性神経細胞死，疼痛性疾患などあらゆる神経疾患との関連が指摘されている受容体である．さらに，これら病態との関連は NDMA 受容体の過剰興奮で生じるとされるものもあり，単純な NMDA 受容体機能亢進は生体にとって有利な方向には働かない．したがって，グルタミン酸に関与する薬剤で統合失調症を治療する際には，"適度な"グルタミン酸刺激を行う必要がある．

(1) NMDA 受容体グリシン結合部位作動薬

NMDA 受容体の直接作動薬は神経毒性を生じるため，治療薬として用いることはできない．他方，グリシン(glycine)とその類似化合物である D-セリン(D-serine)，D-サイクロセリン(D-cycloserine)は NMDA 受容体複合体のグリシン結合部位に結合し，NMDA 受容体をアロステリックに活性化する[23]ため，"適度な"NMDA 受容体刺激を行える可能性がある．

統合失調症患者に対して，グリシンあるいは D-セリンを用いて治療する試みは比較的古くから行われてきた．グリシンを抗精神病薬と併用して投与したオープン試験によると，Clinical Global Impression Scale (CGI) の点数がわずかに改善した[30]．また，大量(最高約 0.8 mg/kg/日)のグリシンを用いた二重盲検比較試験では，陰性症状が有意にかつ経時的に改善し[31]，抗精神病薬による治療で症状が安定している患者群に，D-セリン(30 mg/日)を 6 週間経口投与したプラセボ対照二重盲検比較試験では，陽性症状，陰性症状，認知障害に有意な改善が認められた．相関分析によると，治療 2〜4 週間の症状改善と D-セリン濃度の上昇は有意に相関していた[32]．その後多数行われたグリシンと D-セリンの統合失調症への付加療法のうち，プラセボ対照二重盲

検比較試験を集積したメタ解析によると，グリシンとD-セリンは陰性症状に有効で，効果の程度は中等度，陽性症状や認知機能障害には有意な効果がないとされた[33]．現在もグリシン，D-セリンを用いた統合失調症治療の試みは続けられているが，グリシンの有効性を確認するには1日30〜60gという大量の投与が必要であること，陽性症状への効果は不十分であることなどが課題となっている．

(2) グリシントランスポーター阻害薬

上記のような背景をふまえて，NMDA受容体機能を活性化させる手段として，グリシン作動薬よりもグリシントランスポーター阻害薬がより安全に脳内グリシン伝達を亢進させるのに効果的であるとして，グリシントランスポーター阻害薬が注目されている．NMDA受容体に作用する細胞外グリシン濃度は，グリア細胞に存在するグリシントランスポーターによって調節される．グリシントランスポーター阻害薬は細胞外グリシン濃度を上昇させ，NMDA受容体を活性化させると考えられるためである．事実，グリシントランスポーター阻害薬のsarcosineは，抗精神病薬に追加投与することにより統合失調症の治療効果を増強した[34]．また，Tsaiら[35]は天然アミノ酸であるN-methylglycine (samosine)を用いたプラセボ対照二重盲検の臨床試験を報告している．これは，リスペリドン中心の既存の抗精神病薬への付加療法として行われ陽性症状，陰性症状のみならず，認知機能の改善が認められた．

その後，多くの新しいグリシントランスポーター阻害薬が合成され，臨床試験が行われている．わが国では，Roche-中外製薬のRO4917838が臨床試験中である．これは新規抗精神病薬へのadd-onによる方式で，統合失調症の認知機能障害改善を目指したもので，その成績に期待がかかっている．

(3) 代謝型グルタミン酸受容体作動薬

非イオンチャネル型の代謝型グルタミン酸受容体もグルタミン酸仮説に則った統合失調症治療薬の創薬ターゲットとなっている．

mGlu2/3受容体作動薬の抗精神病作用は，MoghaddamとAdams[36]によるLY354740の動物試験でのPCP誘発運動亢進および常同行動抑制の報告に始まる．PCP誘発運動亢進に対する抑制作用は，他のmGlu2/3受容体作動薬であるLY404039，LY379268，MGS0008，MGSOO28などでも認められ[37-39]，一部はアンフェタミン誘発運動亢進，条件付回避行動も抑制したことから，mGlu2/3受容体作動薬は統合失調症の陽性症状に対して有効であることが推測されている．さらに，LY354740がT字迷路試験において，PCPによる認知機能障害を有意に改善したことが報告されており[36]，mGlu2/3受容体作動薬は認知機能障害に対しても改善作用を持つことが推測されている．これらの抗精神病作用と考える薬理作用は，mGlu2受容体欠損マウスでは認められなかったことなどから主にmGlu2受容体を介すると推測されている[39]．

Eli Lilly社は，LY404039のプロドラッグであるLY2140023を合成し，オランザピ

ンとプラセボを対照とした3群比較試験を報告した[40]．LY2140023投与群およびオランザピン投与群はいずれも陽性・陰性症状評価尺度（Positive and Negative Syndrome Scale：PANSS）合計スコアおよびClinical Global Impression-Severity of illness（CGI-S）スコアにおいて，プラセボ投与群と比較して有意な改善作用を示した．PANSS陽性尺度およびPANSS陰性尺度においても同様の改善効果が認められた．さらに，オランザピンと同様にLY2140023は投与1週間後より有意な改善作用を示し，その効果は4週間持続した．一方，LY2140023は，血中プロラクチンレベルには影響せず，4週間後にオランザピンが有意な体重増加を示したのに対して，逆に減少させる傾向を示した．また，錐体外路症状悪化も投与期間中認められなかった．以上の結果から，mGlu2/3受容体作動薬は，統合失調症の陽性症状および陰性症状に有効であり，既存の抗精神病薬のもつ副作用を回避した新しい治療法となる可能性が示唆された．しかしながら，大規模な後期第Ⅱ相試験では，プラセボへの反応率が高く，LY2140023もオランザピンもプラセボとの間に有意差が出せないとされて，次なる対策を講じる必要性に迫られている．一方，わが国でも大正製薬によってmGlu2/3受容体作動薬MGS0028の研究が進められている[41]．

(4) mGlu5受容体ポテンシエーター

mGlu5受容体作動薬の2-chloro-5-hydroxy-phenylglycine（CHPG）はケタミンketamineによる運動亢進やPPI障害を改善する[42]ことから，mGlu5受容体作動薬は抗精神病薬の候補となりうることが期待されている．しかしながら，mGlu5受容体の直接的な作動薬は，受容体過剰刺激による細胞障害および受容体脱感作の懸念があるため，アロステリック部位に作用しグルタミン酸の作用を増強するポテンシエーターのが新規薬剤候補として検討されている．

Merck社は選択的mGlu5受容体ポテンシエーターである3-cyano-N-(1,3-diphenyl-1H-pyrazol-5-yl) benzamide（CDPPB）および3,3'-difluorobenzaldazine（DFB）を創出し，モデル動物での作用を報告している．これらによると，mGlu5受容体ポテンシエーターはアンフェタミンによる運動亢進，PPI障害，ケタミンやMK801による認知機能障害を改善した[43]．

5 統合失調症のグルタミン酸仮説の神経機構と想定される薬剤の作用機序

現時点において，グルタミン酸仮説に基づく神経機構の理解は以下のとおりである（図5-1）．

NMDA性グルタミン酸受容体機能が低下すると，インターニューロンを介してのGABAの抑制系機能が低下する．GABA性の抑制機能の低下により，錐体細胞からのグルタミン酸放出が脱抑制を生じ，放出増大する[44,45]．このようなグルタミン酸遊離促進は，PCPやケタミンの末梢投与により前頭皮質で生じることがわかっている．

次に，前頭皮質においてGABA神経細胞はNMDA受容体を発現しており，皮質，

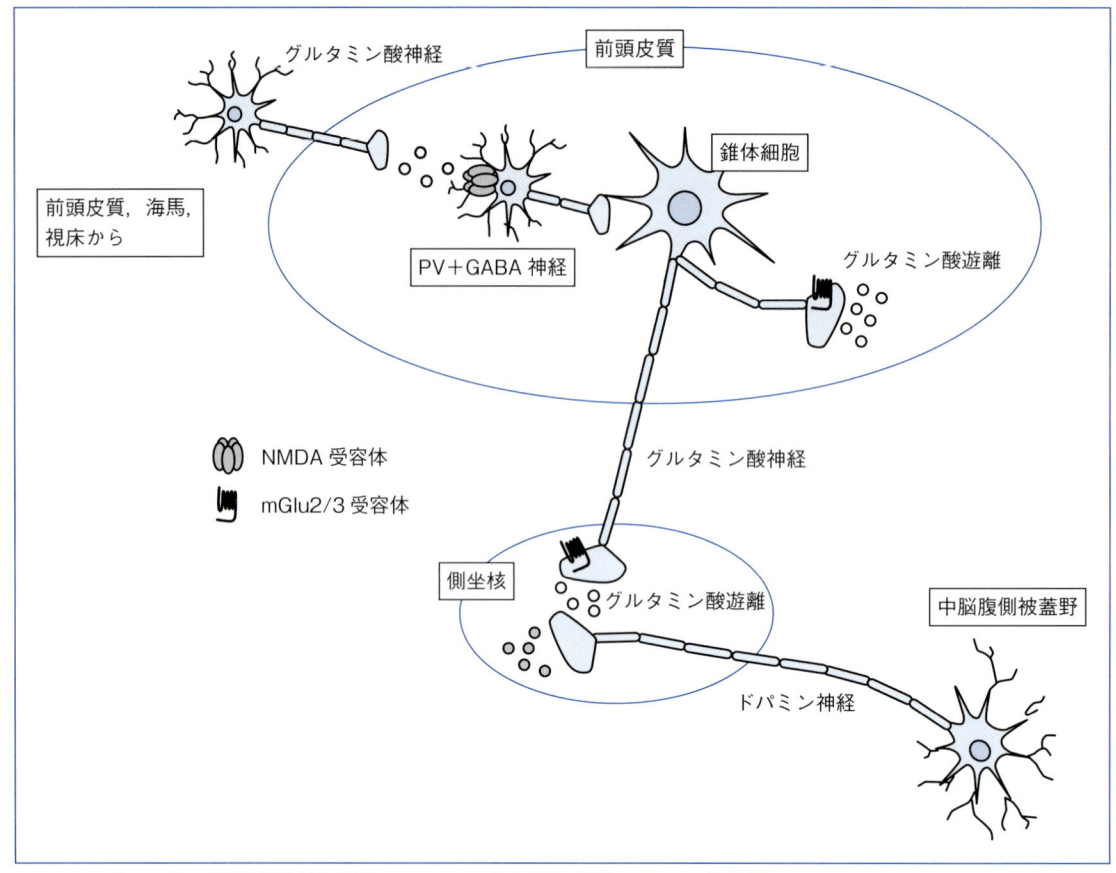

図 5-1 グルタミン酸神経機能異常と mGlu2/3 受容体作動薬による調節機構
NMDA 受容体機能低下により，PV＋GABA 神経機能が低下し，錐体細胞の脱抑制が起こる．そのため，錐体細胞は過剰興奮し，前頭皮質においてグルタミン酸の過剰遊離が生じる．さらに，前頭皮質から側坐核に投射しているグルタミン酸神経の過剰興奮により，側坐核においてグルタミン酸遊離が亢進し，その結果，ドパミン遊離を促進する．mGlu2/3 受容体は前頭皮質および側坐核において，グルタミン酸神経終末に自己受容体として存在し，mGlu2/3 受容体刺激はグルタミン酸の過剰遊離を抑制する．
（茶木茂之，奥山 茂：新規抗精神病薬の可能性—代謝型グルタミン酸受容体作動薬．臨床精神薬理 11：1999-2009，2008 より）

海馬および視床からのグルタミン酸神経入力による活性調節を強く受けている．したがって，NMDA 受容体機能低下による GABA 神経細胞の脱抑制によりグルタミン酸神経が過亢進され，その結果，グルタミン酸の過剰遊離が起こる．

前頭皮質における，グルタミン酸の放出増大は，グルタミン酸系が担う興奮性神経系の過剰興奮をきたす．過剰興奮した神経系は，カルシウムイオンの過剰な流入により，神経細胞死を含む神経ネットワークの破綻を引き起こし，統合失調症の発症と進展を促す．

ここで，NMDA 受容体機能を調整する（適度に亢進させる）と GABA 機能の低下を生じない．また，mGlu2/3R 作動薬が作用すると，グルタミン酸の過剰な放出増大が抑えられ，統合失調症の進展が抑制され，抗精神病作用が発揮される[36,44-46]．

グルタミン酸神経系は前頭皮質，海馬および扁桃体などから側坐核に投射しており，統合失調症の陽性症状と関係すると考えられるドパミン神経系の過活動を調節してい

ると考えられている．側坐核に入力しているグルタミン酸神経終末に存在するmGlu2/3受容体が刺激を受けるとグルタミン酸遊離は抑制され，グルタミン酸によって調節を受ける側坐核ドパミンの過活動が抑制される．

さらに，前頭皮質において，セロトニン受容体とmGlu2/3受容体の発現は一部重複し，機能的に連携している．mGlu2/3受容体刺激は，セロトニンとの相互作用により，セロトニン受容体の幻覚誘発性のシグナルを選択的に抑制することが示唆され，この経路もmGlu2/3受容体作動薬の抗精神病作用の機序の1つであると考えられる．

以上，mGlu2/3受容体作動薬の作用機序をまとめると，①グルタミン酸遊離抑制作用，②ドパミン遊離抑制作用，③セロトニン5-HT_{2A}受容体との相互作用により統合失調症を抑制すると考えられる[43]．

今後の新規抗精神病薬開発における課題

今後の新規抗精神病薬開発において課題となりうる事項について考察する．

1 | アドヒアランスに対しての問題

アドヒアランスは統合失調症の治療において，大きな問題の1つである．アドヒアランスを阻害する要因としては，年齢，性別，若年発症，患者医療者関係，病識，家族の支援，薬剤の忍容性，投与経路などが挙げられている．これらのうち特に薬剤の副作用と投与経路は薬剤側の要因として変化させられるものである．したがって，これらを改善するための薬剤は開発の余地がある．

実際，リスペリドン持効性注射薬はリスペリドン経口薬に比較して，投与経路を改良することにより，忍容性を改善し，アドヒアランスを改善し，再発率を下げている[47]．

同様の観点から，パリペリドン，アリピプラゾール，オランザピンなどの既存の抗精神病薬についても，持効性注射剤の開発が進められている．

2 | 副作用に関する問題

新規抗精神病薬が統合失調症治療の中心となるにつれて，副作用に対する認識も変化している．

渡邊ら[48]の総説によると，PubMedにおいて抗精神病薬の副作用に関する論文数は，新規抗精神病薬の普及とともに増加しており，副作用に関しての関心の高まりを反映しているものと思われる．また，副作用の内容としては，以前は錐体外路症状（extrapyramidal symptoms：EPS）に関するものが中心であったが，最近は高プロラクチン血症，糖尿病，体重増加に関するものが増加しているという．抗精神病薬の副作用はEPSに注目が集まっていたが，新規抗精神病の特徴である，EPSが少ないことが明

らかとなった現在では，EPS以外の副作用に注目が集まっているという変化がみられる．現在の新規抗精神病薬について，EPS以外の副作用，特に代謝系の副作用に関していえば，新規薬のすべてで代謝系への悪影響があるわけではなく，また，従来薬のすべてで代謝系への影響がないわけでもない．次に克服すべき副作用として，代謝系への影響は考慮されなくてはならないだろう．

今後，グルタミン酸仮説など従来仮説によらない新規抗精神病薬が開発されてくると，これまでに想定されなかった副作用が注目を集める可能性はある．

3 認知機能障害を治療目標とした創薬

薬物療法を中心とした治療技術の進歩により，統合失調症の治療目標は，症状改善から認知機能障害の改善と社会機能の改善に移行している[49]．

認知とは幅広い意味でとらえると，感覚受容から運動出力するまでの情報処理の過程全般を含む．統合失調症の認知機能障害としては，事実に対する認知，社会に対する認知，自己に対する認知の三側面についての障害が問題となる．これらが重要であるのは，認知機能障害が，陽性症状や陰性症状以上に，社会適応と強く関係し[50]，リハビリテーションや社会復帰と関連すること明らかとなり[51,52]，社会機能，労働能力，自立生活のいずれにも関係し，患者の自立や就労といった社会的回復に大きく影響するためである．認知機能障害の評価は，主として，事実に関する認知，つまり情報処理過程における，注意，作業記憶，作業速度，言語学習，視覚学習，問題解決力，社会認知などの認知過程の障害が心理検査的手法により評価される[53-59]．いくつかのレビューやメタ解析によれば，新規抗精神病薬と適正用量の従来型抗精神病薬は認知機能の改善作用を有し，新規抗精神病薬は総じて従来薬より認知機能改善効果がわずかながら大きいことが示されている[60-62]．しかしながら，抗精神病薬による認知機能の改善作用は，統合失調症という疾患による重篤度に比べれば，その効果は限定的であるといわざるを得ず[63]，現時点において，統合失調症の認知機能障害を十分に改善する薬剤は存在しない．

米国NIMHは統合失調症の認知機能障害の改善をこれからの重点治療目標として，認知機能を改善するプロジェクト（Measurement and Treatment Research to Improve Cognition in Schizophrenia：MATRICS[55,57]）を進めている．内容としては，リハビリテーション技法の開発[56,58]や，認知機能を改善する薬剤開発プロジェクト（Treatment Units for Research on Neurocognition and schizophrenia：TURNS）が進行中である．このプロジェクトの一環として，認知機能障害の評価尺度MCCB（MATRICS Consensus Cognitive Battery）が開発されており，わが国においても標準化作業が進められている．

今後の考え方としては，認知機能障害を治療する薬剤を開発する場合には，PANSSなどの症状評価尺度には何ら効果を示さない薬剤であっても，MCCBの認知機能評価が改善するものであれば，統合失調症治療薬として認められる可能性がある．

(1) 認知機能障害をターゲットとした薬剤開発

認知機能改善を目指した薬剤はさまざまなものが開発中であるが，以下にそのいくつかについて概説する．

a ニコチン性アセチルコリン受容体作動薬

統合失調症の死後脳でニコチン性アセチルコリン受容体が減少しており，統合失調症の認知機能障害と相関するとの[64]報告がある．脳内のニコチン受容体は報酬や依存と関係する $\alpha_4\beta_2$ 受容体と認知障害と関係する α_7 受容体の2つのサブタイプが存在する[65]．

現在，ニコチン α_7 受容体作動薬，$\alpha_4\beta_2$ 受容体作動薬がアルツハイマー病の記憶障害の治療薬として開発中であるが，統合失調症の認知機能障害改善薬としても期待されている．

b シグマ受容体作動薬

シグマ受容体は中枢神経系に広く存在し，セロトニン神経系やノルアドレナリン神経系など，さまざまな神経伝達系を制御している．シグマ1受容体は，ハロペリドールなどの抗精神病薬とイミプラミンやフルボキサミンなどの抗うつ薬に結合能をもち，認知機能障害とも関連する[66]．現在，シグマ1受容体作動薬は抗うつ薬として開発中が進められている[67]．

c ヒスタミン受容体拮抗薬

ヒスタミン受容体は H_1~H_4 の4種のサブユニットがある．このうち H_3 受容体は自己受容体として神経伝達物質の放出を調整している．H_3 受容体拮抗薬アンタゴニストのGSK189254は動物実験において，認知機能障害を改善し，ヒトにおいてスコポラミンで誘発された作業記憶課題の障害を改善した[68]ことから認知機能障害改善薬として期待されている．

d セロトニン受容体阻害薬

セロトニン受容体は不安や抑うつとの関連で注目されてきた受容体であるが，認知機能との関連も注目されている．セロトニン5-HT_6 受容体拮抗薬は動物実験において，前頭前野のアセチルコリン，グルタミン酸，ノルアドレナリン，ドパミン，さらに，海馬のグルタミン酸の細胞外濃度を増加させる．このような作用機序により，認知機能の改善が得られると考えられている[69]．

e ニューロペプチド

ニューロペプチドとは神経細胞内に存在し，生理活性を示す物質の総称である．ペプチドとは水溶性のアミノ酸複合体で，脂溶性のステロイドとは異なり核受容体に結合して作用を示す．膨大な数のニューロペプチドの存在が知られているが，統合失調症と関連するものとしては，脳内のドパミン系と関連するものが，統合失調症のドパミン仮説と連動して創薬研究の対象となっている．ドパミン系に関連するニューロペプチドとして，コレシストキニン(cholecystokinin：CCK)，タキキニン(tachykinin)，ニューロテンシン(neurotensin)，ニューロペプチドY(neuropeptideY)，オピオイドペプチド(opioid-peptide)，ソマトスタチン(somatostatin)，などの存在が知られて

いる[70]．

1) コレシストキニン関連物質

CCK は消化管ペプチドホルモンの一種であるが，脳内にも広く存在しており，ドパミン，セロトニン，内因性オピオイド，GABA，興奮性アミノ酸などの神経伝達物質の調節に関与している[71,72]．CCK には不安惹起作用があり，CCK のモデル動物への脳室内投与あるいは扁桃体投与で不安行動を惹起，増悪させる．人においても CCK のアゴニストを静脈投与すると，パニック発作に近い症状が誘発される．この誘発は健常人でもパニック障害患者でも生じうる[72,73]．これらの観察から CCK 受容体の拮抗薬は抗不安薬の候補物質と期待されている．

2) タキキニン (tachykinin)

タキキン属ペプチドにはサブスタンス P (substanseP)，ニューロキニン (neurokinin：NK)-A，NK-B があり，NK 受容体は NK1～3 の受容体に分類されている．NK-A は不安惹起作用，NK-B は抗不安作用を示し，サブスタンス P は投与される量や部位によって抗不安作用と不安惹起作用の両者を示す．

NK1 受容体拮抗薬 L-760735 は動物実験において社会相互作用 (social interaction) 試験で測定される抗不安作用を示す[74,75]．ヒトにおいてはうつ病に対する NK1 受容体拮抗薬 MK869 の臨床試験が行われハミルトン分評価尺度における不安の改善効果が認められ[76]，統合失調症を対象とした小規模な臨床試験では抗精神病作用を有することが示されている[77]．

ドパミン仮説の経緯とそれらに基づいた抗精神病薬の開発について概説した．依然として，統合失調症の病態生理が不明であること，中核症状と考えられる認知機能障害やストレス脆弱性を示唆する易再燃性などに十分な有効性をもった薬剤は創出されていないことが，最大の課題である．今後，死後脳，遺伝子解析，遺伝子改変マウスによる，もしくはほかの統合失調症モデル動物を用いた病態生理の解明が求められる．遺伝子解析の結果から，統合失調症に共通してみられる変異はほとんどなく，発症には複数の遺伝子が関与していると考えられる．また，統合失調症は種々の疾患からなる症候群と考えられていることを踏まえても，理論上すべての患者に有効な薬剤開発は難しい．ドパミン仮説が統合失調症の病態生理に共通の最終段階 (final common pathway) であると考えれば，ドパミン系を調整する薬剤は多くの統合失調症患者に共通して有効性が高い可能性がある．他方，ドパミン仮説による治療の限界を見据えると，グルタミン酸仮説など新たな仮説による創薬が期待される．治療標的としては認知機能障害を上げることができる．今後，さらに病態生理が解明され，新たな統合失調症治療薬コンセプトの創出が期待される．

● 文献
1) 石郷岡 純 (編)：精神疾患 100 の仮説．星和書店，2004
2) Peroutka SJ, Synder SH：Relationship of neuroleptic drug effects at brain dopamine, serotonin,

alpha-adrenergic, and histamine receptors to clinical potency. Am J Psychiatry 137：1518-1522, 1980
3) Howes OD, Kapur S：The dopamine hypothesis of schizophrenia：version Ⅲ-the final common pathway. Schizophr Bull 35：549-562, 2009
4) Krakowski MI, Czobor P, Nolan KA：Atypical antipsychotics, neurocognitive deficits, and aggression in schizophrenic patients. J Clin Psychopharmacol 28：485-493, 2008
5) Ereshefsky L, Mannaert E：Pharmacokinetic profile and clinical efficacy of long-acting risperidone：potential benefits of combining an atypical antipsychotic and a new delivery system. Drugs R D 6：129-137, 2005
6) Krakowski MI, Czobor P, Citrome L, et al：Atypical antipsychotic agents in the treatment of violent patients with schizophrenia and schizoaffective disorder. Arch Gen Psychiatry 63：622-629, 2006
7) Li Z, Prus AJ, Dai J, et al：Differential effects of M1 and 5-hydroxytryptamine1A receptors on atypical antipsychotic drug-induced dopamine efflux in the medial prefrontal cortex. J Pharmacol Exp Ther 330：948-955, 2009
8) Suzuki T, Uchida H, Takeuchi H, et al：Augmentation of atypical antipsychotics with valproic acid. An open-label study for most difficult patients with schizophrenia. Hum Psychopharmacol 24：628-638, 2009
9) Navailles S, De Deurwaerdere P, Spampinato U：Clozapine and haloperidol differentially alter the constitutive activity of central serotonin2C receptors in vivo. Biol Psychiatry 59：568-575, 2006
10) Kane J, Honigfeld G, Singer J, et al：Clozapine for the treatment-resistant schizophrenic. A double-blind comparison with chlorpromazine. Arch Gen Psychiatry 45：789-796, 1988
11) Breier A, Meehan K, Birkett M, et al：A double-blind, placebo-controlled dose-response comparison of intramuscular olanzapine and haloperidol in the treatment of acute agitation in schizophrenia. Arch Gen Psychiatry 59：441-448, 2002
12) Duncan GE, Sheitman BB, Lieberman JA：An integrated view of pathophysiological models of schizophrenia. Brain Res Brain Res Rev 29(2-3)：250-264, 1999
13) Olney JW, Newcomer JW, Farber NB：NMDA receptor hypofunction model of schizophrenia. J Psychiatr Res 33：523-533, 1999
14) 鈴木映二, 稲田 健：陰性症状の神経化学 精神科レビューNo37 精神分裂病の陰性症状. ライフ・サイエンス, 2002
15) Bakker CB, Amini FB：Observations on the psychotomimetic effects of Sernyl. Compr Psychiatry 2：269-280, 1961
16) Maas JW, Hattox SE, Greene NM, et al：Estimates of dopamine and serotonin synthesis by the awake human brain. J Neurochem 34：1547-1549, 1980
17) Ban TA, Lohrenz JJ, Lehmann HE：Observations on the action of Sernyl-a new psychotropic drug. Can Psychiatr Assoc J 6：150-157, 1961
18) 融 道男, 小見山 実, 大久保 善朗, ほか(翻訳)：ICD-10 精神および行動の障害—臨床記述と診断ガイドライン. 医学書院, 2005
19) Cohen BD, Rosenbaum G, Luby ED, et al：Comparison of phencyclidine hydrochloride (Sernyl) with other drugs. Simulation of schizophrenic performance with phencyclidine hydrochloride (Sernyl), lysergic acid diethylamide (LSD-25), and amobarbital (Amytal) sodium；Ⅱ. Symbolic and sequential thinking. Arch Gen Psychiatry 6：395-401, 1962
20) Kennedy SH, Evans KR, Kruger S, et al：Changes in regional brain glucose metabolism measured with positron emission tomography after paroxetine treatment of major depression. Am J Psychiatry 158：899-905, 2001
21) Yesavage JA, Freman AM：Acute phencyclidine (PCP) intoxication：psychopathology and prognosis. J Clin Psychiatry 39：664-666, 1978
22) Anis NA, Berry SC, Burton NR, et al：The dissociative anaesthetics, ketamine and phencyclidine, selectively reduce excitation of central mammalian neurones by N-methyl-aspartate. Br J Pharmacol 79：565-575, 1983
23) Newcomer JW, Farber NB, Jevtovic Todorovic V, et al：Ketamine-induced NMDA receptor hypofunction as a model of memory impairment and psychosis. Neuropsychopharmacology

20 : 106-118, 1999
24) Dixon AK, Huber C, Lowe DA : Clozapine promotes approach-oriented behavior in male mice. J Clin Psychiatry 55(Suppl B) : 4-7, 1994
25) Cadenhead KS, Carasso BS, Swerdlow NR, et al : Prepulse inhibition and habituation of the startle response are stable neurobiological measures in a normal male population. Biol Psychiatry 45 : 360-364, 1999
26) Duncan GE, Leipzig JN, Mailman RB, et al : Differential effects of clozapine and haloperidol on ketamine-induced brain metabolic activation. Brain Res 812 : 65-75, 1998
27) Duncan GE, Moy SS, Lieberman JA, et al : Typical and atypical antipsychotic drug effects on locomotor hyperactivity and deficits in sensorimotor gating in a genetic model of NMDA receptor hypofunction. Pharmacol Biochem Behav 85 : 481-491, 2006
28) Mohn AR, Gainetdinov RR, Caron MG, et al : Mice with reduced NMDA receptor expression display behaviors related to schizophrenia. Cell 98 : 427-36, 1999
29) Duncan GE, Moy SS, Perez A, et al : Deficits in sensorimotor gating and tests of social behavior in a genetic model of reduced NMDA receptor function. Behav Brain Res 153 : 507-519, 2004
30) Costa J, Khaled E, Sramek J, et al : An open trial of glycine as an adjunct to neuroleptics in chronic treatment-refractory schizophrenics. J Clin Psychopharmacol 10 : 71-72, 1990
31) Javitt DC, Zylberman I, Zukin SR, et al : Amelioration of negative symptoms in schizophrenia by glycine. Am J Psychiatry 151 : 1234-1236, 1994
32) Tsai G, Yang P, Chung LC, et al : D-serine added to antipsychotics for the treatment of schizophrenia. Biol Psychiatry 44 : 1081-1089, 1998
33) Tuominen HJ, Tiihonen J, Wahlbeck K : Glutamatergic drugs for schizophrenia : a systematic review and meta-analysis. Schizophr Res 72 : 225-234, 2005
34) Lane HY, Chang YC, Liu YC, et al : Sarcosine or D-serine add-on treatment for acute exacerbation of schizophrenia : a randomized, double-blind, placebo-controlled study. Arch Gen Psychiatry 62 : 1196-1204, 2005
35) Tsai G, Lane HY, Yang P, et al : Glycine transporter I inhibitor, N-methylglycine (sarcosine), added to antipsychotics for the treatment of schizophrenia. Biol Psychiatry 55 : 452-456, 2004
36) Moghaddam B, Adams BW : Reversal of phencyclidine effects by a group II metabotropic glutamate receptor agonist in rats. Science 281 : 1349-1352, 1998
37) Amitai N, Markou A : Effects of metabotropic glutamate receptor 2/3 agonism and antagonism on schizophrenia-like cognitive deficits induced by phencyclidine in rats. Eur J Pharmacol 639 : 67-80, 2010
38) Rorick Kehn LM, Johnson BG, Knitowski KM, et al : In vivo pharmacological characterization of the structurally novel, potent, selective mGlu2/3 receptor agonist LY404039 in animal models of psychiatric disorders. Psychopharmacology (Berl) 193 : 121-136, 2007
39) Takamori K, Hirota S, Chaki S, et al : Antipsychotic action of selective group II metabotropic glutamate receptor agonist MGS0008 and MGS0028 on conditioned avoidance responses in the rat. Life Sci 73 : 1721-1728, 2003
40) Patil ST, Zhang L, Martenyi F, et al : Activation of mGlu2/3 receptors as a new approach to treat schizophrenia : a randomized Phase 2 clinical trial. Nat Med 13 : 1102-1107, 2007
41) Chaki S, Yoshikawa R, Okuyama S : Group II metabotropic glutamate receptor-mediated regulation of dopamine release from slices of rat nucleus accumbens. Neurosci Lett 404 : 182-186, 2006
42) Kinney GG, Burno M, Campbell UC, et al : Metabotropic glutamate subtype 5 receptors modulate locomotor activity and sensorimotor gating in rodents. J Pharmacol Exp Ther 306 : 116-123, 2003
43) Kinney GG, O'Brien JA, Lemaire W, et al : A novel selective positive allosteric modulator of metabotropic glutamate receptor subtype 5 has *in vivo* activity and antipsychotic-like effects in rat behavioral models. J Pharmacol Exp Ther 313 : 199-206, 2005
44) Krystal JH, D'Souza DC, Mathalon D, et al : NMDA receptor antagonist effects, cortical glutamatergic function, and schizophrenia : toward a paradigm shift in medication development. Psychopharmacology (Berl) 169 : 215-233, 2003
45) 茶木茂之, 奥山 茂：新規抗精神病薬の可能性—代謝型グルタミン酸受容体作動薬. 臨床精神薬理

11:1999-2009, 2008
46) Lewis DA, Gonzalez Burgos G: Pathophysiologically based treatment interventions in schizophrenia. Nat Med 12:1016-1022, 2006
47) Lasser RA, Bossie CA, Gharabawi GM, et al: Remission in schizophrenia: Results from a 1-year study of long-acting risperidone injection. Schizophr Res 77:215-227, 2005
48) 渡邊衡一郎, 岸本泰士郎, 竹内啓善:[精神科薬物療法のここ10年の変化を検証する]非定型抗精神病薬の登場によって統合失調症治療の副作用に対する考え方がどう変化したか? 臨床精神薬理 11:29-41, 2008
49) 稲田 健:統合失調症の治療目標の変化と第二世代抗精神病薬の役割. 総合病院精神医学 19:300-306, 2007
50) Green MF, Kern RS, Braff DL, et al: Neurocognitive deficits and functional outcome in schizophrenia: are we measuring the "right stuff"? Schizophr Bull 26:119-136, 2000
51) Twamley EW, Jeste DV, Bellack AS: A review of cognitive training in schizophrenia. Schizophr Bull 29:359-382, 2003
52) Heinssen RK, Liberman RP, Kopelowicz A: Psychosocial skills training for schizophrenia: lessons from the laboratory. Schizophr Bull 26:21-46, 2000
53) Andreasen NC: A unitary model of schizophrenia: Bleuler's "fragmented phrene" as schizencephaly. Arch Gen Psychiatry 56:781-787, 1999
54) Keefe RS, Goldberg TE, Harvey PD, et al: The Brief Assessment of Cognition in Schizophrenia: reliability, sensitivity, and comparison with a standard neurocognitive battery. Schizophr Res 68:283-297, 2004
55) Kern RS, Nuechterlein KH, Green MF, et al: The MATRICS Consensus Cognitive Battery, part 2: co-norming and standardization. Am J Psychiatry 165:214-220, 2008
56) Medalia A, Dorn H, Watras-Gans S: Treating problem-solving deficits on an acute care psychiatric inpatient unit. Psychiatry Res 97:79-88, 2000
57) Nuechterlein KH, Green MF, Kern RS, et al: The MATRICS Consensus Cognitive Battery, part 1: test selection, reliability, and validity. Am J Psychiatry 165:203-213, 2008
58) Wexler BE, Bell MD: Cognitive remediation and vocational rehabilitation for schizophrenia. Schizophr Bull 31:931-941, 2005
59) 兼田康宏, 住吉太幹, 中込和幸, ほか:統合失調症認知機能簡易評価尺度日本語版(BACS-J). 精神医学 50:913-917, 2008
60) Keefe RS, Seidman LJ, Christensen BK, et al: Comparative effect of atypical and conventional antipsychotic drugs on neurocognition in first-episode psychosis: a randomized, double-blind trial of olanzapine versus low doses of haloperidol. Am J Psychiatry 161:985-995, 2004
61) Purdon SE, Jones BD, Stip E, et al: Neuropsychological change in early phase schizophrenia during 12 months of treatment with olanzapine, risperidone, or haloperidol. The Canadian Collaborative Group for research in schizophrenia. Arch Gen Psychiatry 57:249-258, 2000
62) Keefe RS, Seidman LJ, Christensen BK, et al: Long-term neurocognitive effects of olanzapine or low-dose haloperidol in first-episode psychosis. Biol Psychiatry 59:97-105, 2006
63) 中込和幸:認知機能リハビリテーション. Schizophrenia Frontier 8:19-25, 2007
64) Freedman R, Hall M, Adler LE, et al: Evidence in postmortem brain tissue for decreased numbers of hippocampal nicotinic receptors in schizophrenia. Biol Psychiatry 38:22-33, 1995
65) 橋本謙二:統合失調症の認知機能障害治療薬としてのtropisetronの可能性. 臨床精神薬理 9:1439-1441, 2006
66) 橋本謙二:【精神疾患におけるシグマ受容体の役割】統合失調症の認知機能障害および精神病性うつ病におけるシグマ-1受容体の役割. 臨床精神薬理 10:1243-1248, 2007
67) Bermack JE, Haddjeri N, Debonnel G: Effects of the potential antidepressant OPC-14523 [1-[3-[4-(3-chlorophenyl)-1-piperazinyl]propyl]-5-methoxy-3,4-dihydro-2-quinolino ne monomethanesulfonate] a combined sigma and 5-HT1A ligand: modulation of neuronal activity in the dorsal raphe nucleus. J Pharmacol Exp Ther 310:578-583, 2004
68) Medhurst AD, Atkins AR, Beresford IJ, et al: GSK189254, a novel H3 receptor antagonist that binds to histamine H3 receptors in Alzheimer's disease brain and improves cognitive performance in preclinical models. J Pharmacol Exp Ther 321:1032-1045, 2007
69) Upton N, Chuang TT, Hunter AJ, et al: 5-HT(6) Receptor Antagonists as Novel Cognitive En-

hancing Agents for Alzheimer's Disease. Neurotherapeutics 5：458-469, 2008
70) 高橋明比古：神経ペプチドの可能性を探る. 臨床精神薬理 7：1757-1768, 2004
71) Harro J, Vasar E：Cholecystokinin-induced anxiety：how is it reflected in studies on exploratory behaviour? Neurosci Biobehav Rev 15：473-477, 1991
72) Hughes J, Woodruff GN：Neuropeptides. Function and clinical applications. Arzneimittelforschung 42：250-255, 1992
73) Ravard S, Dourish CT：Cholecystokinin and anxiety Trends. Pharmacol Sci 11：271-273, 1990
74) Cheeta S, Tucci S, Sandhu J, et al：Anxiolytic actions of the substance P (NK1) receptor antagonist L-760735 and the 5-HT1A agonist 8-OH-DPAT in the social interaction test in gerbils. Brain Res 915：170-175, 2001
75) File SE：Anxiolytic action of a neurokinin1 receptor antagonist in the social interaction test. Pharmacol Biochem Behav 58：747-752, 1997
76) Nutt D：Substance-P antagonists：a new treatment for depression? Lancet 352：1644-1646, 1998
77) Heilig M：The NPY system in stress, anxiety and depression. Neuropeptides 38：213-224, 2004

● Further Reading
- 仙波純一, 松浦雅人, 中山和彦, 宮田久嗣（監訳）：精神薬理学エセンシャルズ─神経科学的基礎と応用, 第3版. メディカルサイエンスインターナショナル, 2010
カリフォルニア大学 Stahl 教授による精神薬理学のテキスト. 内容は深いが, 図表が多く非常にわかりやすい.
- 石郷岡 純（編）：精神疾患100の仮説. 星和書店, 2004
精神疾患について考えられている主要な仮説・理論を, できるだけ網羅的・百科事典的に紹介. 本章で取り上げたドパミン仮説, グルタミン仮説以外の仮説についても詳しい.

（稲田 健, 押淵英弘, 石郷岡 純）

第 6 章

統合失調症以外への抗精神病薬の適応

必然か偶然かは議論のあるところだが[1]，1950年にクロルプロマジンが合成されて以来，抗精神病薬の歴史は約60年を数える．非定型抗精神病薬は1961年にクロザピンが開発されたのを端緒とする．新規抗精神病薬は1994年のリスペリドン開発によって幕開けされ，以来15年余りが経過した．これまで抗精神病薬は，統合失調症の治療を目指して開発されてきたが，近年海外を中心に新規抗精神病薬が，気分障害をはじめとしてほかのさまざまな疾患に対しても使用されるようになっている．そこで，その現況について概観したい．最近の従来型抗精神病薬の臨床試験は少なく，本章では従来型抗精神病薬について積極的には取り上げない．

実際の売上，処方内訳をみてみよう．医薬品の売上は公表されない場合もあり，単純に比較するのは難しいが，手に入るデータだけでも以下のようである．まず，世界の医薬品市場の上位30位から，精神科に関係のある薬剤を抜き書きしたものが表6-1である[2]．向精神薬ではオランザピンが最も売れており，総合でも9位に入っているのがわかる．では次に，その米国での処方内訳を表6-2にみてみよう[3]．統合失調症の第1選択薬として挙がるリスペリドン，アリピプラゾールと，オランザピンとを比較している．いずれの薬剤も統合失調症だけでなく，双極性障害をはじめとしたほかの疾患にも処方されていることがわかる．

それでは，統合失調症以外の疾患に新規抗精神病薬をどのように使用すればいいのだろうか．米国での適応承認，海外のガイドライン，臨床試験，メタ解析，総論などにあたってみよう．

現在（平成24年1月）わが国では，リスペリドン，オランザピン，クエチアピン，

表6-1 世界の医薬品市場—向精神薬売上高順位

順位	製品名	主な薬効	会社名	売上高	前年比%
9位	オランザピン	統合失調症	イーライリリー	4,916	+5
10位	クエチアピン	統合失調症	アストラゼネカ	4,866	+9
22位	ドネペジル	アルツハイマー病治療薬	エーザイ	3,411	+6
26位	デュロキセチン	抗うつ薬（SNRI）	イーライリリー	3,075	+14
27位	Venlafaxine	抗うつ薬（SNRI）	ワイス/ファイザー	3,060	—
30位	プレガバリン	神経性疼痛治療薬	ファイザー	2,840	+10

2010年3月期決算（単位：百万米ドル）

（Monthlyミクス2010年3月号より抜粋）

表 6-2 新規抗精神病薬 3 剤の米国での疾患別処方内訳（処方箋 %，2007 年）

		リスペリドン	アリピプラゾール	オランザピン
F03	特定不能の認知症	3.0	—	2.2
F20	統合失調症	16.6	14.2	22.4
F25	失調感情障害	8.8	9.4	9.8
F30	躁病エピソード	4.2	10.0	6.0
F31	双極性障害	16.5	28.7	27.2
F32	うつ病エピソード	—	3.5	3.6
F33	反復性うつ病障害	7.4	7.0	5.8
F39	特定不能の気分障害	4.1	3.8	—
F41	その他の不安障害	—	—	2.7
F42	強迫性障害	—	—	2.2
F43	重度ストレス反応/適応障害	—	2.4	—
F84	広汎性発達障害	5.6	3.1	—
F90	多動性障害	8.0	3.3	—
F99	詳細不明の精神障害	3.9	—	3.3
	その他	22.0	14.5	14.8

〔三宅誕実，宮本聖也：向精神薬の適応外使用（適応拡大）の現況と問題点．臨床精神薬理 12：623-632，2009 より〕

アリピプラゾール，ペロスピロン，ブロナンセリン，クロザピン，パリペリドンの 8 剤の新規抗精神病薬が使用されているが，本章で取り上げる疾患について適応承認を得ているのはオランザピンの双極性障害における躁症状の改善に対してのみである．十分に留意されたい．

双極性障害

混合状態をどう扱うかは問題だが[4,5]，双極性障害は一般に躁病相，維持期，うつ病相の 3 相に分けて検討される．

米国食品医薬品局（Food and Drug Administration：FDA）は新規抗精神病薬に対して適応を承認している（表 6-3，ペロスピロン，ブロナンセリンは米国未発売，クロザピンは治療抵抗性統合失調症，パリペリドンは統合失調症，統合失調感情障害の適応のみ）．オランザピン，クエチアピンについては，（他剤との併用による適応取得の相があるものの）3 相すべてに適応があり，その意味では気分安定薬といえるかもしれない．

双極性障害に対する新規抗精神病薬の機序については，ほとんどわかっていない．オランザピン，クエチアピンについては，反対極である躁病にも双極性うつ病にも効果が示されており神経伝達物質とその受容体からの機序解明に混乱をきたして

米国食品医薬品局（Food and Drug Administration：FDA）：食品，医薬品，化粧品，医療機器など消費者が接する製品について許可や取締りなどの行政を行う米国の政府機関．

表 6-3 双極性障害に対する米国食品医薬品局（FDA）の適応承認

	統合失調症	急性期の躁病/混合状態	双極性障害の維持治療	急性期の双極性うつ病
アリピプラゾール	○	○	○	
オランザピン	○	○	○	○[a]
リスペリドン	○	○	○[b]	
クエチアピン	○	○	○[c]	○

a：fluoxetine との合剤，b：持効性注射液，c：バルプロ酸/リチウムとの併用

表 6-4 双極性障害の主なガイドライン

ガイドライン	簡単な説明
CANMAT-ISBD (2009)	カナダ精神医学会（CANMAT）と国際双極性障害学会（ISBD）による
MPG（2009）〔NICE（2006）〕	英国モーズレイ病院による（MPG）．英国国立医療技術評価機構（NICE）によるものを一部含む
WFSBP (2004, 2009, 2010)	生物学的精神医学会世界連合（WFSBP）による．維持（2004），躁病（2009），双極性うつ病（2010）ともに改訂された
BAP (2009)	英国精神薬理学会（BAP）による
APA (2002)	米国精神医学会（APA）による．2009年12月予定の第3版の出版が遅れている

CANMAT：Canadian Network for Mood and Anxiety Treatments, ISBD：International Society for Bipolar Disorders, MPG：Maudsley Prescribing Guidelines, NICE：National Institute for Health and Clinical Excellence, WFSBP：World Federation of Societies of Biological Psychiatry, BAP：British Association for Psychopharmacology, APA：American Psychiatric Association.

いる[6]．

双極性障害は臨床試験自体が比較的少なく，統合失調症での抗精神病薬[7]やうつ病での抗うつ薬[8]でみられるような十分に信頼できるメタ解析がほとんどない[9-12]．そのために以下では，各相における新規抗精神病薬の使用について，海外のガイドラインからみてみよう．代表的なものを表 6-4 に示すが，このうち最近改訂されたものについて各相で検討する．なお，わが国のガイドラインにも優れたものがあることを付言する[13]．

1｜躁病

躁病についての主なガイドラインの第1選択薬と特徴を表 6-5 にまとめた．ここでは，この4つのガイドラインを取り上げる[14-17]．

表6-5 主なガイドライン─躁病について

	CANMAT-ISBD (2009)	MPG (2009)	WFSBP (2009)	BAP (2009)
1st line	Li, VPA, ARI, OLZ, QTP, RIS, ZIP, Li/VPA+ARI, Li/VPA+OLZ, Li/VPA+QTP, Li/VPA+RIS	Li, VPA 抗精神病薬	Li, VPA ARI, RIS, ZIP	重症： VPA, 抗精神病薬 軽症： Li, VPA, (CBZ), 抗精神病薬
特徴	(抗うつ薬を中止) はじめから併用療法も推奨	(抗うつ薬を中止)	単剤投与2週後に評価し，無反応であれば他単剤を投与 さらに2週後に無反応であれば併用療法	まず単剤投与 (その後抗うつ薬を中止) 反応不十分であれば併用療法

Li：lithium（リチウム），VPA：valproate（バルプロ酸），CBZ：carbamazepine（カルバマゼピン），ARI：aripiprazole（アリピプラゾール），OLZ：olanzapine（オランザピン），QTP：quetiapine（クエチアピン），RIS：risperidone（リスペリドン），ZIP：ziprasidone

(1) CANMAT-ISBD (Canadian Network for Mood and Anxiety Treatments, International Society for Bipolar Disorders) ガイドライン

カナダ精神医学会と国際双極性障害学会による[14]．そのアルゴリズムでは，まず原則として，安全性/機能の評価，治療環境の確立，抗うつ薬の中断，医学的要因の除外，カフェイン，アルコールと違法薬物の中断，行動療法，リズム療法，心理教育についての検討をする．次に第1選択薬としてリチウム，バルプロ酸，新規抗精神病薬，またはそのうち2つの併用が挙げられている．具体的には第1選択薬の新規抗精神病薬として，オランザピン，リスペリドン，クエチアピン，アリピプラゾール，ziprasidoneが単剤で，そのうちziprasidone以外はリチウムかバルプロ酸との併用で挙げられている．第1選択薬として，単剤だけでなく併用も挙げられていることが特徴といえる．

(2) MPG (Maudsley Prescribing Guidelines)

英国モーズレイ病院によるもので[15]，一部英国国立医療技術評価機構 (National Institute for Health and Clinical Excellence：NICE) によるガイドラインを参照している．まず抗うつ薬を中止し，第1選択薬としてリチウム，バルプロ酸，抗精神病薬を挙げている．具体的にはアリピプラゾール，オランザピン，リスペリドン，クエチアピン，ハロペリドールとしている．

(3) WFSBP (World Federation of Societies of Biological Psychiatry) ガイドライン

生物学的精神医学会世界連合による[16]．各薬物療法について，エビデンスカテゴリー

> 英国国立医療技術評価機構 (National Institute for Health and Clinical Excellence：NICE)：さまざまな疾患に対して適切な治療法のガイドラインを出版する英国の機構．

表6-6 主なガイドライン―維持療法について

	CANMAT-ISBD (2009)	MPG(2009), NICE(2006)	BAP (2009)
1st line	Li, VPA, LTG ARI, OLZ, QTP, RIS-LAI, ＋RIS-LAI, ＋ZIP, Li/VPA＋QTP	Li, VPA OLZ, QTP	躁病優位の場合： Li, VPA ARI, OLZ, QTP うつ病優位の場合： LTG, QTP
特徴	LTGは双極性うつ病を予防 ARIは躁病を予防	抗うつ薬は漫然と使用しない	躁病優位の場合， 2nd line：CBZ うつ病優位の場合， 2nd line：Li

Li：lithium(リチウム)，VPA：valproate(バルプロ酸)，LTG：lamotrigine(ラモトリギン)，CBZ：carbamazepine(カルバマゼピン)，＋：補助療法，ARI：aripiprazole(アリピプラゾール)，OLZ：olanzapine(オランザピン)，QTP：quetiapine(クエチアピン)，RIS-LAI：risperidone-long acting injection(リスペリドン持効性注射剤)，ZIP：ziprasidone

(category of evidence：CE)がA〜Fで，推奨グレード(recommendation grade：RG)が1〜5で評価される．その躁病アルゴリズムでは，まず躁病の症状(多幸，混合性，精神病性)と重症度，過去の経験と患者の希望，維持療法の有効性，医学的要因と安全性プロフィールの修正，投与の経路と簡便性，維持療法の忍容性と有効性を考慮したうえで，エビデンスカテゴリーがA，推奨グレードが1のものから単剤を選択するとしている．具体的にはリチウム，バルプロ酸と並んでアリピプラゾール，リスペリドン，ziprasidoneが挙げられている．オランザピン，クエチアピンなどの推奨グレードが2となっていることが特徴だろう．投与2週後に効果判定を行い，部分反応であれば投与量の最適化を，無反応であれば他の第1選択薬への置換または重症な場合には併用療法も可能となっている．

(4) BAP(British Association for Psychopharmacology)ガイドライン

英国精神薬理学会による[17]．安全性，本人と家族の希望，入院の必要性について評価したうえで，重症例では抗精神病薬かベンゾジアゼピンの筋注，または抗精神病薬かバルプロ酸の経口投与，軽症例では抗精神病薬，バルプロ酸またはリチウム(またはカルバマゼピン)の経口投与となっている．具体的にはアリピプラゾール，オランザピン，クエチアピン，リスペリドン，ziprasidoneの単剤，またはそれらかハロペリドール＋リチウムかバルプロ酸との併用である．

2 | 維持期

維持期についての主なガイドラインの第1選択薬と特徴を表6-6にまとめた．ここでは，この3つのガイドラインを取り上げる[14, 15, 17]．

CANMAT-ISBD[14]は第1選択の単剤として，リチウム，ラモトリギン，バルプロ

酸に並んで単剤としてオランザピン，クエチアピン，アリピプラゾール，リスペリドン持効性注射剤を，併用としてリチウムまたはバルプロ酸＋クエチアピン，リスペリドン時効性注射剤の加剤，ziprasidone の加剤をあげている．ラモトリギンは双極性うつ病の発症を，アリピプラゾールは躁病の発症を予防するとされる．

MPG[15]は維持療法について，NICE ガイドラインを引用している．リチウム，バルプロ酸と並んでオランザピン，クエチアピンをあげている．

BAP[17]の提唱するアルゴリズムでは，躁病の要素が優位な場合にはリチウム，バルプロ酸と並んでアリピプラゾール，オランザピン，クエチアピンを，うつ病の要素が優位な場合にはラモトリギンと並んでクエチアピンをあげている．

3 双極性うつ病

双極性うつ病についての主なガイドラインの第1選択薬と特徴を表6-7にまとめた[18]．ここでは，この3つのガイドラインを取り上げる[14,17,19]．

CANMAT-ISBD[14]は，第1選択薬の単剤としてラモトリギン，リチウムと並んでクエチアピンを，併用としてリチウム／バルプロ酸＋選択的セロトニン再取り込み阻害薬(selective serotonin reuptake inhibitor, SSRI)/bupropion，リチウム＋バルプロ酸と並んでオランザピン＋SSRI を推奨している．

WFSBP ガイドライン[19]では，うつ病の症状と重症度，病歴と患者の希望，維持療法のエビデンス，希死念慮，医学的要因と安全性プロフィールの修正，投与の経路と簡便性，維持療法の忍容性と有効性を考慮に入れたうえで，推奨グレード1～5のなかから1つ治療を選択する．ここで注目すべきは第1選択薬の幅が非常に広いことで，治療どうしの直接比較がない以上特定の第1選択薬を挙げることはできないとしている．抗精神病薬は単剤治療ではクエチアピン，オランザピンが，併用／加剤としてオランザピンがあげられている．4週後に効果判定を行う．

表6-7 主なガイドライン—双極性うつ病について

	CANMAT-ISBD (2009)	WFSBP (2010)	BAP (2009)
1st line	QTP, LTG, Li, OLZ+SSRI, Li/VPA+ SSRI/bupropion, Li+VPA	QTP, OLZ, OLZ+FLU, LTG, LTG+Li, VPA	QTP, LTG, Li/VPA/AP+SSRI
特徴	1st line に単剤・多剤の上記6パターンを提唱	推奨グレード(RG)1～5の薬剤が 1st line になりうる(上記はその一部)	QTP と LTG を推奨

QTP：quetiapine(クエチアピン)，Li：lithium(リチウム)，LTG：lamotrigine(ラモトリギン)，OLZ：olanzapine(オランザピン)，VPA：valproate(バルプロ酸)，FLU：fluoxetine，SSRI：selective serotonin reuptake inhibitor，AP：antipsychotic

(Nivoli AM, et al：J Affect Disord. 2010 Jun 8.［Epub ahead of print］を一部参照)

BAP[17]は，重症度にかかわらずラモトリギンとともにクエチアピンをあげている．

うつ病

うつ病に対する新規抗精神病薬投与はこれまで補助的療法が主であった．しかし，近年クエチアピン単剤の効果が検証されたので，これについても概観する．

1 補助的療法

改めていうまでもないが，うつ病は一般的な疾患である．米国の統計では，一生のうちで6人に1人は大うつ病性障害に罹患するとの結果が出ている[20]．しかし，抗うつ薬を服用しても，寛解に至るのは約1/3にすぎない[21]．このために，治療困難なうつ病に対して補助的療法が検討された．うつ病の補助的療法の歴史は長く，三環系抗うつ薬への精神刺激薬とT_3(トリヨードサイロニン)の補助的使用は40年前にすでに記述がある[22]．

うつ病に対する補助的療法として，古典的に使用されてきたのはリチウムだった．しかし，10のプラセボ対照試験の患者総数は269と少数で[23]，ほとんどの抗うつ薬は三環系抗うつ薬を使用していた．うつ病に対する抗精神病薬の補助的使用は，従来型抗精神病薬の頃から行われていた[24]が，錐体外路症状や遅発性ジスキネジアが明らかとなるにつれて使われなくなった．新規抗精神病薬の登場とともに，再び使用されるようになり，1999年にSSRIに少量のリスペリドンを補助的に使用して効果があったと初めて報告されて[25]以来，さまざまな試験が続くこととなった．

(1) エビデンスのある抗精神病薬

アリピプラゾール[26-28]，オランザピン[29-32]，クエチアピン[33-37]はFDAで抗うつ薬の補助的療法薬剤としての承認を得ていて，それぞれエビデンスが存在する(表6-8〜10)[38]．

アリピプラゾールは初期用量として2〜5 mg/日，その後は2〜15 mg/日の範囲での，特に5〜10 mg/日での使用を推奨している．増量は1週間以上かけて行う．どのくらいの期間使い続けるべきかについてはエビデンスがなく，定期的に維持療法の必要性

表6-8 米国食品医薬品局(FDA)によるうつ病に対する新規抗精神病薬の適応承認

	統合失調症	単剤治療	抗うつ薬の補助的治療
アリピプラゾール	○		○
オランザピン	○		○[b]
リスペリドン	○		
クエチアピン	○	○[a]	○

a：申請中，b：fluoxetineとの合剤〔treatment resistant depression(2つの抗うつ薬に無反応)に対して〕

表6-9 米国食品医薬品局（FDA）によるうつ病に対する新規抗精神病薬の補助的使用方法

	初期用量	推奨用量
アリピプラゾール	2〜5 mg	5〜10 mg
オランザピン[a]	5 mg+FLU 20 mg	5〜20 mg+FLU 20〜50 mg
クエチアピン	第1，2日 50 mg 第3，4日 150 mg	150〜300 mg

a：fluoxetineとの併用〔treatment resistant depression（2つの抗うつ薬に無反応）に対して〕

表6-10 大うつ病に対する新規抗精神病薬補助療法のプラセボ対照試験

著者（年）	非定型抗精神病薬	抗うつ薬	N	期間（週）	失敗した先行試験	評価尺度
Sheltonら（2001）	OLZ	Fluoxetine	20	8	2 HT+1 PT	MADRS
Sheltonら（2005）	OLZ	Fluoxetine	288	8	1つ以上のHT+1 PT	MADRS
Coryaら（2006）	OLZ	Fluoxetine	286	12	1つ以上のHT+1 PT	MADRS
Thaseら（2006）	OLZ	Fluoxetine	200	8	1つ以上のHT+1 PT	MADRS
Mahmoudら（2007）	RIS	Various	268	6	4週間のPT	HAM-D
Reevesら（2008）	RIS	Various	23	8	3週間以上のHT	MADRS
Keitnerら（2009）	RIS	Various	95	4	5週間以上のHTまたは1つの確認されたPT	MADRS
Khullarら（2006）	QTP	SSRI/SNRI	15	8	1つ以上の6週間以上のHT	MADRS
Mattinglyら（2006）	QTP	SSRI/SNRI	37	8	4週間以上の1 HT+6週間以上のPT	MADRS
McIntyreら（2006）	QTP	SSRI/SNRI	58	8	6週間以上の1つ以上のHT	HAM-D
Earleyら（2007）	QTP	SSRI/SNRI	487	6	6週間以上の1 HT	MADRS
El-Khaliliら（2008）	QTP	SSRI/SNRI	432	8	6週間以上の1 HT	MADRS
Bermanら（2007）	ARI	SSRI/SNRI	353	6	1〜3 HT+1 PT	MADRS
Marcusら（2008）	ARI	SSRI/SNRI	369	6	1〜3 HT+1 PT	MADRS
Bermanら（2008）	ARI	SSRI/SNRI	343	6	1〜3 HT+1 PT	MADRS

OLZ：olanzapine（オランザピン），RIS：risperidone（リスペリドン），QTP：quetiapine（クエチアピン），ARI：aripiprazole（アリピプラゾール）
SSRI：selective serotonine reuptake inhibitor，SNRI：serotonin-norepinephrine reuptake inhibitor
HAM-D：Hamilton Depression Rating Scale，MADRS：Montgomery-Åsberg Depression Rating Scale
HT：historical trial（後ろ向き研究），PT：prospective trial（前向き研究）
〔Nelson JC, Papakostas GI. Am J Psychiatry. Atypical antipsychotic augmentation in major depressive disorder：a meta-analysis of placebo-controlled randomized trials. Am J Psychiatry 166：980-991, 2009 より〕

を検討すべきとしている．アリピプラゾールは，最も早くFDAでの適応を取得した．オランザピンは，過去に2つの抗うつ薬に対して反応がなかった者に対して，fluoxetineと併用される．米国ではオランザピンとfluoxetineの合剤が発売されており，3 mg オランザピン（OLZ）/25 mg fluoxetine（FLU），6 mg OLZ/25 mg FLU，12 mg OLZ/25 mg FLU，6 mg OLZ/50 mg FLU，12 mg OLZ/50 mg FLUの5種の同剤が手に入る．初期用量はオランザピン5 mg，fluoxetine 20 mgが推奨されており，その後オランザピンは5〜20 mg，fluoxetineは20〜50 mgの範囲で使用し，その用量は効果と忍容性によって判断すべきである．投与方法は1日1回夕刻，食前，食後は問わない．また，どのくらいの期間使い続けるべきかについては，その疑問に答える

エビデンスが存在しないとしながらも，過去に2剤の抗うつ薬に反応がなかったことを考えると継続した治療が必要かもしれないと記している．

クエチアピンは徐放剤（extended release：XR）での適応取得である．XR は通常の剤型に比べて半減期が長いが，XR 300 mg 1回投与と通常の剤型1回 150 mg を1日2回投与して比較し，血中濃度の推移，臨床症状ともに差がないことが検証されている[39]．6週間の抗うつ薬使用にもかかわらず十分な効果が得られなかった者に対して，1，2日目は 50 mg/日で，3，4日目は 150 mg/日で使用し，150〜300 mg/日での投与が推奨されている．

リスペリドンについてはどうだろうか．FDA での適応は取得しておらず，上記3剤に比べると試験規模がやや小さいものの，エビデンスが存在する（表 6-10）[40-42]．最も規模の大きな試験[40]では，4週間の抗うつ薬使用で十分な反応が得られなかった者に対して，はじめの4週間は 1 mg/日，その後2週間は場合によっては 2 mg/日まで増量して補助的にリスペリドンを使用したところ，プラセボを加剤した群に比べて有意に効果があった．FDA での適応取得を目指さなかったのは，同剤の特許が米国内で切れていたことと無関係ではないかもしれない．

(2) 効果と忍容性—メタ解析の結果

新規抗精神病薬4剤それぞれについてみてきたが，それではどの薬剤が最も効果があるのだろうか．また，忍容性はどうだろうか．

2007 年に Papakostas らがメタ解析を行った[43]が，その後数年のうちに6つの大規模な臨床試験が行われたため，2009 年にはそれらを含めたメタ解析が再度行われた[38]．新規薬4剤についての，16 の二重盲検無作為化プラセボ対照比較試験が解析の対象となった．

反応率は，新規抗精神病薬全体とプラセボではオッズ比 1.69〔95％信頼区間（CI）＝1.46〜1.95，$p<0.00001$〕で有意に薬剤のほうが反応率は高かった．薬剤間の差はなかった（$p=0.21$）．

寛解率は，新規抗精神病薬全体とプラセボではオッズ比 2.00（95％ CI＝1.69〜2.37，$p<0.00001$）で有意に薬剤のほうが寛解率は高かった．薬剤間の差はなかった（$p=0.92$）．

理由を問わない中断率については，新規抗精神病薬全体とプラセボではオッズ比 1.30（95％ CI＝1.09〜1.57，$p=0.004$）で有意に薬剤のほうが中断率は高かった．薬剤間の差はなかった（$p=0.52$）．

有害事象による中断率では，新規抗精神病薬全体とプラセボではオッズ比 3.91（95％ CI＝2.68-5.72，$p<0.00001$）で有意に薬剤のほうが中断率は高かった．薬剤間の差はなかった（$p=0.56$）．

以上より，アリピプラゾール，オランザピン，クエチアピン，リスペリドンはいずれも大うつ病性障害に対しての補助的療法として効果があり，前3者は FDA による適応承認も得ていること，また，いずれもプラセボに比べれば中断率が高いというこ

とがわかった．

ただし，その機序についてはほとんどわかっていない[44]．

2 単剤療法

うつ病に対する新規抗精神病薬の単剤投与としては，クエチアピンが上記の補助的療法に加えてFDAに適応承認を申請中である．その根拠となっている2試験についてみてみよう[45, 46]．

2試験は無作為化二重盲検比較試験で，同様のプロトコルで行われた．対象はうつ病で，ハミルトンうつ病評価尺度が22点以上の者，期間は6週間で，主要評価尺度はモンゴメリー・アズバーグうつ病評価尺度で行った．クエチアピンは(50,)150, 300 mg/日で対照薬はプラセボ(またはデュロキセチン)だった．

Weislerらによる試験では，クエチアピン50, 150, 300 mg/日群ともに1～6週後までプラセボ群に比べて有意に効果があった．有害事象としては，口渇，鎮静，眠気，頭痛，めまいがみられた．Cutlerらの試験では，クエチアピン150, 300 mg/日群ともに1～6週後までプラセボ群に比べて有意に効果があった．デュロキセチン群では，2～6週後までプラセボ群に比べて有意に効果があった．有害事象としては，クエチアピンでは口渇，鎮静，眠気が，デュロキセチン群では嘔気，頭痛，めまい，口渇がみられた．

クエチアピンの抗うつ作用の機序は明らかになっていないが，1つの仮説がある[47]．クエチアピンの代謝産物の1つであるN-desalkylquetiapineが三環系抗うつ薬と化学構造が類似していることに注目し，両物質について各種脳内受容体，イオンチャネル，神経伝達物質トランスポーターへの結合親和性を測定した．N-desalkylquetiapineはクエチアピンに比べて，ノルエピネフリン再取り込みトランスポーターを強力に阻害し，セロトニン5-HT_{1A}受容体への部分アゴニスト作用をもつことがわかった．

FDAは24歳以下への抗うつ薬使用が希死念慮や自傷行為のリスクを上げる恐れがあると勧告を出しているが，その抗うつ薬のリストに抗精神病薬としては唯一クエチアピンも含まれていることは知っておかなければならない[48]．

認知症

認知症の幻聴，妄想などの精神病症状や興奮，攻撃性に対して抗精神病薬が処方されている[49]が，その効果はどうだろうか．

いくつかの総論ではオランザピンとリスペリドンが効果ありとしていた[50, 51]が，近年の総論をみると議論はそう簡単ではない[52]．

1 急性興奮

投与24時間以内の効果を検討した研究が3つある(表6-11)[53-55]。いずれもプラセボ対照の二重盲検試験だが、1つは有意差がなく[53]、1つは鎮静のために入眠した患者を除外している[54]。

2 短期間のプラセボ対照研究

プラセボ対照二重盲検試験がアリピプラゾール[56-58]、オランザピン[59-61]、クエチアピン[62-64]、リスペリドン[65-67]いずれも3つずつある(表6-12)。

表6-11 認知症,急性興奮の研究

研究者(発表年)期間, サンプルサイズ	薬剤と用量(mg)	効果
Rappaportら(2009) 24時間, N=103	ARI;5, 10, 15(固定)	ARI=プラセボ
Battagliaら(2003) 24時間, N=71	OLZ;2.5(固定)	OLZ>LOR=HPD>プラセボ
Meehanら(2002) 2時間, N=237	OLZ;2.5, 5(固定)	OLZ(5 mg)=LOR>プラセボ

ARI:aripiprazole(アリピプラゾール)、OLZ:olanzapine(オランザピン)、LOR:lorazepam(ロラゼパム)、HPD:haloperidol(ハロペリドール)

〔Gentile S:A clinical, systematic review of efficacy data from randomized controlled trials. Psychopharmacology(Berl)212:119-129, 2010 より改変〕

表6-12 認知症,短期間の研究(プラセボ対照)

研究者(発表年)期間, サンプルサイズ	薬剤と用量(mg)	効果
De Deynら(2005) 10週, N=106	ARI;5〜15(可変)	POMs:ARI=プラセボ SOMs:ARI>プラセボ
Streimら(2008) 10週, N=131	ARI;2〜15(可変)	POMs:ARI=プラセボ SOMs:ARI>プラセボ
Mintzerら(2007) 10週, N=366	ARI;2, 5, 10(固定)	POMs:ARI(10 mg)>プラセボ SOMs:ARI>プラセボ
De Deynら(2004) 10週, N=520	OLZ;1, 2.5, 5, 7.5(固定)	POMs:OLZ=プラセボ SOMs:OLZ(7.5 mg)=プラセボ
Streetら(2000) 6週, N=159	OLZ;5, 10, 15(固定)	OLZ(10 mg)>プラセボ OLZ(15 mg)=プラセボ
Clarkら(2001) 6週, N=121	OLZ;5, 10, 15(固定)	OLZ>プラセボ
Kurlanら(2007) 10週, N=20	QTP;25〜300(可変)	QTP=プラセボ
Paleacuら(2008) 6週, N=20	QTP;150〜300(可変)	QTP=プラセボ
Zhongら(2007) 10週, N=241	QTP;100〜200(固定)	POMs:QTP=プラセボ SOMs:QTP(200 mg)>プラセボ
Katzら(1999) 12週, N=462	RIS;0.5, 1.0, 2.0(固定)	RIS>プラセボ
Brodatyら(2003) 12週, N=167	RIS;0.5〜2.0(可変)	RIS>プラセボ
Mintzerら(2006) 8週, N=235	RIS;1.0, 1.5(固定)	RIS=プラセボ

上記試験はすべて二重盲検プラセボ対照試験
ARI=aripiprazole(アリピプラゾール)、OLZ=olanzapine(オランザピン)、QTP=quetiapine(クエチアピン)、RIS=risperidone(リスペリドン)
POMs=primary outcome measures(主要転帰)、SOMs=secondary outcome measures(副次転帰)
〔Gentile S:A clinical, systematic review of efficacy data from randomized controlled trials. Psychopharmacology(Berl)212:119-129, 2010 より〕

表 6-13 認知症，短期間の研究〔他の薬剤（新規抗精神病薬以外）との比較〕

研究者（発表年）期間，サンプルサイズ	薬剤と用量（mg）	効果
Verhey ら（2006） 5 週，N=30	OLZ；2.5〜7.5（可変）	OLZ=HPD
Ballard ら（2005） 26 週，N=131	QTP；50〜100（可変）	QTP=RIV＝プラセボ
Tariot ら（2006） 10 週，N=91	QTP；100〜600（可変）	QTP=HPD＝プラセボ
De Deyn ら（1999） 12 週，N=115	RIS；1〜2（可変）	RIS＞HPD＞プラセボ
Suh ら（2004） 18 週，N=60	RIS；0.5〜1.5（可変）	RIS＞HPD
Chan ら（2001） 12 週，N=29	RIS；0.5〜2（可変）	RIS=HPD
Holmes ら（2007） 6 週，N=12	RIS；1（固定）	RIS＞RIV
Pollock ら（2007） 12 週，N=50	RIS；0.5〜2（可変）	CIT＞RIS
Mowla ら（2010） 6 週，N=20	RIS；1〜2（可変）	TPR=RIS

OLZ：olanzapine（オランザピン），QTP：quetiapine（クエチアピン），RIS：risperidone（リスペリドン），HPD：haloperidol（ハロペリドール），RIV：rivastigmine（リバスチグミン），CIT：citalopram（シタロプラム），TPR：topiramate（トピラマート）
〔Gentile S：A clinical, systematic review of efficacy data from randomized controlled trials. Psychopharmacology(Berl) 212：119-129, 2010 より〕

アリピプラゾールでは 2 試験で主要評価項目での有意差がなかった[56,57]．オランザピンでは，1 つは主要評価項目で有意差がなく[59]，1 つは 10 mg/日では有意差があったものの 15 mg/日では有意差が出なかった[60]．クエチアピンでは，3 試験ともに主要評価項目で有意差がつかなかった[62-64]．リスペリドンは 2 試験では有意に効果があったが[65,66]，1 試験では有意差がつかなかった[67]．

3 短期間の他の薬剤（新規抗精神病薬以外）を対照とした研究

9 試験が挙げられる（表 6-13）[68-76]．新規抗精神病薬とハロペリドールを比較した試験が 5 つあるが[68,70-73]，そのうちプラセボを対照としているのは 2 つだけである[70,71]．新規抗精神病薬がハロペリドールよりも効果ありとする試験もあれば[71,72]，同等とするものもある[68,70,73]．

リバスチグミンとの比較でも結果は一致せず[69,74]，トピラマートとは同等[76]，シタロプラムよりも効果がない[75]とする報告がある．

4 短・中期間の新規抗精神病薬どうしを比較した研究

6 試験が挙げられる（表 6-14）[77-82]．そのうち，プラセボ対照試験は 2 試験しかなく[79,82]，6 試験ともに新規抗精神病薬どうしの比較では有意な差は認めなかった．

以上より，認知症の精神病症状や行動に対して安易に新規抗精神病薬は使用すべきでないとわかる[52]．

また，FDA からは，新規抗精神病薬の高齢者への投与について，死亡のリスクを高める恐れがあるとの勧告が出ていることにも注意が必要である[83]．

表6-14 認知症，短・中期間の研究（新規抗精神病薬どうしの比較）

研究者（発表年）期間，サンプルサイズ	薬剤と用量（mg）	効果
Fontaineら（2003）2週，N=39	OLZ；2.5～10 RIS；0.5～2（可変）	OLZ=RIS
Mulsantら（2004）6週，N=85	OLZ；2.5～10 RIS；0.25～1.5（可変）	OLZ=RIS
Deberdtら（2005）10週，N=400	OLZ；2.5～10 RIS；0.5～2（可変）	OLZ=RIS=プラセボ
Gareriら（2004）8週，N=40	OLZ；5 RIS；1（固定）	OLZ=RIS>PMZ
Rainerら（2007）8週，N=72	QTP；50～400 RIS；0.5～4（可変）	QTP=RIS
Schneiderら（2006）36週，N=278	OLZ；2.5～17.5 QTP；20～200 RIS；0.5～2（可変）	OLZ=QTP=RIS=プラセボ

OLZ：olanzapine（オランザピン），QTP=quetiapine（クエチアピン），RIS：risperidone（リスペリドン），PMZ：promazine
〔Gentile S：A clinical, systematic review of efficacy data from randomized controlled trials. Psychopharmacology（Berl）212：119-129, 2010 より〕

表6-15 せん妄に対する新規抗精神病薬の無作為化比較試験

研究者（発表年） 研究デザイン	薬剤（平均投与量） （N=例数）	評価尺度	治療前 点数	治療後 点数
Skrobikら（2004） オープン，無作為化	オランザピン（4.54 mg/日） （N=28）	DI	6.6±1.2	5.5±1.1
Hanら（2004） 二重盲検，無作為化	リスペリドン（1.02 mg/日） （N=12）	MDAS	25	16.5
Leeら（2005） オープン，無作為化	クエチアピン（113 mg/日） （N=15）	DRS-R-98	10.1±4.1	3.5±2.6
	amisulpride（156.4 mg/日） （N=16）		10.5±4.1	3.5±1.4

DI：delirium index, MDAS：memorial delirium assessment, DRS-R-98：delirium rating scale revised

● せん妄

せん妄に対する新規抗精神病薬の臨床試験は少なく[84-86]，無作為化比較試験は3つある（表6-15）[87-89]．

オランザピン（平均投与量 4.54 mg/日）とハロペリドール（平均投与量 6.5 mg/日）を比較したオープン無作為化試験がある[87]．5日後には両群ともに改善したが，両群間で有意な差は認めなかった．

リスペリドン（平均投与量 1.02 mg/日）とハロペリドール（平均投与量 1.71 mg/日）を比較した二重盲検無作為化比較試験では[88]，7日後には両群ともに改善したが，やはり両群間では有意な差は認めなかった．

クエチアピン（平均投与量 113 mg/日）と amisulpride（平均投与量 156.4 mg/日）を比較したオープン無作為化試験では[89]，両群ともに改善したが，やはり両群間では有

表 6-16 強迫性障害への新規抗精神病薬加剤療法の RCT

研究者（発表年）	薬剤と用量(mg)	効果（メタ解析）
Bystritsky ら（2004）	OLZ；15〜20（可変）	有意差なし
Shapira ら（2004）	OLZ；5〜10（可変）	
Carey ら（2005）	QTP；〜300（可変）	有意差なし
Denys ら（2004）	QTP；〜300（可変）	
Fineberg ら（2005）	QTP；〜400（可変）	
Kordon ら（2008）	QTP；〜400（6週まで） 〜600（12週まで）	
Vulink ら（2009）	QTP；〜450	
Hollander ら（2003）	RIS；0.5〜3（可変）	有意差あり 〔試験ごとの異種性（＋）〕
McDougle ら（2000）	RIS；1〜6（可変）	
Li ら（2005）	RIS；1（固定）	
Erzegovesi ら（2005）	RIS；0.5（固定）	

RCT：randomized controlled trial
OLZ：olanzapine（オランザピン），QTP：quetiapine（クエチアピン），RIS：risperidone（リスペリドン）

意な差は認めなかった．

以上より，新規抗精神病薬はせん妄に対して有効だろうが，プラセボ対照試験がないために強いエビデンスは欠いている．また，ハロペリドールより有効とはいえない．

● 強迫性障害，不安障害

1 強迫性障害

強迫性障害への新規抗精神病薬投与のプラセボ対照無作為化比較試験は，すべて抗うつ薬への加剤療法である[90]．11の試験がある（表 6-16）．

オランザピンには2試験がある[91,92]が，メタ解析を行うとプラセボに比べて有意な効果はみられなかった．クエチアピンには5試験がある[93-97]が，メタ解析するとプラセボに比べて有意な効果はみられなかった．リスペリドンは4試験がある[98-101]が，メタ解析の結果では，プラセボに比べて有意な効果はあったものの，試験ごとの異種性があった．

以上より，強迫性障害に対して新規抗精神病薬を抗うつ薬に安易に加剤すべきではないとわかる．

2 不安障害

不安障害に対する新規抗精神病薬投与の無作為化比較試験は，11ある[102]（表 6-17）．

全般性不安障害に対するクエチアピン単剤とプラセボとの比較は5試験で行われている[103-107]．そのうちの4試験で反応についてメタ解析を行うと，有意にクエチアピ

表 6-17　不安障害への新規抗精神病薬投与の RCT

研究者（発表年）	薬剤と用量（mg）	SGA の投与法，対照薬
Eriksson ら（2008）	QTP；平均 167.6 mg/日（可変）	単剤，プラセボ
Katzman ら（2011）	QTP；平均 162.8 mg/日（可変）	単剤，エスシタロプラム，プラセボ
Simon ら（2008）	QTP；（平均投与量不明，可変）	加剤，パロキセチン
Vaishnavi ら（2007）	QTP；平均 147 mg/日（可変）	単剤，プラセボ
Merideth ら（2008）	QTP；150, 300（固定）	単剤，プラセボ
Joyce ら（2008）	QTP；50, 150, 300（固定）	単剤，プラセボ
Bandelow ら（2010）	QTP；50, 150（固定）	単剤，パロキセチン，プラセボ
Barnett ら（2002）	OLZ；5〜20（可変）	単剤，プラセボ
Pollack ら（2006）	OLZ；5〜20（可変）	加剤，プラセボ
Brawman-Mintzer ら（2005）	RIS；0.5〜1.5（可変）	加剤，プラセボ
Pandina ら（2007）	RIS；0.25〜2（可変）	加剤，プラセボ

RCT＝randomized controlled trial
OLZ＝olanzapine（オランザピン），QTP＝quetiapine（クエチアピン），RIS＝risperidone（リスペリドン）

ンが優れている．しかし，クエチアピン群のほうが有意に早期に副作用のために脱落している．

　全般性不安障害に対するクエチアピン単剤と抗うつ薬の比較は 2 試験で行われており[103,106]，1 つはパロキセチン，もう 1 つはエスシタロプラムである．2 試験のメタ解析では，反応については有意な差は出なかったが，副作用ではクエチアピンで有意に鎮静がみられた．

　全般性不安障害に対するクエチアピンの抗うつ薬への加剤療法のプラセボ加剤との比較試験は 1 つある[108]．抗うつ薬はパロキセチンが用いられたが，反応についても，脱落率についても有意な差を認めなかった．

　社会恐怖に対するクエチアピン単剤とプラセボの比較試験は 1 つある[109]．クエチアピン群では有意に反応があった．

　社会恐怖に対するオランザピン単剤とプラセボの比較試験は 1 つある[110]．反応，有意差ともに有意な差はなかった．

　全般性不安障害に対するオランザピンの抗うつ薬への加剤療法のプラセボ加剤との比較試験は 1 つある[111]．抗うつ薬は fluoxetine で，効果も脱落率も有意な差はなかった．

　全般性不安障害に対するリスペリドンの抗うつ薬への加剤両方のプラセボ加剤との比較試験は 2 つある[112,113]．2 試験でのメタ解析では，効果，脱落率ともに有意差はなかった．

　以上より不安障害に対するクエチアピン単剤投与はプラセボより有意に効果があり，抗うつ薬と同等だが，脱落率は有意に高いとわかる．

境界性パーソナリティ障害

境界性パーソナリティ障害に対する薬物療法の無作為化比較試験は 28 あるが[114]，そのうち新規抗精神病薬によるものは少ない．

オランザピンには大規模な試験が 2 つあるが[115,116]，そのメタ解析ではプラセボと比較して有意な改善は得られなかった．ziprasidone[117]でも有意な改善はなかった．アリピプラゾール[117]では評価項目によっては有意な改善が得られた．

以上より，境界性パーソナリティ障害に対する新規抗精神病薬投与については，試験が少なく結論が出ないといえる．

発達障害

リスペリドンは自閉症児の興奮に対してFDAで適応承認を取得している．自閉症については 3 つの無作為化比較試験があり[118-121]，興奮，反復，引きこもりに対して有効である．

気分障害では双極性障害の 3 相に対して各ガイドラインで新規抗精神病薬の名前が挙がっていること，うつ病でも加剤療法，単剤両方ともにエビデンスが存在することがわかった．

認知症では新規抗精神病薬の投与は慎重であるべきこと，せん妄では有効かもしれないが試験が少なく結論が出ているとは言えないことがわかった．

強迫性障害では新規抗精神病薬投与は慎重であるべきこと，不安障害ではクエチアピンが有効であることがわかった．

境界性パーソナリティ障害では試験が少なく結論が出ているとはいえないことがわかった．自閉症児に対してはリスペリドンが有効であるとわかった．

最後に 3 点指摘をしたい．

まず，drug lagの問題がある．日本では臨床試験を行うのが難しく，新薬承認や新たな適応の追加までに時間がかかる[122]．世界での売上高 99 位までの薬品のうち実に 40％近くが日本では未承認であるとのデータがある[123]．これは明らかに深刻な事態であり，治験を行いやすい環境作りが是非とも必要である．

また，日本では，これまで抗精神病薬の多剤大量処方が問題となってきた[124]．抗精神病薬が気分障害をはじめとした統合失調症以外の疾患に使用されることで，その傾向が再び助長されることは何としても避けなければならない．

最後に，エビデンスは実は経済的な動きつまり製薬会社の意向によって作られている面があることには注意したい[125,126]．これまでにその適応が後年取り消された薬剤も少なくない．それはある面の真実を表しているかもしれないが，改めて全体を見渡すことを心掛けたいと思う．

抗精神病薬の統合失調症以外への使用の,今後のさらなる研究の発展を待ちたい.

本章の一部,特に「うつ病」の項は,既出の拙文[127]をもとに加筆,修正を加えた.

● 文献
1) 八木剛平:現代精神医学定説批判.金原出版,2005
2) 変革期を迎えた世界市場.Monthly ミクス Vol 3 月号,2010
3) 三宅誕実,宮本聖也:向精神薬の適応外使用(適応拡大)の現況と問題点.臨精薬理 12:623-632, 2009
4) 古茶大樹:【「うつ状態」の精神医学】「うつ状態」とその分類―クレペリンと躁うつ病概念.臨精医 34:543-549, 2005
5) 仁王進太郎:【DSM-5 ドラフトをどう考えるか】DSM-5 ドラフトにおける双極性障害診断.精神科治療 25:1011-1018, 2010
6) Vieta E, Locklear J, Gunther O, et al:Treatment options for bipolar depression:a systematic review of randomized, controlled trials. J Clin Psychopharmacol 30:579-590, 2010
7) Leucht S, Corves C, Arbter D, et al:Second-generation versus first-generation antipsychotic drugs for schizophrenia:a meta-analysis. Lancet 373(9657):31-41, 2009
8) Cipriani A, Furukawa TA, Salanti G, et al:Comparative efficacy and acceptability of 12 new-generation antidepressants:a multiple-treatments meta-analysis. Lancet 373(9665):746-758, 2009
9) Tarr GP, Glue P, Herbison P:Comparative efficacy and acceptability of mood stabilizer and second generation antipsychotic monotherapy for acute mania―A systematic review and meta-analysis. J Affect Disord(Epub):Dec 8, 2010
10) Kemp DE, Ganocy SJ, Brecher M, et al:Clinical value of early partial symptomatic improvement in the prediction of response and remission during short-term treatment trials in 3369 subjects with bipolar Ⅰ or Ⅱ depression. J Affect Disord(Epub):Nov 9, 2010
11) Smith LA, Cornelius V, Warnock A, et al:Effectiveness of mood stabilizers and antipsychotics in the maintenance phase of bipolar disorder:a systematic review of randomized controlled trials. Bipolar Disord 9:394-412, 2007
12) Ghaemi N:Antidepressants in Bipolar Depression:A New Meta-Analysis for an Old Controversy. Psychiatric Times 27(12), 2011
http://www.psychiatrictimes.com/bipolar-disorder/content/article/10168/1770988
13) 上島国利,樋口輝彦,野村総一郎:気分障害治療ガイドライン,第 2 版.医学書院,2010
14) Yatham LN, Kennedy SH, Schaffer A, et al:Canadian Network for Mood and Anxiety Treatments (CANMAT) and International Society for Bipolar Disorders (ISBD) collaborative update of CANMAT guidelines for the management of patients with bipolar disorder:update 2009. Bipolar Disord 11:225-255, 2009
15) Taylor D, Patron C, Kapur S:The Maudsley Prescribing Guidelines. 10th ed. London, Informa Healthcare, 2009
16) Grunze H, Vieta E, Goodwin GM, et al:The World Federation of Societies of Biological Psychiatry (WFSBP) guidelines for the biological treatment of bipolar disorders:update 2009 on the treatment of acute mania. World J Biol Psychiatry 10:85-116, 2009
17) Goodwin GM:Evidence-based guidelines for treating bipolar disorder:revised second edition―recommendations from the British Association for Psychopharmacology. J Psychopharmacol 23:346-388, 2009
18) Nivoli AM, Colom F, Murru A, et al:New treatment guidelines for acute bipolar depression:A systematic review. J Affect Disord(Epub):Jun 8, 2010
19) Grunze H, Vieta E, Goodwin GM, et al:The World Federation of Societies of Biological Psychiatry (WFSBP) Guidelines for the Biological Treatment of Bipolar Disorders:Update 2010 on the treatment of acute bipolar depression. World J Biol Psychiatry 11:81-109, 2010
20) Kessler RC, Berglund P, Demler O, et al:The epidemiology of major depressive disorder:results from the National Comorbidity Survey Replication (NCS-R). JAMA 289:3095-3105,

2003
21) Rush AJ, Trivedi MH, Wisniewski SR, et al：Acute and longer-term outcomes in depressed outpatients requiring one or several treatment steps：a STAR*D report. Am J Psychiatry 163：1905-1917, 2006
22) Nelson J：Augmentation strategies for treatment of unipolar major depression, in Mood Disorders：Systematic Medication Management. In：Rush A(ed)：Modern Problems of Pharmacopsychiatry. pp34-35, Basel, Karger, 1997
23) Crossley NA, Bauer M：Acceleration and augmentation of antidepressants with lithium for depressive disorders：two meta-analyses of randomized, placebo-controlled trials. J Clin Psychiatry 68：935-940, 2007
24) Nelson J：The use of antipsychotic drugs in the treatment of depression. In：Zohar J, Belmaker R, eds. Treating Resistant Depression. pp131-146, New York, PMA Publishing, 1987
25) Ostroff RB, Nelson JC：Risperidone augmentation of selective serotonin reuptake inhibitors in major depression. J Clin Psychiatry 60：256-259, 1999
26) Berman RM, Marcus RN, Swanink R, et al：The efficacy and safety of aripiprazole as adjunctive therapy in major depressive disorder：a multicenter, randomized, double-blind, placebo-controlled study. J Clin Psychiatry 68：843-853, 2007
27) Marcus RN, McQuade RD, Carson WH, et al：The efficacy and safety of aripiprazole as adjunctive therapy in major depressive disorder：a second multicenter, randomized, double-blind, placebo-controlled study. J Clin Psychopharmacol 28：156-165, 2008
28) Berman R, Fava M, Thase M, et al：The third consecutive, positive, double-blind, placebo controlled trial of aripiprazole augmentation in the treatment of major depression. American College of Neuropsychopharmacology 2008 Annual Meeting. Vol Scottsdale, Ariz, ACNP, 2008
29) Shelton RC, Tollefson GD, Tohen M, et al：A novel augmentation strategy for treating resistant major depression. Am J Psychiatry 158：131-134, 2001
30) Shelton RC, Williamson DJ, Corya SA, et al：Olanzapine/fluoxetine combination for treatment-resistant depression：a controlled study of SSRI and nortriptyline resistance. J Clin Psychiatry 66：1289-1297, 2005
31) Corya SA, Williamson D, Sanger TM, et al：Randomized, double-blind comparison of olanzapine/fluoxetine combination, olanzapine, fluoxetine, and venlafaxine in treatment-resistant depression. Depress Anxiety 23：364-372, 2006
32) Thase ME, Corya SA, Osuntokun O, et al：A randomized, double-blind comparison of olanzapine/fluoxetine combination, olanzapine, and fluoxetine in treatment-resistant major depressive disorder. J Clin Psychiatry 68：224-236, 2007
33) Khullar A, Chokka P, Fullerton D, et al：A double-blind, randomized, placebo-controlled study of quetiapine as augmentation therapy to SSRI/SNRI agents in the treatment of non-psychotic unipolar depression with residual symptoms. American Psychiatric Association 2006 Annual Meeting. Vol Toronto, Canada, APA, 2006
34) Mattingly G, Ilivicky H, Canale J, et al：Quetiapine combination for treatment-resistant depression. American Psychiatric Association 2006 Annual Meeting. Vol Toronot, Canada, APA, 2006
35) McIntyre A, Gendron A：Quetiapine adjunct to selective serotonin reuptake inhibitors or venlafaxine in patients with major depression, comorbid anxiety, and residual depressive symptoms：a randomized, placebo-controlled pilot study. Depress Anxiety 24：487-494, 2007
36) Earley W, McIntyre A, Bauer M, et al：Efficacy and tolerability of extended release quetiapine fumarate (quetiapine extended release) as add-on to antidepressants in patients with major depressive disorder (MDD)：results from a double-blind, randomized, phase Ⅲ study. American College of Neuropsychopharmacology 2007 Annual Meeting. Vol Boca Raton, Fla, ACNP, 2007
37) El-Khalili N, Joyce M, Atkinson S, et al：Adjunctive extended-release quetiapine fumarate (quetiapine-extended release) in patients with major depressive disorder and inadequate antidepressant response. American Psychiatric Association 2008 Annual Meeting. Vol Washington, DC, APA, 2008
38) Nelson JC, Papakostas GI：Atypical antipsychotic augmentation in major depressive disor-

der：a meta-analysis of placebo-controlled randomized trials. Am J Psychiatry 166：980-991, 2009
39）Figueroa C, Brecher M, Hamer-Maansson JE, et al：Pharmacokinetic profiles of extended release quetiapine fumarate compared with quetiapine immediate release. Prog Neuropsychopharmacol Biol Psychiatry 33：199-204, 2009
40）Mahmoud RA, Pandina GJ, Turkoz I, et al：Risperidone for treatment-refractory major depressive disorder：a randomized trial. Ann Intern Med 147：593-602, 2007
41）Reeves H, Batra S, May RS, et al：Efficacy of risperidone augmentation to antidepressants in the management of suicidality in major depressive disorder：a randomized, double-blind, placebo-controlled pilot study. J Clin Psychiatry 69：1228-1336, 2008
42）Keitner GI, Garlow SJ, Ryan CE, et al：A randomized, placebo-controlled trial of risperidone augmentation for patients with difficult-to-treat unipolar, non-psychotic major depression. J Psychiatr Res 43：205-214, 2009
43）Papakostas GI, Shelton RC, Smith J, et al：Augmentation of antidepressants with atypical antipsychotic medications for treatment-resistant major depressive disorder：a meta-analysis. J Clin Psychiatry 68：826-831, 2007
44）Blier P, Szabo ST：Potential mechanisms of action of atypical antipsychotic medications in treatment-resistant depression and anxiety. J Clin Psychiatry 66（Suppl 8）：30-40, 2005
45）Weisler R, Joyce M, McGill L, et al：Extended release quetiapine fumarate monotherapy for major depressive disorder：results of a double-blind, randomized, placebo-controlled study. CNS Spectr 14：299-313, 2009
46）Cutler AJ, Montgomery SA, Feifel D, et al：Extended release quetiapine fumarate monotherapy in major depressive disorder：a placebo- and duloxetine-controlled study. J Clin Psychiatry 70：526-539, 2009
47）Jensen NH, Rodriguiz RM, Caron MG, et al：N-desalkylquetiapine, a potent norepinephrine reuptake inhibitor and partial 5-HT1A agonist, as a putative mediator of quetiapine's antidepressant activity. Neuropsychopharmacology 33：2303-2312, 2008
48）Antidepressant Use in Children, Adolescents, and Adults. 2007
http://www.fda.gov/Drugs/DrugSafety/InformationbyDrugClass/UCM096273
49）Bell JS, Taipale HT, Soini H, et al：Sedative load among long-term care facility residents with and without dementia：a cross-sectional study. Clin Drug Investig 30：63-70, 2010
50）Sink KM, Holden KF, Yaffe K：Pharmacological treatment of neuropsychiatric symptoms of dementia：a review of the evidence. JAMA 293：596-608, 2005
51）Carson S, McDonagh MS, Peterson K：A systematic review of the efficacy and safety of atypical antipsychotics in patients with psychological and behavioral symptoms of dementia. J Am Geriatr Soc 54：354-361, 2006
52）Gentile S：Second-generation antipsychotics in dementia：beyond safety concerns. A clinical, systematic review of efficacy data from randomised controlled trials. Psychopharmacology (Berl) 212：119-129, 2010
53）Rappaport SA, Marcus RN, Manos G, et al：A randomized, double-blind, placebo-controlled tolerability study of intramuscular aripiprazole in acutely agitated patients with Alzheimer's, vascular, or mixed dementia. J Am Med Dir Assoc 10：21-27, 2009
54）Battaglia J, Lindborg SR, Alaka K, et al：Calming versus sedative effects of intramuscular olanzapine in agitated patients. Am J Emerg Med 21：192-198, 2003
55）Meehan KM, Wang H, David SR, et al：Comparison of rapidly acting intramuscular olanzapine, lorazepam, and placebo：a double-blind, randomized study in acutely agitated patients with dementia. Neuropsychopharmacology 26：494-504, 2002
56）De Deyn P, Jeste DV, Swanink R, et al：Aripiprazole for the treatment of psychosis in patients with Alzheimer's disease：a randomized, placebo-controlled study. J Clin Psychopharmacol 25：463-467, 2005
57）Streim JE, Porsteinsson AP, Breder CD, et al：A randomized, double-blind, placebo-controlled study of aripiprazole for the treatment of psychosis in nursing home patients with Alzheimer disease. Am J Geriatr Psychiatry 16：537-550, 2008
58）Mintzer JE, Tune LE, Breder CD, et al：Aripiprazole for the treatment of psychoses in insti-

tutionalized patients with Alzheimer dementia : a multicenter, randomized, double-blind, placebo-controlled assessment of three fixed doses. Am J Geriatr Psychiatry 15 : 918-931, 2007
59) De Deyn PP, Carrasco MM, Deberdt W, et al : Olanzapine versus placebo in the treatment of psychosis with or without associated behavioral disturbances in patients with Alzheimer's disease. Int J Geriatr Psychiatry 19 : 115-126, 2004
60) Street JS, Clark WS, Gannon KS, et al : Olanzapine treatment of psychotic and behavioral symptoms in patients with Alzheimer disease in nursing care facilities : a double-blind, randomized, placebo-controlled trial. The HGEU Study Group. Arch Gen Psychiatry 57 : 968-976, 2000
61) Clark WS, Street JS, Feldman PD, et al : The effects of olanzapine in reducing the emergence of psychosis among nursing home patients with Alzheimer's disease. J Clin Psychiatry 62 : 34-40, 2001
62) Kurlan R, Cummings J, Raman R, et al : Quetiapine for agitation or psychosis in patients with dementia and parkinsonism. Neurology 68 : 1356-1363, 2007
63) Paleacu D, Barak Y, Mirecky I, et al : Quetiapine treatment for behavioural and psychological symptoms of dementia in Alzheimer's disease patients : a 6-week, double-blind, placebo-controlled study. Int J Geriatr Psychiatry 23 : 393-400, 2008
64) Zhong KX, Tariot PN, Mintzer J, et al : Quetiapine to treat agitation in dementia : a randomized, double-blind, placebo-controlled study. Curr Alzheimer Res 4 : 81-93, 2007
65) Katz IR, Jeste DV, Mintzer JE, et al : Comparison of risperidone and placebo for psychosis and behavioral disturbances associated with dementia : a randomized, double-blind trial. Risperidone Study Group. J Clin Psychiatry 60 : 107-115, 1999
66) Brodaty H, Ames D, Snowdon J, et al : A randomized placebo-controlled trial of risperidone for the treatment of aggression, agitation, and psychosis of dementia. J Clin Psychiatry 64 : 134-143, 2003
67) Mintzer J, Greenspan A, Caers I, et al : Risperidone in the treatment of psychosis of Alzheimer disease : results from a prospective clinical trial. Am J Geriatr Psychiatry 14 : 280-291, 2006
68) Verhey FR, Verkaaik M, Lousberg R : Olanzapine versus haloperidol in the treatment of agitation in elderly patients with dementia : results of a randomized controlled double-blind trial. Dement Geriatr Cogn Disord 21 : 1-8, 2006
69) Ballard C, Margallo-Lana M, Juszczak E, et al : Quetiapine and rivastigmine and cognitive decline in Alzheimer's disease : randomised double blind placebo controlled trial. BMJ 330(7496) : 874, 2005
70) Tariot PN, Schneider L, Katz IR, et al : Quetiapine treatment of psychosis associated with dementia : a double-blind, randomized, placebo-controlled clinical trial. Am J Geriatr Psychiatry 14 : 767-776, 2006
71) De Deyn PP, Rabheru K, Rasmussen A, et al : A randomized trial of risperidone, placebo, and haloperidol for behavioral symptoms of dementia. Neurology 53 : 946-955, 1999
72) Suh GH, Son HG, Ju YS, et al : A randomized, double-blind, crossover comparison of risperidone and haloperidol in Korean dementia patients with behavioral disturbances. Am J Geriatr Psychiatry 12 : 509-516, 2004
73) Chan WC, Lam LC, Choy CN, et al : A double-blind randomised comparison of risperidone and haloperidol in the treatment of behavioural and psychological symptoms in Chinese dementia patients. Int J Geriatr Psychiatry 16 : 1156-1162, 2001
74) Holmes C, Wilkinson D, Dean C, et al : Risperidone and rivastigmine and agitated behaviour in severe Alzheimer's disease : a randomised double blind placebo controlled study. Int J Geriatr Psychiatry 22 : 380-381, 2007
75) Pollock BG, Mulsant BH, Rosen J, et al : A double-blind comparison of citalopram and risperidone for the treatment of behavioral and psychotic symptoms associated with dementia. Am J Geriatr Psychiatry 15 : 942-952, 2007
76) Mowla A, Pani A : Comparison of topiramate and risperidone for the treatment of behavioral disturbances of patients with Alzheimer disease : a double-blind, randomized clinical trial. J Clin Psychopharmacol 30 : 40-43, 2010
77) Fontaine CS, Hynan LS, Koch K, et al : A double-blind comparison of olanzapine versus ris-

peridone in the acute treatment of dementia-related behavioral disturbances in extended care facilities. J Clin Psychiatry 64：726-730, 2003
78）Mulsant BH, Gharabawi GM, Bossie CA, et al：Correlates of anticholinergic activity in patients with dementia and psychosis treated with risperidone or olanzapine. J Clin Psychiatry 65：1708-1714, 2004
79）Deberdt WG, Dysken MW, Rappaport SA, et al：Comparison of olanzapine and risperidone in the treatment of psychosis and associated behavioral disturbances in patients with dementia. Am J Geriatr Psychiatry 13：722-730, 2005
80）Gareri P, Cotroneo A, Lacava R, et al：Comparison of the efficacy of new and conventional antipsychotic drugs in the treatment of behavioral and psychological symptoms of dementia (BPSD). Arch Gerontol Geriatr(Suppl)：207-215, 2004
81）Rainer M, Haushofer M, Pfolz H, et al：Quetiapine versus risperidone in elderly patients with behavioural and psychological symptoms of dementia：efficacy, safety and cognitive function. Eur Psychiatry 22：395-403, 2007
82）Schneider LS, Tariot PN, Dagerman KS, et al：Effectiveness of atypical antipsychotic drugs in patients with Alzheimer's disease. N Engl J Med 355：1525-1538, 2006
83）Public Health Advisory：Deaths with Antipsychotics in Elderly Patients with Behavioral Disturbances. 2005
84）Lonergan E, Britton AM, Luxenberg J, et al：Antipsychotics for delirium. Cochrane Database Syst Rev. 2007(2)：CD005594
85）Peritogiannis V, Stefanou E, Lixouriotis C, et al：Atypical antipsychotics in the treatment of delirium. Psychiatry Clin Neurosci 63：623-631, 2009
86）Campbell N, Boustani MA, Ayub A, et al：Pharmacological management of delirium in hospitalized adults―a systematic evidence review. J Gen Intern Med 24：848-853, 2009
87）Skrobik YK, Bergeron N, Dumont M, et al：Olanzapine vs haloperidol：treating delirium in a critical care setting. Intensive Care Med 30：444-449, 2004
88）Han CS, Kim YK：A double-blind trial of risperidone and haloperidol for the treatment of delirium. Psychosomatics 45：297-301, 2004
89）Lee KU, Won WY, Lee HK, et al：Amisulpride versus quetiapine for the treatment of delirium：a randomized, open prospective study. Int Clin Psychopharmacol 20：311-314, 2005
90）Komossa K, Depping AM, Meyer M, et al：Second-generation antipsychotics for obsessive compulsive disorder. Cochrane Database Syst Rev. 2010(12)：CD008141
91）Bystritsky A, Ackerman DL, Rosen RM, et al：Augmentation of serotonin reuptake inhibitors in refractory obsessive-compulsive disorder using adjunctive olanzapine：a placebo-controlled trial. J Clin Psychiatry 65：565-568, 2004
92）Shapira NA, Ward HE, Mandoki M, et al：A double-blind, placebo-controlled trial of olanzapine addition in fluoxetine-refractory obsessive-compulsive disorder. Biol Psychiatry 55：553-555, 2004
93）Carey PD, Vythilingum B, Seedat S, et al：Quetiapine augmentation of SRIs in treatment refractory obsessive-compulsive disorder：a double-blind, randomised, placebo-controlled study [ISRCTN83050762]. BMC Psychiatry 5：5, 2005
94）Denys D, de Geus F, van Megen HJ, et al：A double-blind, randomized, placebo-controlled trial of quetiapine addition in patients with obsessive-compulsive disorder refractory to serotonin reuptake inhibitors. J Clin Psychiatry 65：1040-1048, 2004
95）Fineberg NA, Sivakumaran T, Roberts A, et al：Adding quetiapine to SRI in treatment-resistant obsessive-compulsive disorder：a randomized controlled treatment study. Int Clin Psychopharmacol 20：223-226, 2005
96）Kordon A, Wahl K, Koch N, et al：Quetiapine addition to serotonin reuptake inhibitors in patients with severe obsessive-compulsive disorder：a double-blind, randomized, placebo-controlled study. J Clin Psychopharmacol 28：550-554, 2008
97）Vulink NC, Denys D, Fluitman SB, et al：Quetiapine augments the effect of citalopram in non-refractory obsessive-compulsive disorder：a randomized, double-blind, placebo-controlled study of 76 patients. J Clin Psychiatry 70：1001-1008, 2009
98）Hollander E, Baldini Rossi N, Sood E, et al：Risperidone augmentation in treatment-resistant

obsessive-compulsive disorder : a double-blind, placebo-controlled study. Int J Neuropsychopharmacol 6 : 397-401, 2003

99) McDougle CJ, Epperson CN, Pelton GH, et al : A double-blind, placebo-controlled study of risperidone addition in serotonin reuptake inhibitor-refractory obsessive-compulsive disorder. Arch Gen Psychiatry 57 : 794-801, 2000

100) Li X, May RS, Tolbert LC, et al : Risperidone and haloperidol augmentation of serotonin reuptake inhibitors in refractory obsessive-compulsive disorder : a crossover study. J Clin Psychiatry 66 : 736-743, 2005

101) Erzegovesi S, Guglielmo E, Siliprandi F, et al : Low-dose risperidone augmentation of fluvoxamine treatment in obsessive-compulsive disorder : a double-blind, placebo-controlled study. Eur Neuropsychopharmacol 15 : 69-74, 2005

102) Depping AM, Komossa K, Kissling W, et al : Second-generation antipsychotics for anxiety disorders. Cochrane Database Syst Rev. 2010(12) : CD008120

103) Bandelow B, Chouinard G, Bobes J, et al : Extended-release quetiapine fumarate (quetiapine XR) : a once-daily monotherapy effective in generalized anxiety disorder. Data from a randomized, double-blind, placebo- and active-controlled study. Int J Neuropsychopharmacol 13 : 305-320, 2010

104) Eriksson H, Mezhebovsky I, Magi K, et al : Once-daily extended release quetiapine fumarate (quetiapine XR) monotherapy in elderly patients with generalized anxiety disorder (GAD) : results from a double-blind, randomized, placebo-controlled study. the 47th American College of Neuropsychopharmacology Annual meeting. Vol Scottsdale, AZ, 2008

105) Joyce M, Khan A, Atkinson S, et al : Efficacy and safety of extended release quetiapine fumarate (quetiapine XR) monotherapy in patients with generalized anxiety disorder. the 161st Annual meeting of the American Psychiatric Association. Vol Washington DC, USA, 2008

106) Katzman MA, Brawman-Mintzer O, Reyes EB, et al : Extended release quetiapine fumarate (quetiapine XR) monotherapy as maintenance treatment for generalized anxiety disorder : a long-term, randomized, placebo-controlled trial. Int Clin Psychopharmacol 26 : 11-24, 2011

107) Merideth C, Curtler A, Nejiber A, et al : Efficacy and tolerability of extended release quetiapine fumarate (quetiapine XR) monotherapy in the treatment of generalized anxiety disorder (GAD). the 21st Congress of the European College of Neuropsychopharmacology. Vol Barcelona, Spain, 2008

108) Simon NM, Connor KM, LeBeau RT, et al : Quetiapine augmentation of paroxetine CR for the treatment of refractory generalized anxiety disorder : preliminary findings. Psychopharmacology (Berl) 197 : 675-681, 2008

109) Vaishnavi S, Alamy S, Zhang W, et al : Quetiapine as monotherapy for social anxiety disorder : a placebo-controlled study. Prog Neuropsychopharmacol Biol Psychiatry 31 : 1464-1469, 2007

110) Barnett SD, Kramer ML, Casat CD, et al : Efficacy of olanzapine in social anxiety disorder : a pilot study. J Psychopharmacol 16 : 365-368, 2002

111) Pollack MH, Simon NM, Zalta AK, et al : Olanzapine augmentation of fluoxetine for refractory generalized anxiety disorder : a placebo controlled study. Biol Psychiatry 59 : 211-215, 2006

112) Brawman-Mintzer O, Knapp RG, Nietert PJ : Adjunctive risperidone in generalized anxiety disorder : a double-blind, placebo-controlled study. J Clin Psychiatry 66 : 1321-1325, 2005

113) Pandina GJ, Canuso CM, Turkoz I, et al : Adjunctive risperidone in the treatment of generalized anxiety disorder : a double-blind, prospective, placebo-controlled, randomized trial. Psychopharmacol Bull 40 : 41-57, 2007

114) Stoffers J, Vollm BA, Rucker G, et al : Pharmacological interventions for borderline personality disorder. Cochrane Database Syst Rev. 2010(6) : CD005653

115) Schulz SC, Zanarini MC, Bateman A, et al : Olanzapine for the treatment of borderline personality disorder : variable dose 12-week randomised double-blind placebo-controlled study. Br J Psychiatry 193 : 485-492, 2008

116) Zanarini MC, Schulz SC, Detke HC, et al : A dose comparison of olanzapine for the treatment of borderline personality disorder : a 12-week randomized, double-blind, placebo-controlled study. Proceedings of the Association of European Psychiatrists 15th European Congress of

Psychiatry. Vol Madrid, Spain, 2007
117) Pascual JC, Soler J, Puigdemont D, et al：Ziprasidone in the treatment of borderline personality disorder：a double-blind, placebo-controlled, randomized study. J Clin Psychiatry 69：603-608, 2008
118) Jesner OS, Aref-Adib M, Coren E：Risperidone for autism spectrum disorder. Cochrane Database Syst Rev. 2007(1)：CD005040
119) McDougle CJ, Holmes JP, Carlson DC, et al：A double-blind, placebo-controlled study of risperidone in adults with autistic disorder and other pervasive developmental disorders. Arch Gen Psychiatry 55：633-641, 1998
120) McDougle CJ, Scahill L, Aman MG, et al：Risperidone for the core symptom domains of autism：results from the study by the autism network of the research units on pediatric psychopharmacology. Am J Psychiatry 162：1142-1148, 2005
121) Shea S, Turgay A, Carroll A, et al：Risperidone in the treatment of disruptive behavioral symptoms in children with autistic and other pervasive developmental disorders. Pediatrics 114：e634-641, 2004
122) 島谷克義, 須藤隆夫：開発戦略における日本の課題. 医療と社会 15：43-51, 2005
123) Thomas L：The Japanese Pharmaceutical Industry：The New Drug Lag and the Failure of Industrial Policy. Massachusetts, Edward Elgar Publishing, 2001
124) 竹内啓善, 渡邊衡一郎：抗精神病薬の多剤併用の功罪. 日病薬師会誌 40：245-249, 2004
125) Healy D. Mania：A Short History of Bipolar Disorder. Baltimore, The Johns Hopkins University Press, 2008
126) 江口重幸：精神科日常臨床における利益相反　医師と企業のつきあい方　グローバルな製薬企業と精神科日常臨床・再考. 精神誌(2010 特別)：S383, 2010
127) 仁王進太郎, 渡邊衡一郎：【気分障害に対する認知行動療法・補助的薬物療法】気分障害に対する非定型抗精神病薬の補助的活用. 精神 16：523-532, 2010

● Further Reading
- Schatzberg AF, Nemeroff CB(eds)：The American Psychiatric Publishing Textbook of Psychopharmacology, 4th ed. American Psychiatric Publishing, 2009
米国精神医学会が出版する，精神薬理学の教科書．包括的な内容となっており，調べ物をするのによい．
- Stahl SM：Stahl's Essential Psychopharmacology：Neuroscientific Basis and Practical Applications, 3rd ed. Cambridge University Press, 2008
カルフォルニア大学サンディエゴ校の Stahl 先生による，精神薬理学の教科書．イラストが多数掲載されており，視覚的に理解しやすいのが特徴．

（仁王進太郎，渡邊衡一郎）

■索引

和文

●あ

アカシジア，ブロナンセリンの副作用　161
アザピロン系　143
アセナピン　176
アット・リスク精神状態　4
アドヒアランス　6, 173
　── に対しての問題，新規薬開発　183
アリピプラゾール　132, 172, 174
　──，うつ病に対する補助的療法　197
　── 使用における臨床上のヒント・注意点　139
　── 使用の臨床ケース　139
　── の神経保護作用　136
　── の相互作用とその対策　138
　── の適応症と治療方針　133
　── の認知機能への影響　138
　── の薬物動態　133
　── の薬理学的作用機序　133
アルツハイマー型認知症に伴うBPSD，ブロナンセリンの適応　159
アンフェタミン　2
悪性症候群，ペロスピロンの副作用　148

●い

イミノベンジル誘導体　24
イミプラミン　20
イロペリドン　175
インヴェガ（→パリペリドンを見よ）　86
インスリンショック療法　17
インドジャボク　21
維持期の統合失調症治療　6

●う

うつ病
　──，新規抗精神病薬の適応　197
　── に対する新規抗精神病薬の単剤投与　200
　── に対する適応　11
　── に対する補助的療法，新規抗精神病薬　197
　── の治療，オランザピン　100

●え・お

エビリファイ（→アリピプラゾールを見よ）　132
オランザピン　89, 174
　──，うつ病に対する補助的療法　197
　── 使用における適応症と治療方針　93
　── 使用における臨床上のヒント・注意点　109
　── 使用の臨床ケース　111
　── と fluoxetine との合剤　11, 198
　── とほかの抗精神病薬との二重盲検比較試験結果　98
　── の抗躁効果　92
　── の抗不安・うつ効果　92
　── の相互作用とその対策　108
　── の副作用とその対策　101
　── の薬物動態　92
　── の薬理学的作用機序　91
　── の臨床試験　90
　── への切り替え　94
オランザピン速効型筋注射剤　175
悪心，クロザピンの副作用　69
横紋筋融解症，ペロスピロンの副作用　148

●か

カルジアゾールけいれん療法　17
カルピプラミン　24
家族療法　10
過鎮静，クエチアピンの副作用　121
顆粒球減少症　26

覚醒剤精神病　2
肝障害，クロザピンの副作用　68

●き

切り替えに関する問題，クロザピン　62
気分障害の治療，オランザピン　100
起立性低血圧
　──，クエチアピンの副作用　121
　──，クロザピンの副作用　67
強迫症状，クロザピンの副作用　68
強迫性障害
　──，新規抗精神病薬の適応　204
　── の治療，リスペリドン　79
境界性パーソナリティ障害，新規抗精神病薬の適応　206
緊張型統合失調症，クエチアピンの適応　119

●く

クエチアピン　116, 174
　──，うつ病に対する補助的療法　197
　── 使用における臨床上のヒント・注意点　123
　── 使用の臨床ケース　124
　── の相互作用とその対策　122
　── の増量法　120
　── の適応症と治療方針　118
　── の副作用とその対策　121
　── の薬物動態　118
　── の薬理学的作用機序　117
　── の用量　119
クオリティ・オブ・ライフ評価尺度　90
クロザピン　10, 52, 174
　──，認知機能を改善　40
　── 使用における臨床上のヒント・注意点　69
　── 使用の臨床ケース　71
　── 抵抗性患者に対する治療戦略　69

―― 投与量の調整　62
―― との切り替え，オランザピン　97
―― の開発とセロトニン/ドパミン受容体仮説の台頭　25
―― の相互作用とその対策　69
―― の適応症と治療方針　55
―― の投与を開始するための条件　61
―― の副作用とその対策　63
―― の薬物動態　54
―― の薬理学的作用機序　54
クロザピン（クロザリル）適正使用ガイダンス　61
クロザリル（→クロザピンを見よ）　52
クロザリル患者モニタリングサービス　52，61
クロルプロマジン　171，172
―― の開発　18
グリシン　179
グリシントランスポーター阻害薬　180
グルタミン酸仮説　177
―― と新薬の開発　177
―― に基づいた治療薬の開発　179
―― の神経機構と薬剤の作用機序　181

● け

けいれん発作，クロザピンの副作用　65
血糖モニタリングガイダンス　121

● こ

コレシストキニン関連物質　186
向精神薬開発の歴史　18
向精神薬の売上高順位　191
好酸球増多症，クロザピンの副作用　64
抗コリン薬の併用　37
――，ブロナンセリン　166
抗精神病薬
――，統合失調症の病態と　1
―― の受容体結合親和性　28
―― の使用の現状　6
―― の定義　1
―― の適応，統合失調症以外への　191
―― の臨床的位置づけ　1
抗精神病薬開発
―― の経緯　172
―― の展望　15，28
―― の動向　171
―― の年表　23

―― の歴史　15
抗精神病薬前史にみる統合失調症の治療　15
抗利尿ホルモン不適合分泌症候群，ペロスピロンの副作用　148
高血糖
――，オランザピンの副作用　101
――，クロザピンの副作用　64
――，ペロスピロンの副作用　148
高プロラクチン血症，ブロナンセリンの副作用　161
高用量処方，従来型抗精神病薬　33
高力価抗精神病薬　40

● さ

最大効果近接用量　36
三群比較試験　18

● し

シグマ受容体作動薬　185
ジヒドロキノリン系　132
ジプラシドン　176
ジプレキサ（→オランザピンを見よ）　89
ジベンゾチエピン誘導体　24
脂質異常症，クロザピンの副作用　67
試験デザイン，抗精神病薬の比較試験　37
自殺傾向のある統合失調症，クロザピンの適応　59
自閉症
――，新規抗精神病薬の適応　206
―― の易刺激性，アリピプラゾールの適応　133
事象関連電位 P300　150
持効性抗精神病薬　6
失神，クロザピンの副作用　67
社会技能訓練　10
主観的ウェルビーイング　164
従来型抗精神病薬　2，30
―― 各論　40
―― と新規抗精神病薬の比較　34
―― の過去，現在，未来　30
―― の多様性　31
―― の適正用量，PET 研究からみた　41
―― の副作用　25
心筋炎/心筋症，クロザピンの副作用　66
心理教育，家族に対する　10
神経遮断薬　1
深部静脈血栓症
――，クロザピンの副作用　67
――，ペロスピロンの副作用　149
進行麻痺　16

新規抗精神病薬　2
―― 開発における課題　183
―― 開発の時代　25
―― と従来型抗精神病薬の比較　34
―― の新たな適応　11
―― 臨床開発の全盛期　26

● す

スルピリド　24，46
睡眠障害，クエチアピンの適応　119

● せ

セロクエル（→クエチアピンを見よ）　116
セロトニン受容体阻害薬　185
セロトニン/ドパミン拮抗薬　26，173
セロトニン/ドパミン受容体仮説の台頭，クロザピンの開発と　25
せん妄
――，クロザピンの副作用　68
――，新規抗精神病薬の適応　203
――，ブロナンセリンの適応　159
―― の治療，リスペリドン　79
精神神経薬理学　21
精神病症状を伴ううつ病の治療，オランザピン　100
精神病未治療期間　4

● そ

ゾテピン　24，48
双極うつ病
――，クエチアピンの適応　119
――，新規抗精神病薬の適応　196
双極スペクトラム　12
双極性障害
――，アリピプラゾールの適応　133
――，新規抗精神病薬の適応　192
―― に対する適応　11
―― の治療，オランザピン　100
―― の治療，リスペリドン　78
早期介入　4
早発性痴呆　20
躁状態の治療
――，オランザピン　100
――，リスペリドン　78
躁病
――，新規抗精神病薬の適応　193
―― に対する適応　11

索引

● た

タキキニン 186
タンドスピロンの併用投与，ペロスピロン 149
多剤併用，国内における 32
唾液分泌過剰，クロザピンの副作用 66
代謝型グルタミン酸 177
代謝型グルタミン酸受容体作動薬 180
体重増加
―― , オランザピンの副作用 106
―― , クエチアピンの副作用 121
―― , クロザピンの副作用 66
耐容性不良統合失調症 55, 57
―― の診断基準 58
大うつ病性障害
―― , アリピプラゾールの適応 133
―― の治療，リスペリドン 79
第 1 世代抗精神病薬（→従来型抗精神病薬を見よ） 2, 30
第 2 世代抗精神病薬（→新規抗精神病薬を見よ） 2, 30

● ち

チエノベンゾジアゼピン系 89
治療抵抗性うつ病の治療，オランザピン 100
治療抵抗性統合失調症 9, 53, 55, 173
―― の治療，オランザピン 97
遅発性ジスキネジア，ペロスピロンの副作用 148
中低力価抗精神病薬 44

● て

デポ剤 6
定型抗精神病薬（→従来型抗精神病薬を見よ） 2, 30
電気けいれん療法 17

● と

ドパミン仮説 171
―― と新薬の開発 171
―― に基づいた新たな創薬コンセプト 173
―― の誕生，ハロペリドールの開発と 22
ドパミンシステム安定化薬（ドパミンスタビライザー） 133, 172
ドパミン-セロトニンアンタゴニスト 157

ドパミンパーシャルアゴニスト 172
統合失調症
―― 以外への抗精神病薬の適応 191
―― 治療の現状 4
―― 治療の神経化学的理解 21
―― に対する薬物療法の限界 9
―― の維持治療，オランザピン 95
―― の急性期治療，オランザピン 93
―― の治療，リスペリドン 77
―― の認知機能障害 39
―― の病態仮説 171
糖脂質代謝異常，クエチアピンの副作用 121
糖尿病
―― , クロザピンの副作用 64
―― のリスクファクター，精神疾患者における 105
糖尿病性ケトアシドーシス
―― , オランザピンの副作用 101
―― , ペロスピロンの副作用 148
糖尿病性昏睡
―― , オランザピンの副作用 101
―― , ペロスピロンの副作用 148

● に・の

ニコチン性アセチルコリン受容体作動薬 185
ニューロペプチド 185
尿失禁/尿停留，クロザピンの副作用 68
認知機能障害
―― , クエチアピンの適応 119
―― , 統合失調症の 39
―― を治療目標とした創薬 184
認知機能への効果，抗精神病薬 39
認知行動療法 10
認知症，新規抗精神病薬の適応 200

脳由来神経栄養因子 4, 136

● は

ハロペリドール 40, 172
―― , 臨床試験の対照薬 34
―― 低用量を対照とした試験 43
―― の開発とドパミン D_2 受容体仮説の誕生 22
―― の用量，比較試験における 35
パーキンソン病の精神病症状，クロザピンの適応 60
パリペリドン 77, 86, 174

―― 使用の臨床ケース 87
肺梗塞，クロザピンの副作用 67
肺塞栓症，ペロスピロンの副作用 149
発達障害，新規抗精神病薬の適応 206
発熱，クロザピンの副作用 66
反応性不良統合失調症 55
―― の診断基準 56

● ひ

ヒスタミン受容体拮抗薬 185
ビフェプルノクス 176
ピパンペロン 173
非定型抗精神病薬（→新規抗精神病薬を見よ） 2, 30
頻脈，クロザピンの副作用 67

● ふ

フェノチアジン系薬剤の切り替えによる改善反応 32
フェノチアジン誘導体 20
フェンサイクリジン 2, 178
ブチロフェノン誘導体 22
ブロナンセリン 157, 174
―― 使用における臨床上のヒント・注意点 164
―― 使用の臨床ケース 167
―― の位置づけ 159
―― の相互作用とその対策 162
―― の適応症と治療方針 159
―― の副作用とその対策 161
―― の薬物動態 158
―― の薬理学的作用機序 157
―― への切り替え 166
ブロムペリドール 172
プロメタジン 20
不安障害，新規抗精神病薬の適応 204

● へ

ベンザマイド誘導体 24
ペチジン 22
ペルフェナジン，認知機能を改善 40
ペロスピロン 143, 174
―― 使用における臨床上のヒント・注意点 149
―― 使用の臨床ケース 151
―― の相互作用とその対策 149
―― の適応症と治療方針 147
―― の副作用とその対策 148
―― の薬物動態 146
―― の薬理学的作用機序 144
―― への切り替え 150

便秘，クロザピンの副作用　67

● ま

麻痺性イレウス，ペロスピロンの副作用　148
慢性期の統合失調症治療　6

● む・め

無顆粒球症　63
　——，オランザピンの副作用　108
　——，クロザピンの副作用　63
　——，ペロスピロンの副作用　148

目覚め現象，ブロナンセリンへの切り替え　167

● や・よ

薬原性錐体外路症状評価尺度　59
薬物動態
　——，アリピプラゾール　133
　——，オランザピン　92
　——，クエチアピン　118
　——，クロザピン　54
　——，ブロナンセリン　158
　——，ペロスピロン　146

　——，リスペリドン　77
薬物療法と心理社会的治療との併用　10
薬理学的作用機序
　——，アリピプラゾール　133
　——，オランザピン　91
　——，クエチアピン　117
　——，クロザピン　54
　——，ブロナンセリン　157
　——，ペロスピロン　144
　——，リスペリドン　75

予防的抗コリン薬併用の有無，臨床試験　37

● り

リスパダール　74
リスパダール コンスタ　74
リスペリドン　**74**, 173
　——，うつ病の補助的療法　199
　——　が有効な症例　81
　——　使用における臨床上のヒント・注意点　81
　——　使用の臨床ケース　82
　——　とバルプロ酸の併用　78
　——　の相互作用とその対策　80
　——　の適応症と治療方針　77

　——　の副作用とその対策　80
　——　の薬物動態　77
　——　の薬理学的作用機序　75
リスペリドン持効性注射剤　78
リタンセリン　173
臨界期の統合失調症治療　5

● る

ルーラン（→ペロスピロンを見よ）　143
ルラシドン　176

● れ

レセルピンの合成とモノアミン神経化学　21
レビー小体型認知症の幻視，ブロナンセリンの適応　159

● ろ

ロキサピン　175
ロナセン（→ブロナンセリンを見よ）　157
ロボトミー　17

索引

欧文

数字

3-methoxy-4-hydroxyphenlyglycol（MHPG） 76
9-ハイドロキシリスペリドン 77, 86

A

amisulpride 47
AMPA 受容体 177
amphetamine 2
antipsychotics 1
asenapine 176
at risk mental state（ARMS） 4
awakening，ブロナンセリンへの切り替え 167

B

bifeprunox 176
brain-derived neurotrophic factor（BDNF） 4, 136
British Association for Psychopharmacology（BAP）ガイドライン，双極性障害 195

C

Canadian Network for Mood and Anxiety Treatments, International Society for Bipolar Disorders（CANMAT-ISBD）ガイドライン，双極性障害 194
Clinical Antipsychotic Trials of Intervention Effectiveness（CATIE） 5, 40, 44
――，オランザピン 96
Clozaril Patient Monitoring Service（CPMS） 52, 61
Comparison of Atypicals in First Episode of Psychosis（CAFE） 119
Cost Utility of the Latest Antipsychotic Drugs in Schizophrenia Study（CUtLASS） 47
Crow の分類 21

D

D-サイクロセリン 179
D-セリン 179
D_2 受容体部分アゴニスト 132

dopamine-serotonin antagonist（DSA） 157
dopamine system stabilizer 172
Drug-Induced Extra-Pyramidal Symptoms Scale（DIEPSS） 59
duration of untreated psychosis（DUP） 4

E

EUFEST 43

F

first generation antipsychotics（FGA） 2

G

glycine 179

I

iloperidone 175
Intercontinental Schizophrenia Outpatient Health Outocomes（IC-SOHO） 5
International Suicide Prevention Trial（InterSePT） 59

L

L-760735 186
Last Observation Carried Forward（LOCF）法 37
loxapine 175
lurasidone 176
LY2140023 180

M

magnetic resonance spectroscopy（MRS） 2
MATRICS Consensus Cognitive Battery（MCCB） 184
Maudsley Prescribing Guidelines（MPG），双極性障害 194
Measurement and Treatment Research to Improve Cognition in Schizophrenia（MATRICS） 184
metabotropic glutamate（mGlu） 177
mGlu5 受容体ポテンシエーター 181

MGS0028 181
MK869 186
MP-214 176
MT-210 176
multi-acting receptor targeted antipsychotic（MARTA） 26, 89

N

N-desalkylquetiapine 118
N-methylglycine 180
National Register Study，オランザピン 96
near-maximal effective dose 36
neuroleptics（NPL） 1
NK1 受容体拮抗薬 186
NMDA 受容体 177, 179
NMDA 受容体グリシン結合部位作動薬 179

O

OPC-34712 176
osmotic controlled-released oral delivery system（OROS） 174

P

PCP 精神病 2
phencyclidine（PCP） 2, 178
――に関する行動薬理学的な研究 178
poor metabolizer 77

Q

Quality of Life Scale（QLS） 90

R

risperidone long-acting injectable（RLAI） 78
RO4917838 180

S

samosine 180
sarcosine 180
second generation antipsychotics（SGA） 3
serotonin dopamine antagonist（SDA） 26, 173
social skills training（SST） 10

● T

tachykinin 186
treatment-intolerant schizophrenia 55
Treatment of Early Onset Schizophrenia Spectrum Disorder Study(TEOSS) 45
treatment-resistant schizophrenia 53
Treatment Units for Research on Neurocognition and schizophrenia(TURNS) 184
treatment-unresponsive schizophrenia 55

● U

ultra high risk(UHR) 4

● W

World Federation of Societies of Biological Psychiatry(WFSBP)ガイドライン，双極性障害 194

● Z

ziprasidone 176